JN196915

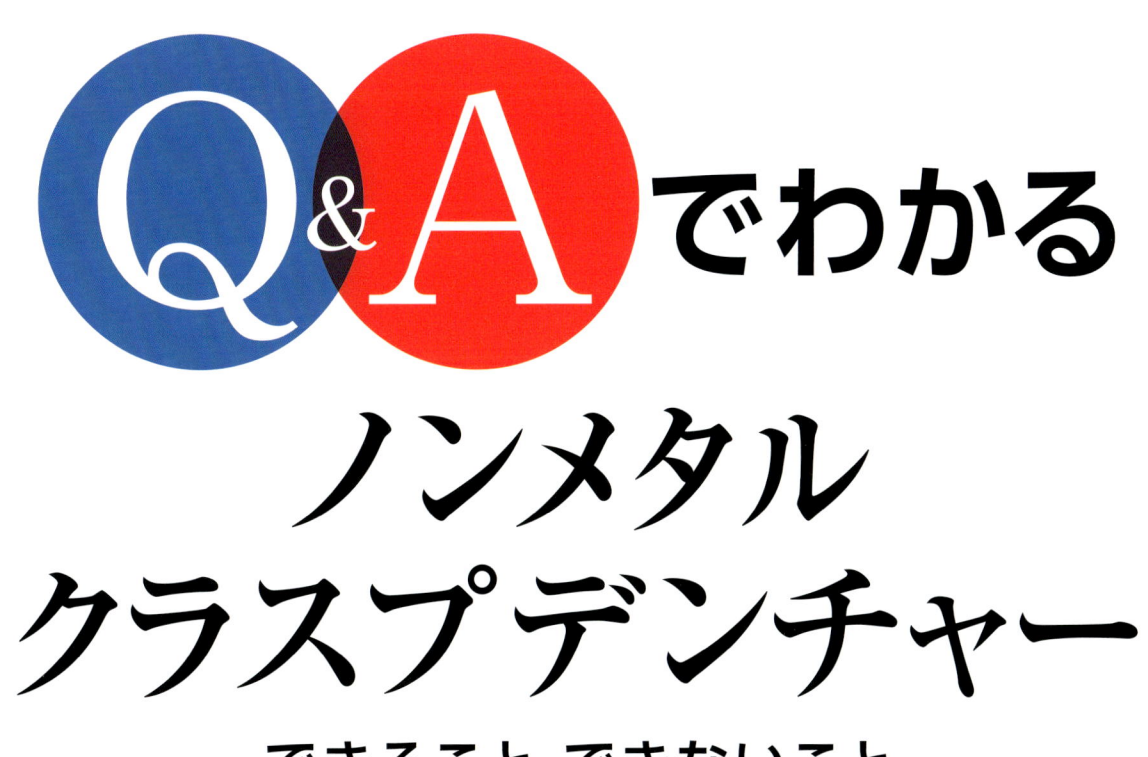

Q&Aでわかる
ノンメタルクラスプデンチャー

——できること，できないこと——

【編著】

大久保力廣

HYORON

序

レジン製の支台装置を利用した義歯であるノンメタルクラスプデンチャーは，審美に関わるメタルクラスプを省略できるため，患者からは高く評価されやすい．加えて，装着感も良好とされ[1]，術式も煩雑な処置などを必要とせず容易で保険外診療となることから，一般の開業医を中心に急速に普及してきている．

その一方で，ノンメタルクラスプデンチャーに関する残念な経過も見聞する．本義歯の最も大きな問題点は，半世紀以上前から臨床応用されているにもかかわらず，中長期的臨床報告が全くと言っていいほど"ない"ことではないだろうか．したがって，現状においても本義歯に対する明確な臨床評価は下されていないが，ノンメタルクラスプデンチャーに関する短期の経過観察や基礎研究から，少しずつではあるが本義歯の補綴学的評価が固まりつつある[2〜10]．

当鶴見大学歯学部有床義歯補綴学講座では，まだ薬事（現在は医薬品医療機器等法）承認されていない2005年に，40症例近い患者を対象に臨床治験を実施するとともに，本義歯に対する臨床研究や基礎研究を継続してきた[2〜4,6,10]．そこで本書では，（公社）日本補綴歯科学会が作成したポジションペーパー[11]と当講座の臨床データや基礎研究結果[2〜4,6,10]をもとに，パーシャルデンチャーの基本原則や定説を交えながら，ノンメタルクラスプデンチャーの利点と魅力，欠点と限界を推察し，臨床例を供覧しながら本義歯の製作法および有用性を示すとともに，支台歯の早期脱落に至った失敗症例をあえて掲載することにより，安易な臨床応用に対する注意を喚起したい．

1歯欠損から1歯残存まで非常に適用範囲の広いパーシャルデンチャー補綴の中で，ノンメタルクラスプデンチャーをどのように活用することが最良の対応なのかを黙考しながら本書を編纂した．読者の先生方の欠損補綴治療の一助となれば幸いである．

2019年3月

大久保力廣

INDEX

第Ⅰ章

ノンメタルクラスプデンチャーを理解する

第Ⅱ章
ノンメタルクラスプデンチャーの効果的な使い方

INDEX

第Ⅰ章
ノンメタルクラスプデンチャーを理解する

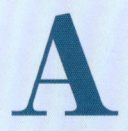

Q1 ノンメタルクラスプデンチャーとは？

A 義歯の維持部を義歯床用の樹脂を用いて製作したパーシャルデンチャーの総称である．わかりやすく言えば，クラスプと義歯床を一塊として熱可塑性の義歯床用樹脂で製作したパーシャルデンチャーに加え，クラスプだけを義歯床用樹脂により製作した従来型パーシャルデンチャーを含んだ名称である．

　審美領域を走行するメタルクラスプは審美性を著しく低下させるため，パーシャルデンチャーが嫌われる要因のひとつとなっている．ところが米国では，1950年代から金属構成要素を全く使用せず，ポリアミド系樹脂（ナイロン）のみで製作された義歯が，「フレキシブルデンチャー」あるいは「ナイロンデンチャー」と呼ばれ，永く使用されてきた．わが国でも2007年以降に，素材となる樹脂の薬事承認をきっかけに，総じて"ノンクラスプデンチャー"と呼称され，一般臨床医を中心に急速に普及した．POS（患者主導）の概念から"患者の満足度"が義歯を評価するうえできわめて重要な因子となってきており，審美に優れたこの義歯は社会的要請に適したのかもしれない．これまではメタルクラスプを省略するためにアタッチメントやテレスコープに頼らざるを得なかった症例においても，支台歯の切削を回避して高い審美性を獲得できるようになった．すなわち，支台歯の前処置をほとんど必要とせずに装着できることから，MI（Minimal Intervention）の理念にも合致している．加えて，装着感に優れ，金属アレルギーの心配がないといった，これからの補綴装置の必要条件の一端を具備しているわけである．

　当初，「ノンクラスプデンチャー」と呼ばれていた本義歯であるが，実際には

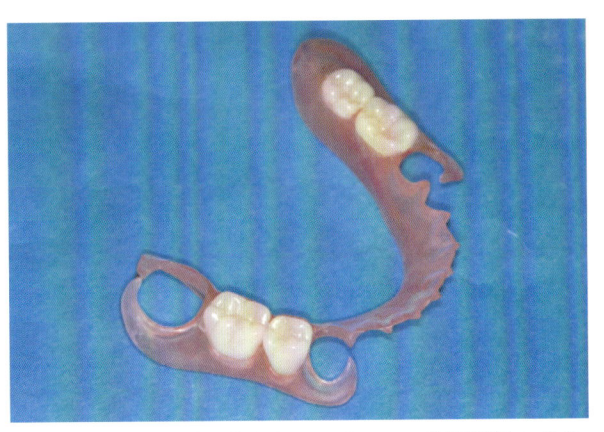

Q1-1　クラスプと義歯床を一塊として熱可塑性の義歯床用樹脂で製作した「剛性のない」ノンメタルクラスプデンチャー．

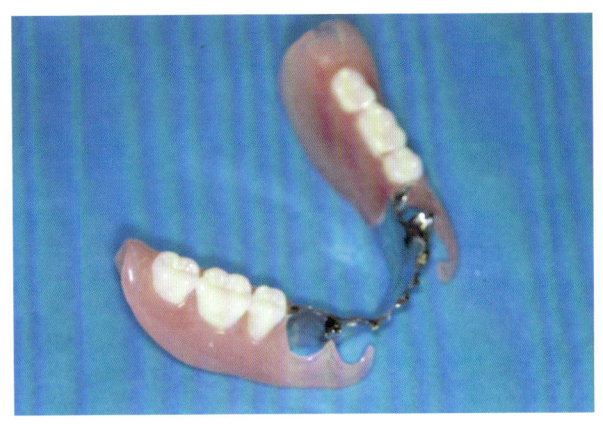

Q1-2　クラスプだけを義歯床用樹脂により製作した「剛性のある」ノンメタルクラスプデンチャー．

アンダーカットを利用したレジンクラスプを具備していることから，non-clasp，clasp-less，clasp-free といった用語は当てはまらない．また，アタッチメントデンチャーやテレスコープデンチャーもノンクラスプデンチャーということになる．そこで（公社）日本補綴歯科学会では2013年に用語上の矛盾を解消しつつ従来の呼び名も尊重し，non-metal clasp の義歯として"ノンメタルクラスプデンチャー"と命名した．

　Q4で詳述するが，ノンメタルクラスプデンチャーは金属構成要素を全く含まない「剛性のない」義歯と，従来どおりにレストや連結装置には金属を使用し，審美領域のクラスプのみを樹脂により製作した「剛性のある」義歯に分類される（**Q1-1・2**）．剛性のない義歯はパーシャルデンチャーの設計原則から大きくかけ離れており，早くから有床義歯の専門家らによって問題点が指摘されていた．また，アンダーカット量や鉤腕の走行を明記したレジンクラスプの設計マニュアルも存在せず，歯科技工士任せで義歯が製作されており，術式も簡単で自費診療となるため，装着後のトラブルも少なくなかった．加えて，材料によってはレジンクラスプの破折，義歯研磨面の粗糙化，色調の変化等が生じやすく，リラインや修理などの対応が困難であることも指摘されていた．

　本書では，これらの課題に対し，ノンメタルクラスプデンチャーの予後を良好に導くための設計と術式，メインテナンスやトラブル対応法等について解説していく．

Q2 ノンメタルクラスプデンチャーの材料は？

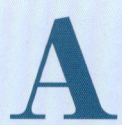

A ノンメタルクラスプデンチャーの素材にはポリアミド系，ポリエステル系，ポリカーボネート系，アクリル系などがあり，それぞれ材料学的に異なる特徴を有している．特に弾性係数や常温重合レジンとの接着などに各素材の特色があるが，同じ系列の材料でも製品によって相違があり，症例や用途によって使い分ける必要がある．

1．ノンメタルクラスプデンチャーに使用されている樹脂材料

　2019年3月現在，ノンメタルクラスプデンチャー用材料として医療機器認証されている熱可塑性樹脂はポリアミド（ナイロン）系，ポリエステル系，ポリカーボネート系，アクリル系，ポリプロピレン系の5種類である（**Q2-1**）．樹脂の種類によりその特徴は大きく異なっており，ノンメタルクラスプデンチャーの製作にあたっては，各々の特徴を熟知し，使用目的に合致した材料選択が必要である[11]．いずれの熱可塑性樹脂もペレット（**Q2-2**）と呼ばれる米粒状の原材料を加熱溶融し，石膏型空洞に射出（インジェクション）することで成形される（**Q2-3**）．

　現在市販されているノンメタルクラスプデンチャー用の主な熱可塑性樹脂を**表Q2-1**に示す．ただし同じ樹脂系においても，製品によって曲げ強さや曲げ弾性係数などの基本的な数値や特徴は大きく異なっている（**Q2-4，表Q2-2・3**）．また，新たな製品も続々開発されており，選択の幅は拡大している．

1）ポリアミド（ナイロン）系

　フレキシブルデンチャーあるいはナイロンデンチャーとして約65年前に製品化され，材質はしなやかでたわみやすいが，破折しにくいことが最大の特徴である．

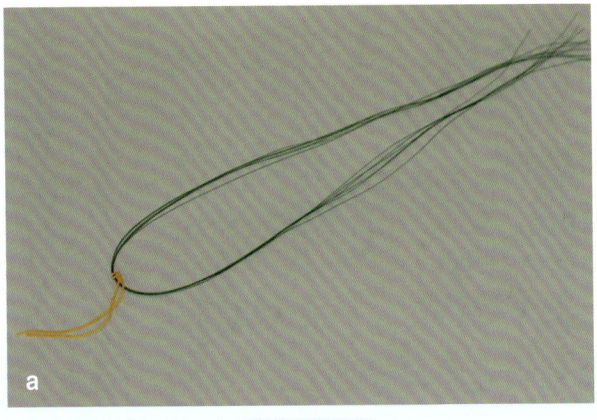

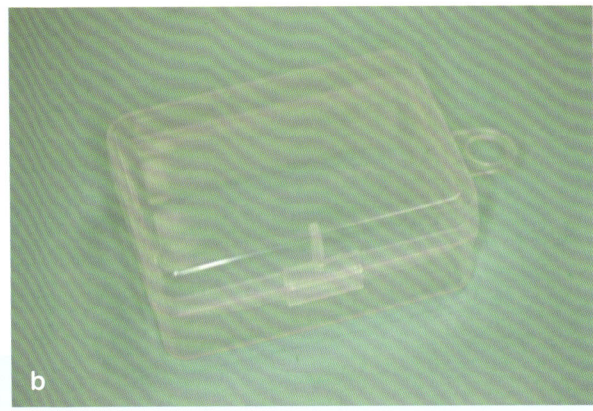

ポリアミド系（ナイロン）材料の製品例

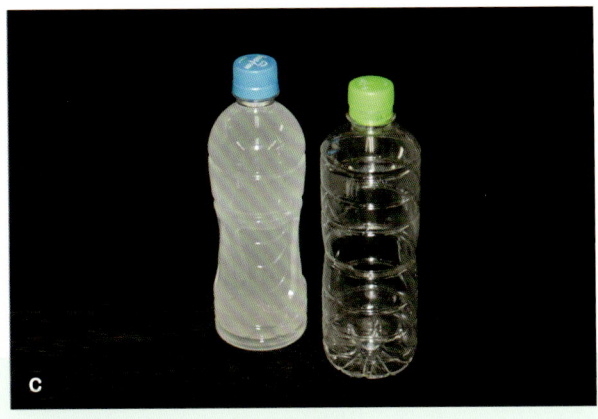

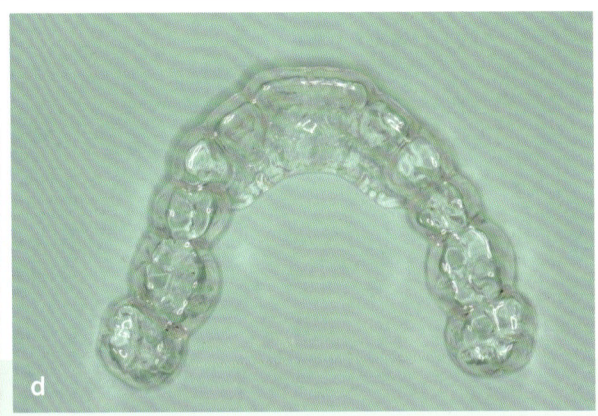

ポリエステル系（PET）材料の製品例

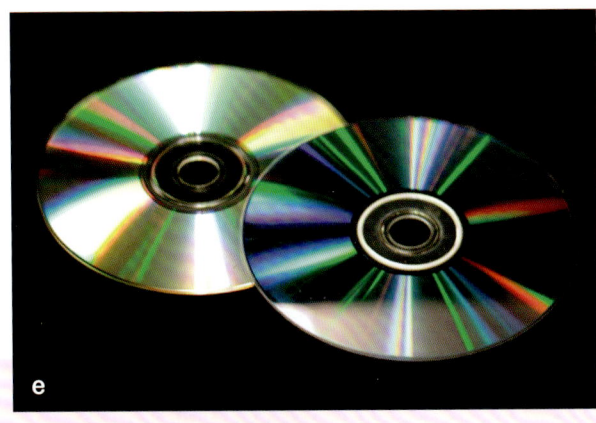

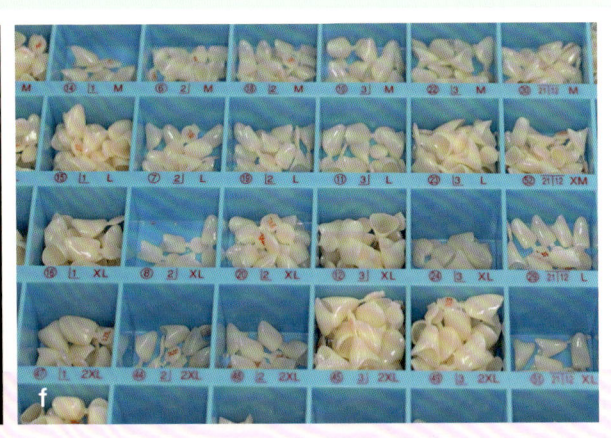

ポリカーボネート系材料の製品例

Q2-1　現在使用されている主なノンメタルクラスプデンチャーの樹脂材料を用いた製品例.
a：手術用ナイロン糸，**b**：プラスチック容器，**c**：ペットボトル，**d**：オクルーザルスプリント，
e：CD，**f**：JM ポリクラウン（ニッシン）.

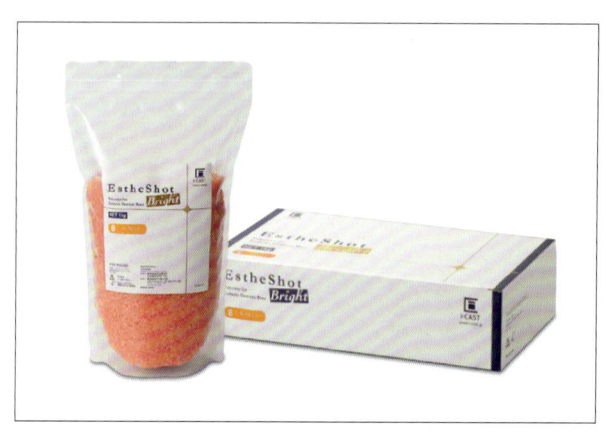

Q2-2 射出成型材料ペレットの一例（アイキャスト社）.

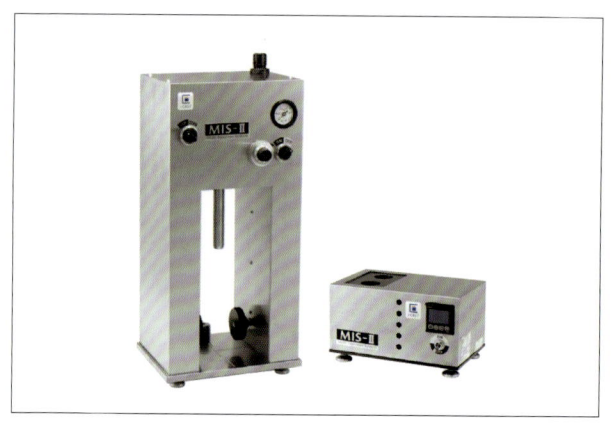

Q2-3 射出成型機の一例（アイキャスト社）.

表Q2-1　現在市販されている主なノンメタルクラスプデンチャー用熱可塑性樹脂

一般名	製品名	製造社名
ポリアミド（ナイロン）系	バイオ：トーン	デンケン・ハイデンタル
	バイオ・プラスト	デンケン・ハイデンタル
	ルシトーンFRS	デンツプライシロナ
	バルプラスト	バルプラストジャパン（ユニバル）
	フレックス スター V	日本デンタルサプライ
	アルティメット	アルティメディカル
	アミド・デ・ショット	アイキャスト
	TUM	T・U・M
	アンカーアミド	クエスト
	ベイシスエラスト	山八歯材工業
	フレキサイト	フレキサイトカンパニー
ポリエステル系	エステショットブライト	アイキャスト
	エステショット	アイキャスト
ポリカーボネート系	ジェット・カーボ	デンケン・ハイデンタル
	ジェットカーボ-S	デンケン・ハイデンタル
	レイニング樹脂	東伸洋行
	レイニング樹脂N	東伸洋行
アクリル系	アクリ：トーン	デンケン・ハイデンタル
ポリプロピレン系	UNIGUM	ウェルデンツ
	デュラフレックス	マイクロテック

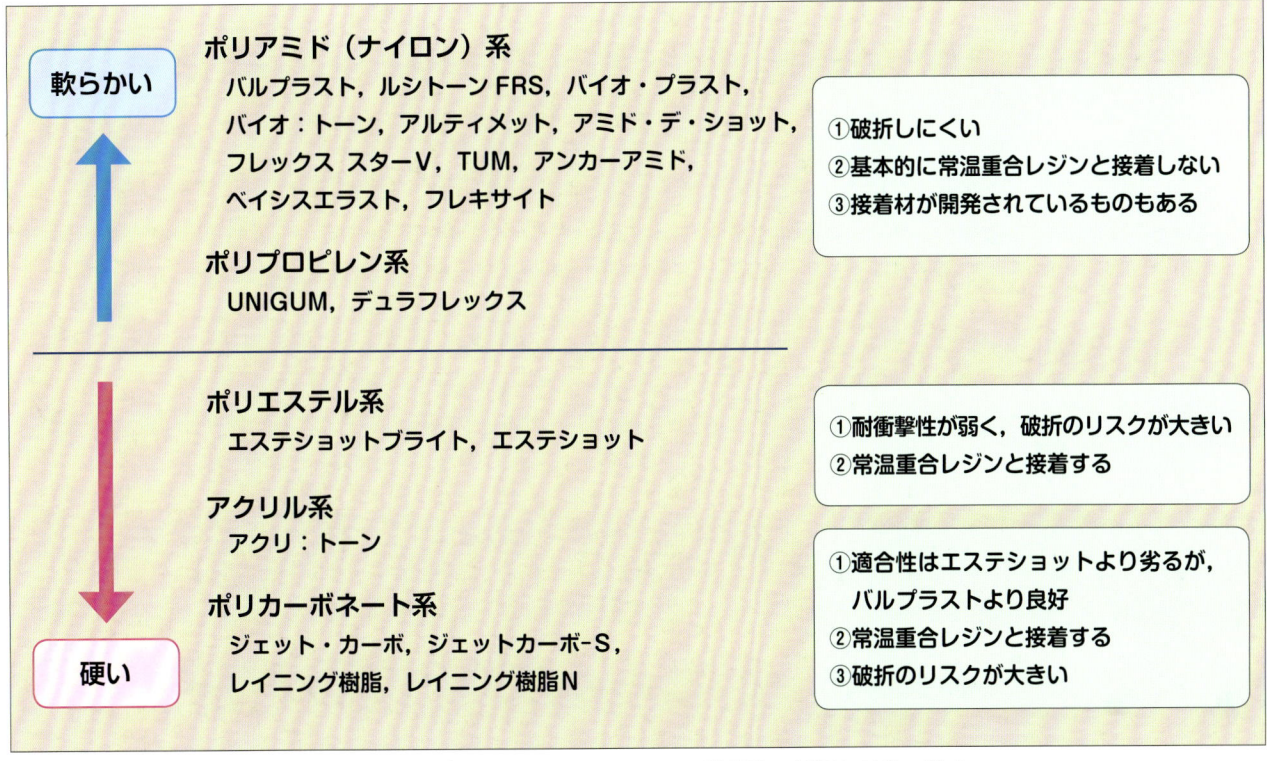

Q2-4　現在使用されている各種熱可塑性樹脂の種類と特徴の概略.

表 Q2-2　各種熱可塑性樹脂の特徴の概略

種　別	製品名	アンダーカット	耐破折	修　理	リライニング	着　色
ポリアミド（ナイロン）系	バルプラスト	特大	◎	×	×	×
	ルシトーン FRS	大	◎	×	×	×
	フレキサイト	大	◎	×	×	×
ポリエステル系	エステショット	小	×	○	○	△
	エステショットブライト	小	△	○	○	△
ポリカーボネート系	ジェット・カーボ	小	△	○	○	◎
	レイニング樹脂	中	△	○	○	◎
アクリル系	アクリ：トーン	微小	×	◎	◎	○
ポリプロピレン系	UNIGUM	大	○	×	×	◎
	デュラフレックス	大	○	×	×	◎

ポリアミド系はプライマーの使用により常温重合レジンとの接着可

表Q2-3　各種熱可塑性樹脂と常温重合レジンとの接着

樹脂分類	樹脂製品名	常温重合レジンとの接着
ポリアミド系 （ナイロン系）	バルプラスト	専用プライマーで接着（技工所専用） 「V-リペア」
	フレックス スター V	接着しない
	ルシトーン FRS	接着しない
	アルティメット	専用プライマーで接着（チェアサイド修理可） 「アルティメットプライマー」 「アミド・デ・ショット　レジンプライマー」
	バイオ・プラスト	専用プライマーで接着（技工所専用） 「スーパープライマー」
	バイオ：トーン	専用プライマーで接着（技工所専用） 「リライニング・プレ・プライマー」 「スーパープライマー」
	アンカーアミド	専用プライマーで接着（チェアサイド修理可） 「アンカープライマー」リライニング接着材 「ショットプライマー」再射出成形可
	サーモセンス	接着しない
	ベイシス エラスト	接着しない
	TUM	専用プライマーで接着（チェアサイド修理可） 「タムプライマー Rtype（直接法）」 「タムプライマー Ntype（間接法）」再射出成形可
	アミド・デ・ショット	専用プライマーで接着（チェアサイド修理可） 「アミド・デ・ショット　レジンプライマー」 「アミド・デ・ショット　再ショットプライマー」 再射出成形可
ポリエステル系	エステショット	接着する
	エステショットブライト	接着する
ポリカーボネート系	ジェット・カーボ	接着する
	レイニング樹脂	接着する
	レイニング樹脂 N	接着する
	ジェットカーボ -S	接着する
アクリル系	アクリ：トーン	接着する
ポリプロピレン系	UNIGUM	接着しない
	デュラフレックス	接着しない

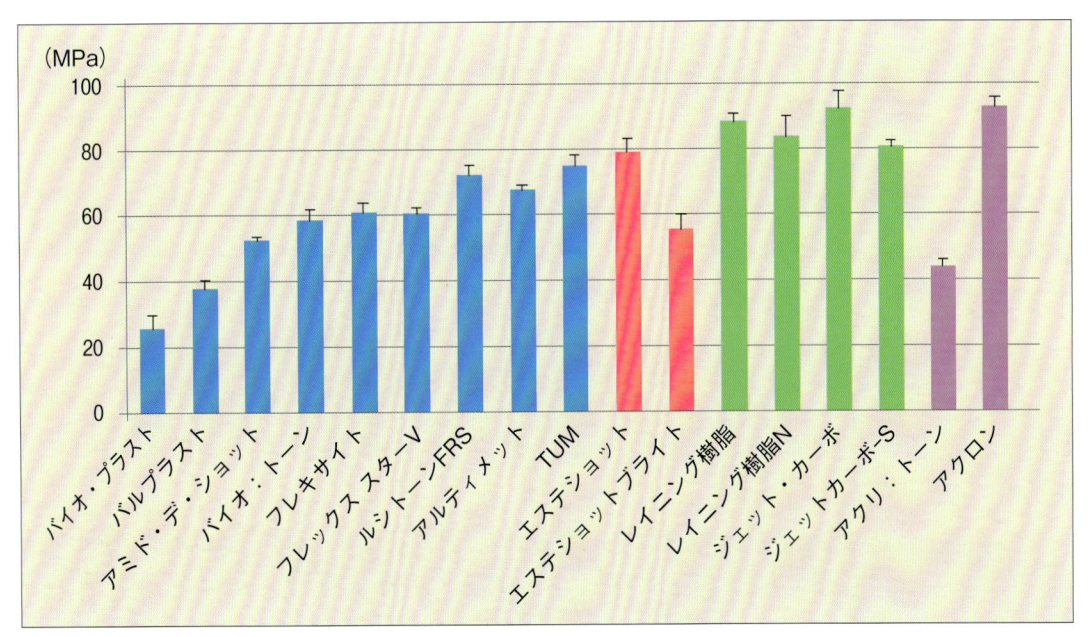

Q2-5 各種熱可塑性樹脂の曲げ強さ．

基本的に常温重合レジンとは接着しないため，増歯修理やリラインが必要な場合は，再度技工所に預ける必要がある．最近では専用の常温重合レジンとの接着材が市販されているので，チェアサイドでの修理も可能となったが，接着力については不明な点も多い．

2）ポリエステル系

エステショットおよびその改良品であるエステショットブライトがある．ポリエステル系の大きな特徴のひとつは常温重合レジンと接着することで，チェアサイドにおける修理やリラインも可能である．

3）ポリカーボネート系

適合性はエステショットとバルプラストの中間程度とされている．常温重合レジンとの接着は良好なため，修理やリラインもアクリルレジン床同様にできる．カレーやコーヒーに浸漬しても，最も着色しにくい．

4）アクリル系

ノンメタルクラスプデンチャー用としてはアクリ：トーンがあるが，その物性に関しては不明な点が多い．修理用レジンとの相性は最も良い．

5）ポリプロピレン系

歯冠修復および義歯床用の UNIGUM は，メーカー公表値では高い強度，弾性係数，防湿性が示されている．また，デュラフレックスは，吸水性が少なく着色

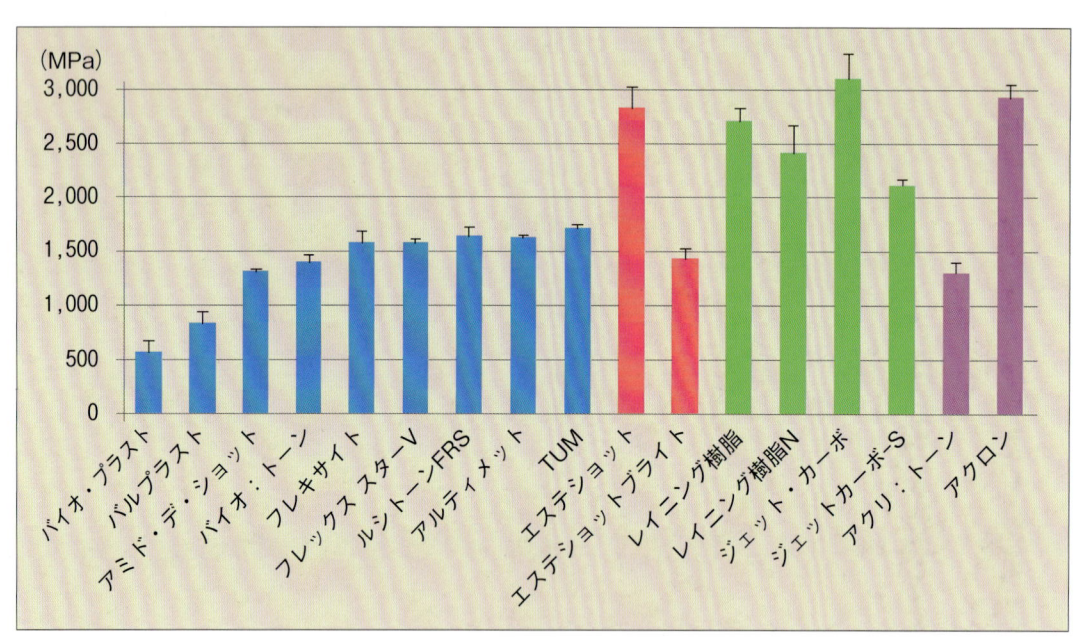

Q2-6 各種熱可塑性樹脂の弾性係数.

しにくい．柔らかいため深いアンダーカットを使用できる．基本的に常温重合レ
ジンとは接着しないため，修理やリラインが必要な場合は再度技工所に預ける必
要がある．

■ 2．主な熱可塑性樹脂の理工学的特徴（弾性係数・曲げ強さ）

　Q2-5に各種熱可塑性樹脂の曲げ強さを，Q2-6に弾性係数を示す．ポリカ
ーボネート系（緑）の弾性係数はポリアミド系（青），ポリエステル系（ピン
ク）に比較して高く，特に従来型ジェット・カーボはアクリルレジンよりも高い
ため，大きな維持力を発現しやすい．ジェットカーボ-S，レイニング樹脂N
は，従来品よりも弾性係数を小さくしており，他の熱可塑性樹脂に近い設計がで
きるようになっている．

　ポリアミド系は全体的に曲げ強さも弾性係数も小さい傾向にあるが，特にバイ
オ・プラストとバルプラストは非常に小さい．このため破折しにくく，長期にわ
たり維持力が保持されることは大きな利点である．

　ポリエステル系のエステショットは弾性係数も大きく，アクリルレジン並みの
強度を有しているが，耐衝撃性が弱いため破折しやすい．改良品であるエステシ
ョットブライトは，ポリアミド系に近い弾性係数のため軟らかく，耐衝撃性はエ
ステショットの約8倍に向上している．

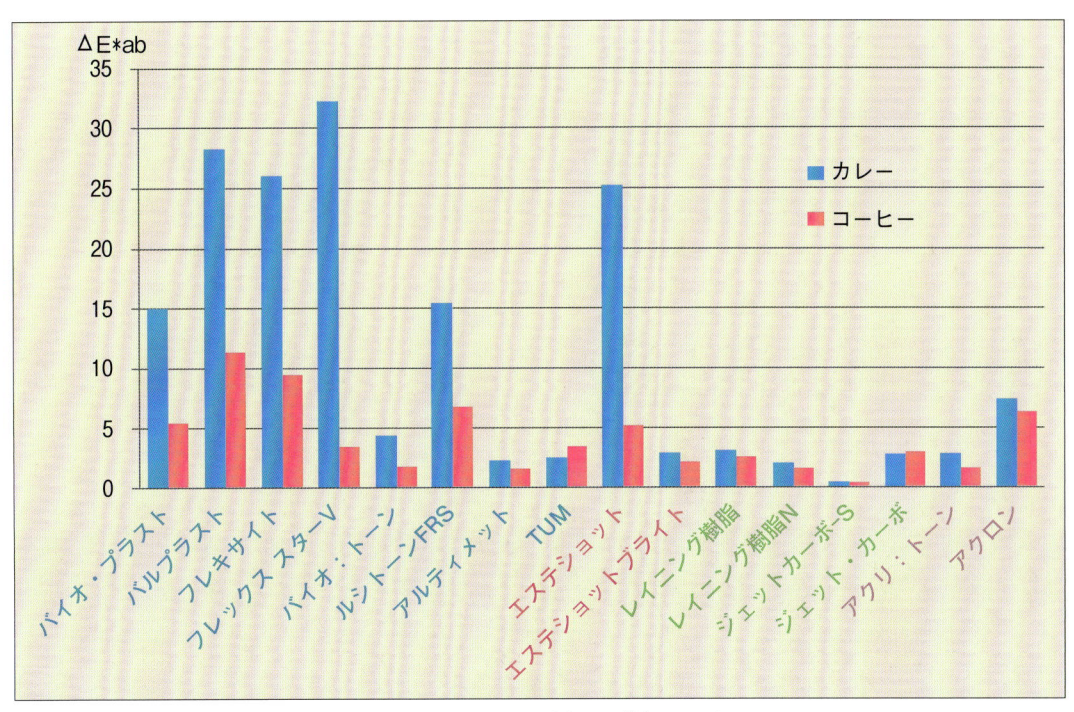

Q2-7 各種熱可塑性樹脂の着色しやすさ.

3．主な熱可塑性樹脂の色調変化

　各種熱可塑性樹脂の着色しやすさを比較してみると，コーヒー浸漬ではバルプラストおよびフレキサイトが他と比較して高い値を示した（**Q2-7**）．同様に，カレー浸漬ではバルプラスト，バイオ・プラスト，フレキサイト，フレックススターV，ルシトーンFRS，エステショットが大きな値を示した．一方，ポリカーボネートおよびエステショットブライト，アクリ：トーンは，義歯床用加熱重合レジンよりも着色しにくい結果を示した．

　バルプラストなどのポリアミド系は，特にカレー浸漬で大きな色調変化を示した．同樹脂には低分子が拡散できる微小な間隙が存在しており，これが色素変化に関係していると考えられる．しかし，同じポリアミド系においても後発のTUMやアルティメットにおいては色調安定性が確認された．またエステショットにおいてもカレーで着色が確認されたが，後発のエステショットブライトでは改善されている．同じ系列の樹脂材料であっても，後発材料においては変色や着色に関する明らかな改善がなされていた．

ノンメタルクラスプデンチャーの特徴は？

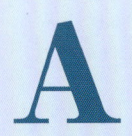 使用理由としては審美性が一番に挙げられており，多くの歯科医師が推奨している．ただし，修理や調整が困難，レジンクラスプの破折や維持力の低下といった問題点も残されている．

1．使用頻度の高い材料

　ノンメタルクラスプデンチャーの実態を把握するために，神奈川県歯科医師会に所属する歯科医師200名を対象にアンケート調査を行った[3]（調査期間：2010年11月〜2011年1月）．約8年前の調査であるが，現在はさらにノンメタルクラスプデンチャーの使用率は増加していると思われる．

　使用されているノンメタルクラスプデンチャーはポリアミド系が60％を占め，次にポリエステル系が24％と多かった．これは，ポリアミド系が日本で早期に薬事（機）承認されたことや破折しにくいことなどが，ポリエステル系は常温重合レジンと接着することなどがそれぞれ評価され，使用率が高かったと思われた（**Q3-1**）．

2．ノンメタルクラスプデンチャーの使用理由

　ノンメタルクラスプデンチャーの使用理由はやはり審美性であり，全体の2/3以上を占めており，スペア義歯としての使用はわずか8％に留まっている（**Q3-2**）．これは日常的にノンメタルクラスプデンチャーが使用されていることを示しており，設計やメインテナンスに留意する重要性が改めて示唆された．

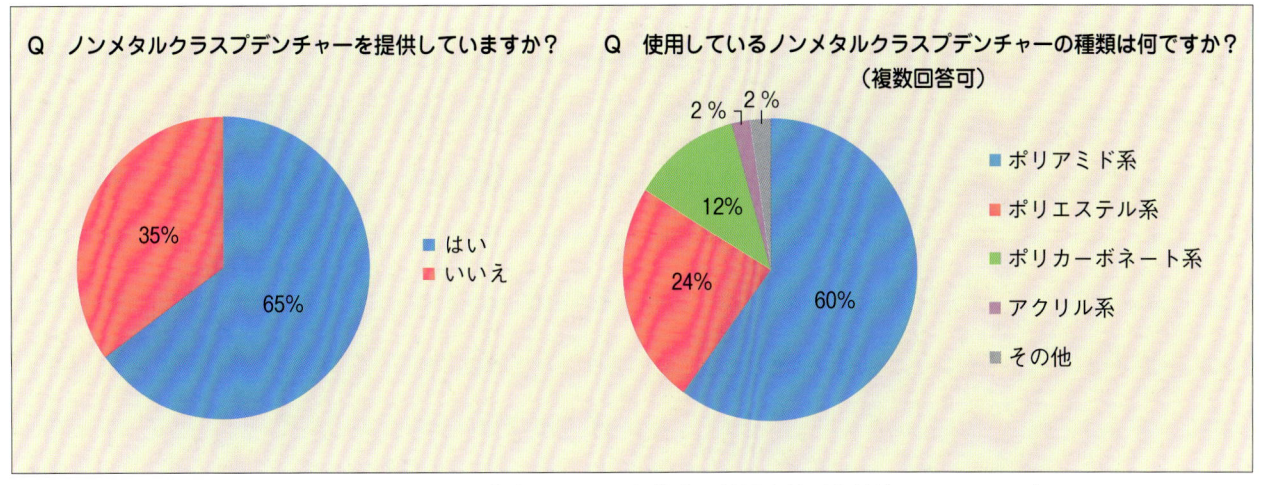

Q ノンメタルクラスプデンチャーを提供していますか？

Q 使用しているノンメタルクラスプデンチャーの種類は何ですか？（複数回答可）

Q3-1 ノンメタルクラスプデンチャーの提供率と使用素材（文献[3]より，n＝200）.

POINT

使用率が高いのはポリアミド系とポリエステル系.

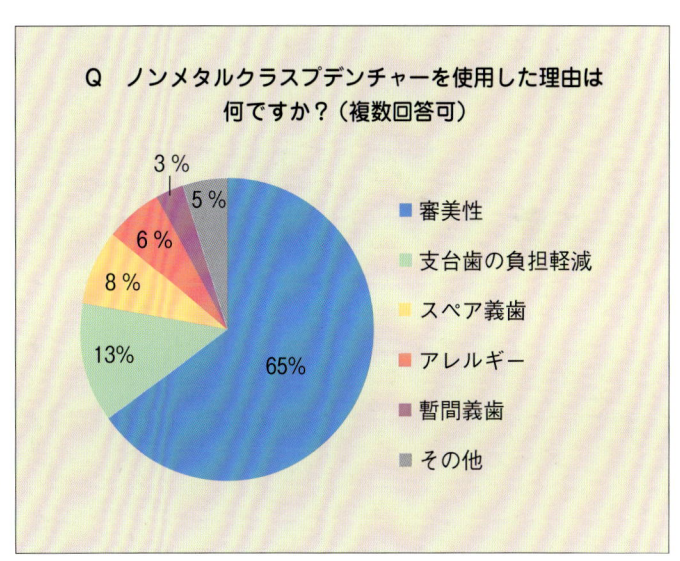

Q ノンメタルクラスプデンチャーを使用した理由は何ですか？（複数回答可）

Q3-2 ノンメタルクラスプデンチャーの使用理由（文献[3]より）.

POINT

ノンメタルクラスプデンチャーを使用する一番の理由は「審美性」.

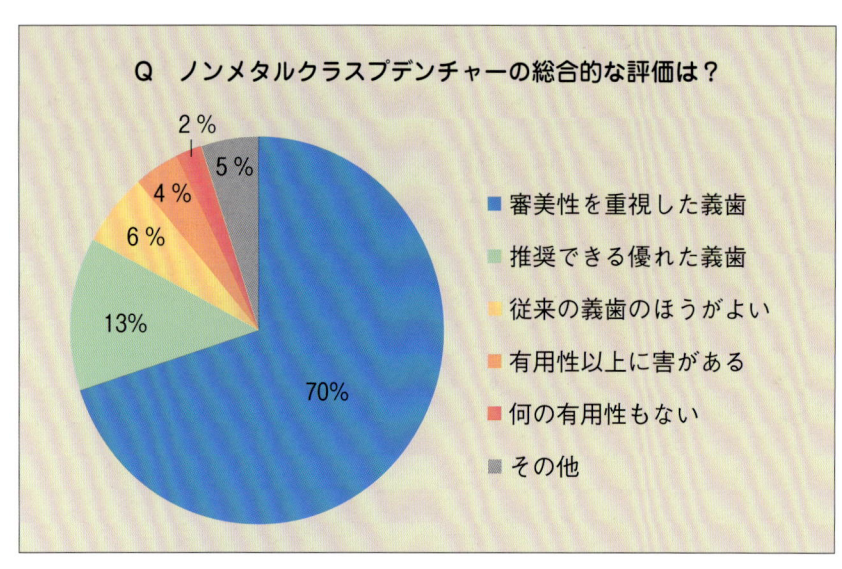

Q3-3 ノンメタルクラスプデンチャーに対する評価（文献[3]より）.

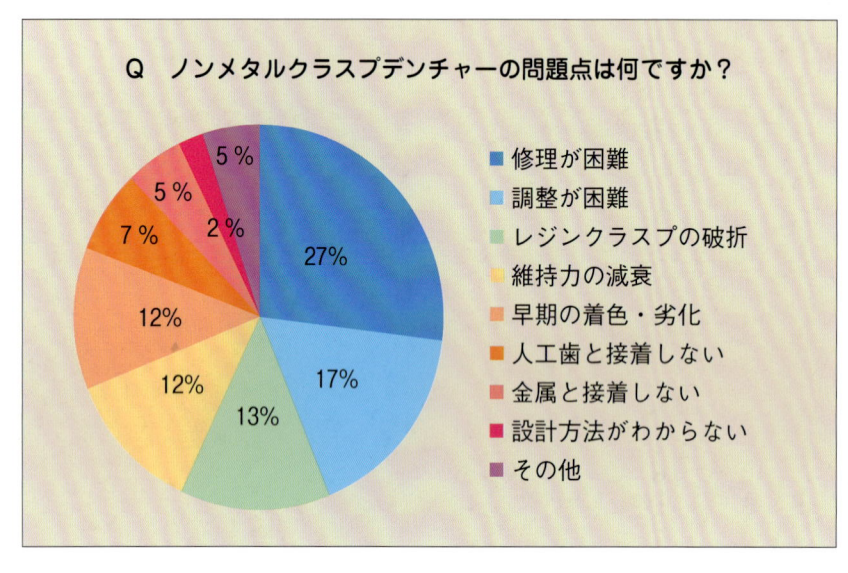

Q3-4 ノンメタルクラスプデンチャーの問題点（複数回答可，文献[3]より）.

表Q3-1　ノンメタルクラスプデンチャーの利点と欠点

利　点	欠　点
①審美性に優れる	①人工歯と接着しない
②残留モノマーや溶出物が少ない	②設計指針の欠如
③吸水が少ない	③修理が困難
④適合が良好	④長期使用による変色や劣化（傷つきやすい）
⑤患者評価では装着感がよい	⑤切削や研磨がしにくい
	⑥歯肉を覆うため，歯周病に罹患しやすい
	⑦使用可能年数が不明

3．ノンメタルクラスプデンチャーの評価

　ノンメタルクラスプデンチャーは歯科医師側からの評価も高く，「従来の義歯のほうがよい」「有害である」「有用性がない」等の否定的な評価は12％に過ぎなかった（**Q3-3**）．これらの結果は，今後ますますノンメタルクラスプデンチャーが使用される傾向にあることを物語っている．

4．ノンメタルクラスプデンチャーの問題点

　ノンメタルクラスプデンチャーの問題点は，各歯科医師がどの製品を使用しているかによって異なると思われるが，いずれにしても熱可塑性樹脂を用いた義歯の欠点が示されており，材料選択時の参考となる（**Q3-4**）．

5．ノンメタルクラスプデンチャーの利点と欠点

　以上を総括するとノンメタルクラスプデンチャーの利点，欠点は**表Q3-1**のようになる．

Q4 ノンメタルクラスプデンチャーの適応症は？

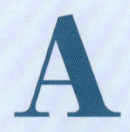 金属構成要素を全く含まない「剛性のない」ノンメタルクラスプデンチャーの適応症は，①暫間義歯，②スペア用義歯，③金属アレルギー症例，④前歯部少数歯欠損症例，⑤咬合支持のある少数歯欠損症例，⑥エピテーゼ，⑦義歯に機能力の負担がかからない症例，⑧審美を最優先せざるを得ない症例，⑨支台歯の切削（前処置）に同意が得られない症例，などである．金属構成要素を含み「剛性のある」ノンメタルクラスプデンチャーは，基本的に幅広い範囲に適用可能とされている．

2013年，（公社）日本補綴歯科学会はノンメタルクラスプデンチャーの名称，定義を明らかにし，金属構成要素を全く使用しない**「剛性のない」**義歯（**Q4-1**）と，従来のパーシャルデンチャー同様に金属構成要素を付与した**「剛性のある」**義歯に分別して，適応症や注意点を明記したポジションペーパーを作成した[11]．剛性のある義歯とは従来のパーシャルデンチャーのクラスプ（鉤腕）のみを，形態は異なるが金属から樹脂に置換したものである（**Q4-2**）．

1．「剛性のない」ノンメタルクラスプデンチャーの適応症

金属構成要素を全く含まない「剛性のない」ノンメタルクラスプデンチャーは，以下の特別な場合に適用してもよい，とされた．

1）暫間義歯

最終補綴前の短期間の使用であれば適用可能である．特にインプラント治療においては，抜歯から上部構造が装着されるまでの期間，「剛性のない」ノンメタルクラスプデンチャーの使用はとても有効と思われる（**Q4-3**）．また，義歯の

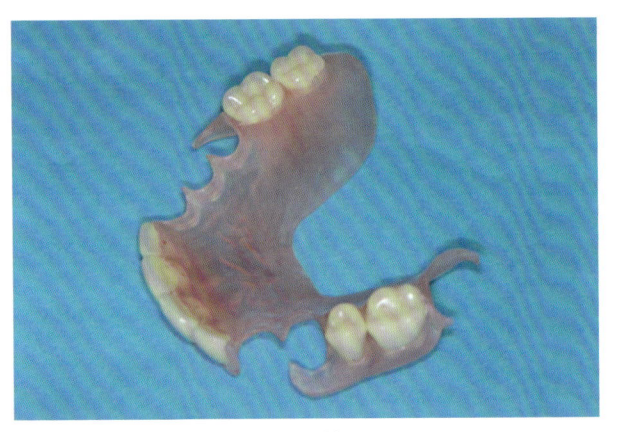

Q4-1 金属構成要素を全く使用しないノンメタルクラスプデンチャーで，**「剛性のない」** 義歯．

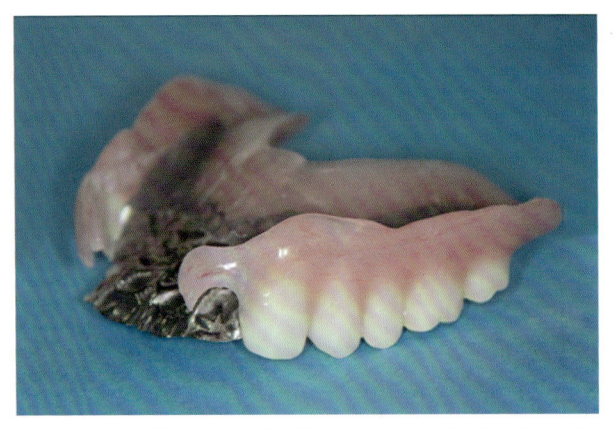

Q4-2 レジンクラスプを従来のパーシャルデンチャーのメタルクラスプの鉤腕のみに置換した **「剛性のある」** 義歯．

> **POINT**
>
> 金属構成要素を付与したノンメタルクラスプデンチャーは，幅広い症例に適用可能．

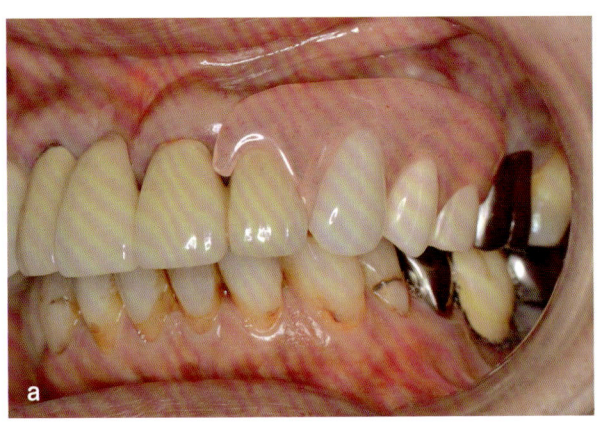

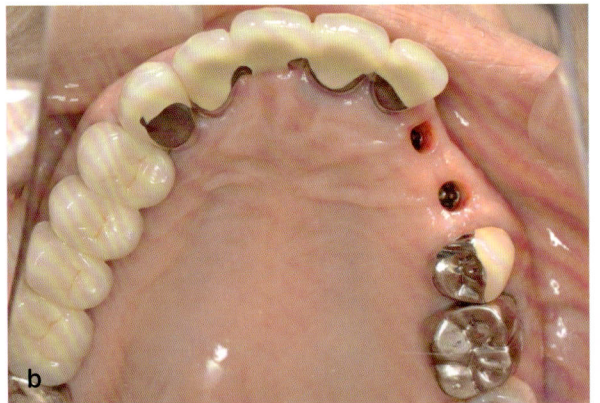

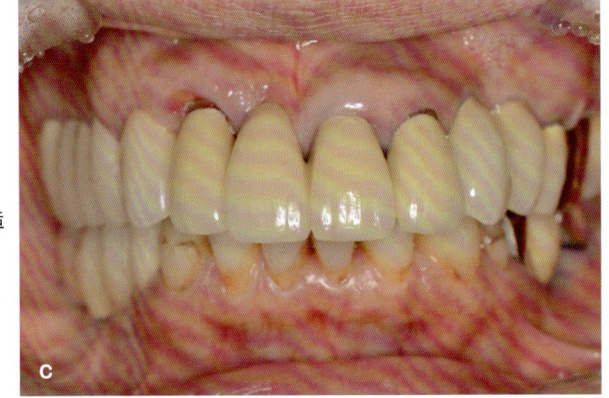

Q4-3 インプラント治療においては，抜歯から上部構造が装着されるまでの暫間使用は有効である．

a：暫間義歯として装着したノンメタルクラスプデンチャー．

b：インプラントの埋入状態．

c：インプラント上部構造の装着．

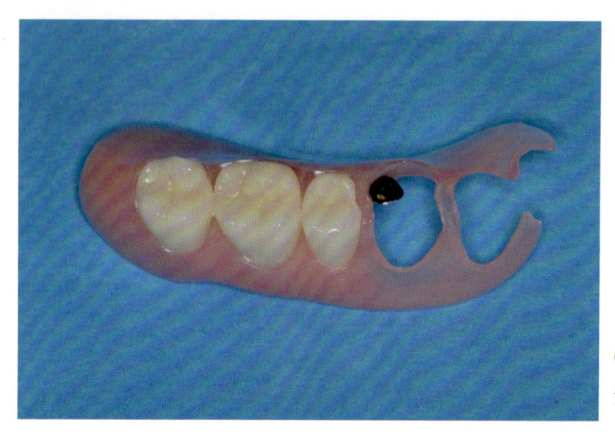

Q 4 - 4 暫間義歯であれば，無理に両側性とせずに，装着感を優先しコンパクトな義歯が設計されている．

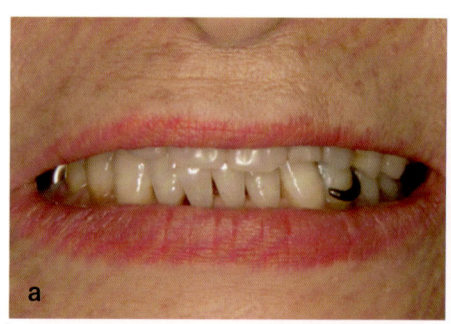

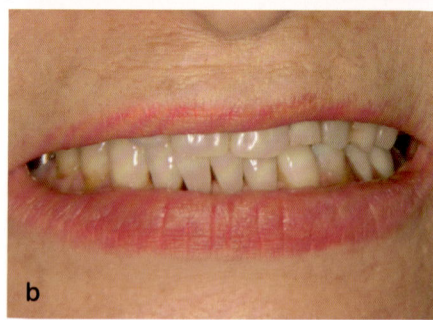

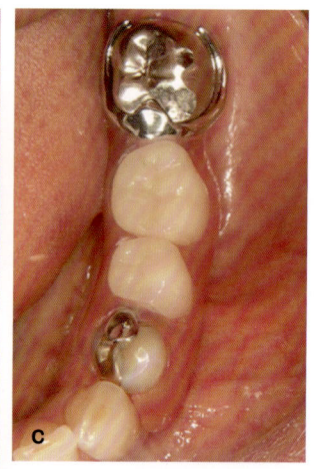

Q 4 - 5 外出時の審美性のみを優先したスペア用義歯．
a：メタルクラスプが見えると審美性を損なう．
b：ノンメタルクラスプデンチャー装着時．
c：⌐7 にはメタルクラスプを設置した．

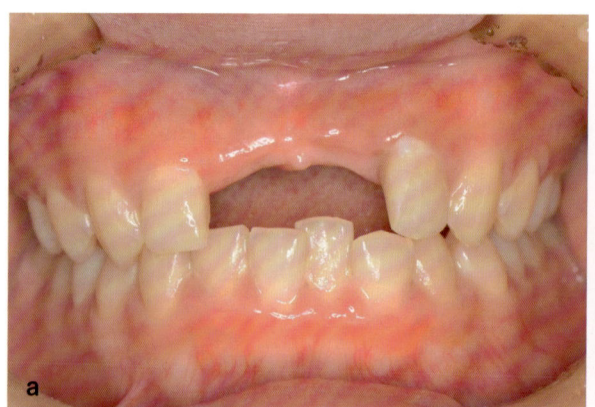

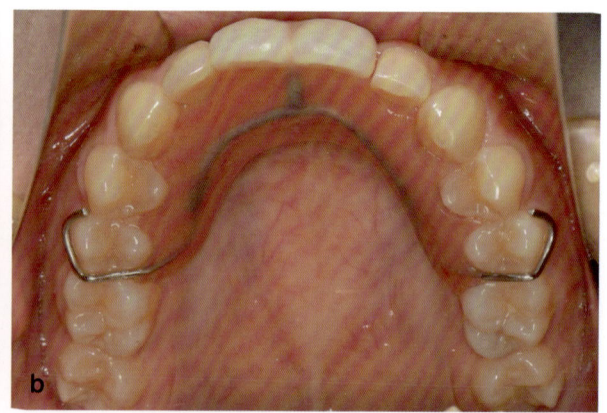

Q 4 - 6 前歯少数歯欠損であっても，臼歯部にメタルクラスプを設置すると義歯外形は大きくなる．

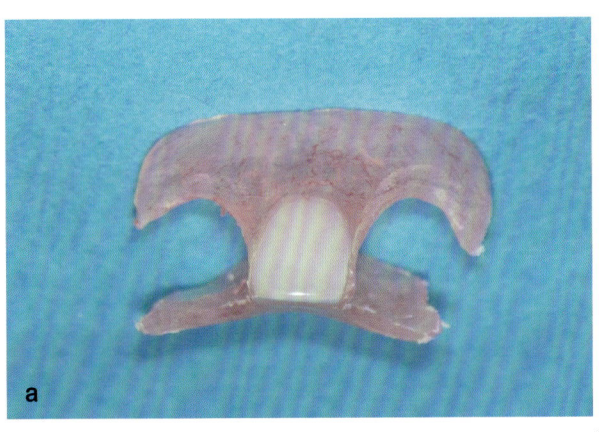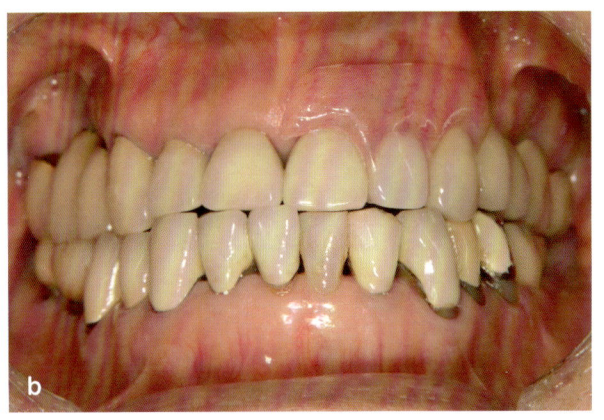

Q4-7 咬合支持のある少数歯欠損であれば，金属構成要素の省略を許容することもある．

安定を求めて無理に両側性とせずに，できるだけ装着感を優先したコンパクトな義歯が設計されている（**Q4-4**）．

2）スペア用義歯

特に不自由のない永続義歯が使用されているが，患者から義歯の紛失時への備えや外出用のために，別にもうひとつの義歯製作を要望される場合がある（**Q4-5**）．外出時の審美性のみを優先するならば，金属構成要素のないノンメタルクラスプデンチャーの意義は大きい．

3）金属アレルギー症例

すべての歯科用金属がアレルゲンとして感作してしまう患者には，金属構成要素を含む義歯を装着できないことから，剛性のないノンメタルクラスプデンチャーが適用されることになる．

4）前歯部少数歯欠損症例

わずか1〜2歯の前歯欠損であっても，審美的要求から臼歯部にメタルクラスプを設置すると，義歯外形は大きくなり，装着感が損なわれる（**Q4-6**）．ノンメタルクラスプデンチャーであれば，審美と装着感の両立を図り小型に設計できる．

5）咬合支持のある少数歯欠損症例

咬合支持が残存歯により確実に保持されている少数歯欠損であれば，義歯に対する咬合力の負荷も小さくなることから，レストの重要性は幾分少なくなり，金属構成要素の省略を許容することもある（**Q4-7**）．

6）エピテーゼ

実際にレジンクラスプを利用したエピテーゼをみたことはないが，顎補綴を含むエピテーゼであれば，ノンメタルクラスプデンチャーの顎義歯は製作可能である．

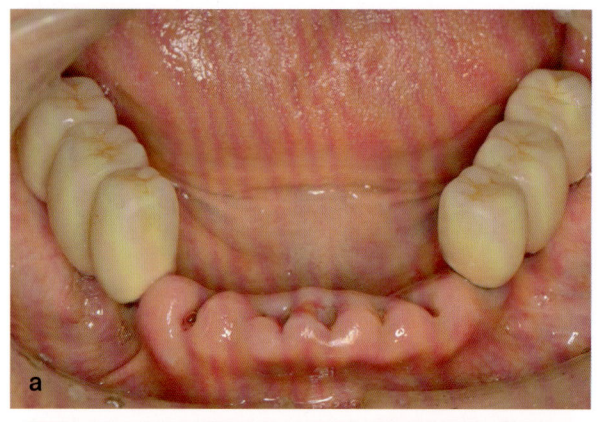
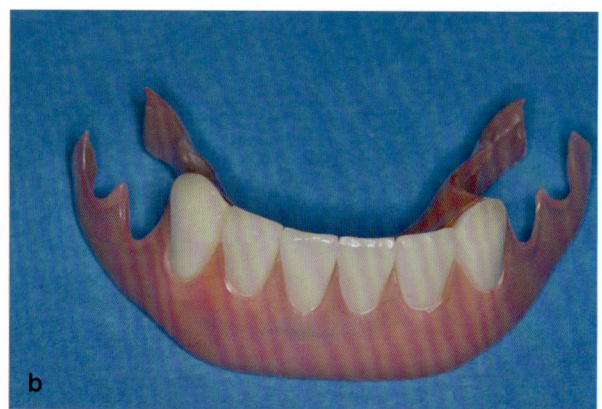
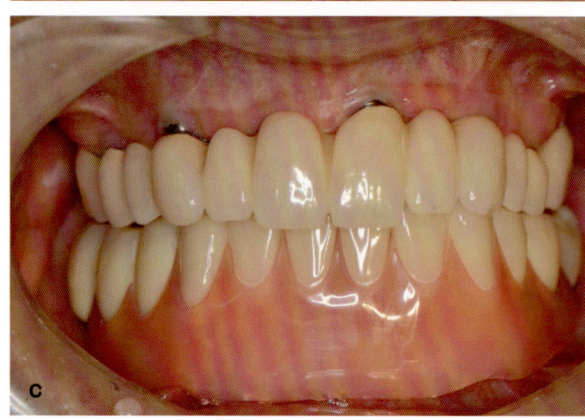

Q4-8　ノンメタルクラスプデンチャーは咬合が緊密な場合であっても設置可能なことから，レストシートやガイドプレーン形成をせずに装着が可能である（図はインプラント上部構造の装着までの暫間使用）.

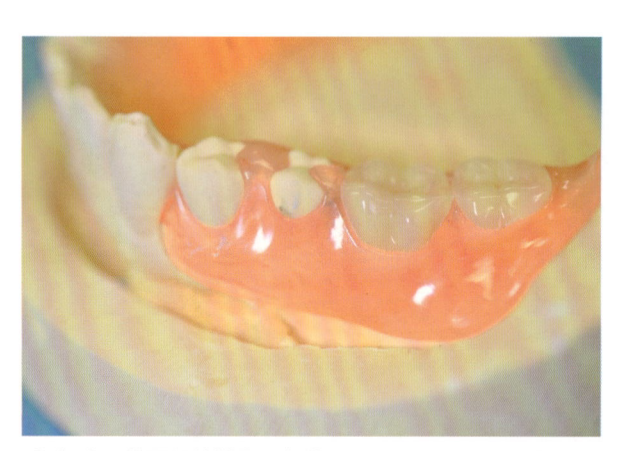

Q4-9　熱可塑性樹脂で製作したレジンレストを用いたノンメタルクラスプデンチャー.

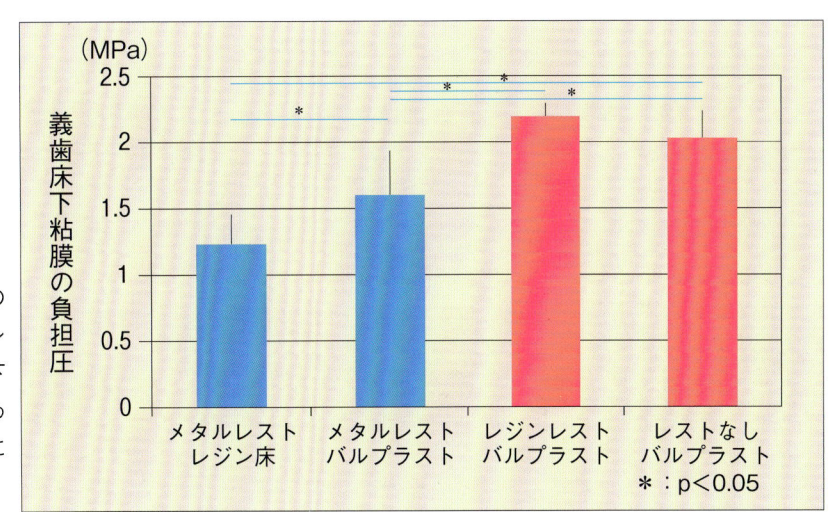

Q4-10 メタルレストとレジンレストの粘膜負担圧の比較（文献[6]より）．レジンレストは粘膜負担が大きいことから，沈下防止機能を十分発揮できていないことがわかる．レジンレストとレストなしの間には，有意差が認められなかった．

7）義歯に機能力の負担がかからない症例

機能力を全く負担しない義歯ならば，確かにレストは不要であり，「剛性のない」ノンメタルクラスプデンチャーでも適用可能となる．しかしながら，対合歯がない場合はさておき，口腔内において機能力の負担が全くかからない義歯というのはきわめて稀であり，該当する症例は少ないものと思われる．

8）審美を最優先せざるを得ない症例

歯科医師は金属構成要素の重要性を患者に説明するが，審美を最優先して，どうしても金属の使用を許容されない場合には「剛性のない」ノンメタルクラスプデンチャーが適用される．

9）支台歯の切削（前処置）に同意が得られない症例

歯の切削が全く許容されなければ，メタルクラスプが設定できない症例は多い．レジンクラスプは咬合が緊密な場合であっても設置可能なことから，レストシートやガイドプレーン形成を必要とせずに装着は可能である（**Q4-8**）．

2．「剛性のある」ノンメタルクラスプデンチャーの適応症

金属構成要素を含む「剛性のある」ノンメタルクラスプデンチャーは，基本的に幅広い範囲に適用可能とされている（**Q4-2**）．一方で，熱可塑性樹脂で製作したレジンレストを用いたノンメタルクラスプデンチャーも認められるが（**Q4-9**），当講座の研究結果からもレストとしての沈下防止機能を十分発揮できないことが検証されている（**Q4-10**）[5,6]．レストは必ず金属で製作するとともに，メタルクラスプを用いたパーシャルデンチャーの設計原則を遵守し，維持部のみをレジンクラスプとする．

ノンメタルクラスプデンチャーを適用してはいけない症例（非適応症）は？

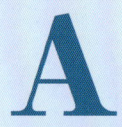

A 金属構成要素を含まない「剛性のない」ノンメタルクラスプデンチャーでは，Q4の9項目を除いたすべてが非適応症である．金属構成要素を含む「剛性のある」ノンメタルクラスプデンチャーでもリスク因子として，①欠損様式と咬合関係，②義歯の設計と製作に影響する解剖学的因子，③維持管理に係る衛生状態，の3つが挙げられる．

　金属構成要素を全く使用しない「剛性のない義歯」においては，Q4の適用が許容される症例以外はすべてが非適応症と考えるべきである．一方，金属構成要素を含む「剛性のある」義歯の適応症は限定されていないが，義歯の使用材料や構造，形態に起因した下記のリスク因子に注意しなければならない．

1）欠損様式と咬合関係

　義歯の維持・安定を得ることが困難なすれ違い咬合や少数歯残存症例においては，レジンクラスプの適用を注意する．

①すれ違い咬合

　上下顎に残存歯があるにもかかわらず咬合接触のないすれ違い咬合は，咀嚼のコントロールが困難であり，義歯の維持・安定が得られにくい[12]．最も大きな問題点は義歯装着後に短期間で発現する義歯の回転・変位であり（**Q5-1**），メタルクラスプでさえ変形や破損が認められるため，たわみやすいレジンクラスプの使用は要注意である．義歯の動揺の抑制をレジンクラスプに期待するのではなく，金属フレームワークにより十分な支持と把持を確保し，維持だけをレジンクラスプに負担させる義歯設計とする（**Q5-2**）．

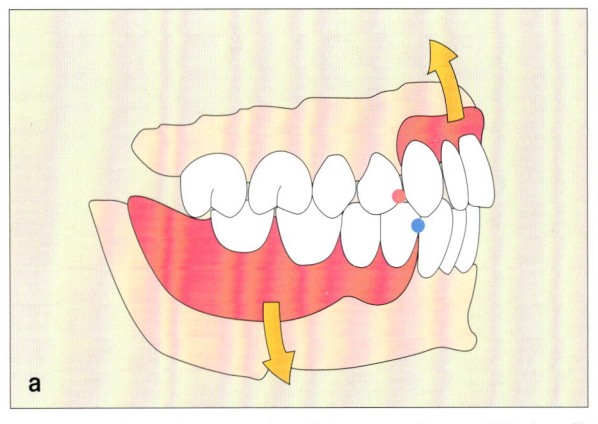
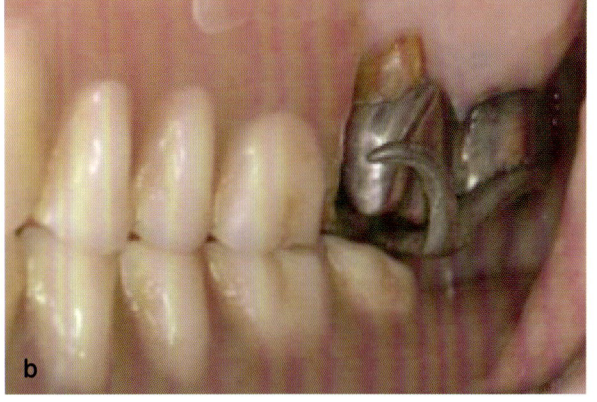

Q5-1 すれ違い咬合の最も大きな問題点は義歯の回転・変位であり，メタルクラスプでさえ変形や破損が認められるため，レジンクラスプの適用は注意が必要である．

POINT

すれ違い咬合や少数歯残存症例への
レジンクラスプの適用は要注意．

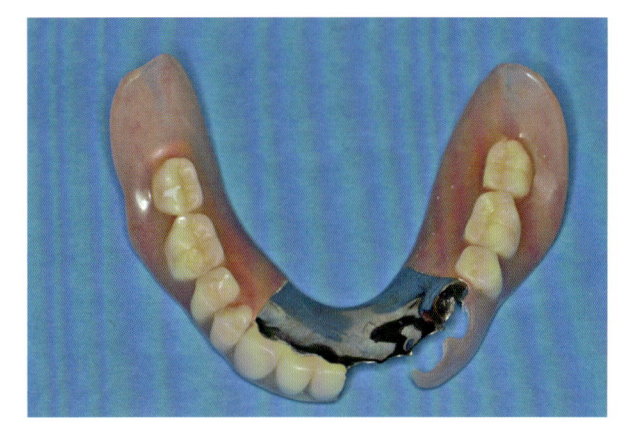

Q5-2 金属フレームワークにより十分な支持と把持を
確保し，維持だけをレジンクラスプに負担させる．

②少数歯残存症例

少数歯残存症例もすれ違い咬合同様にクラスプには過大な応力が生じるため，早期に変形，破損が助長されやすい．金属フレームワークで十分な支持と把持を確保できる場合にのみ，レジンクラスプを使用する．

③咬合支持域数

咬合支持域数とノンメタルクラスプデンチャーの使用期間に関する臨床研究では，咬合支持域数が減少するに従い，使用期間も短くなることが確認された[3]．前述のすれ違い咬合や前歯部の少数歯残存症例は，比較的短期間で使用中止となることが予想される．

2）義歯の設計と製作に影響する解剖学的因子

レジンクラスプの材料学的，形態的特性から欠損部の解剖学的因子により設

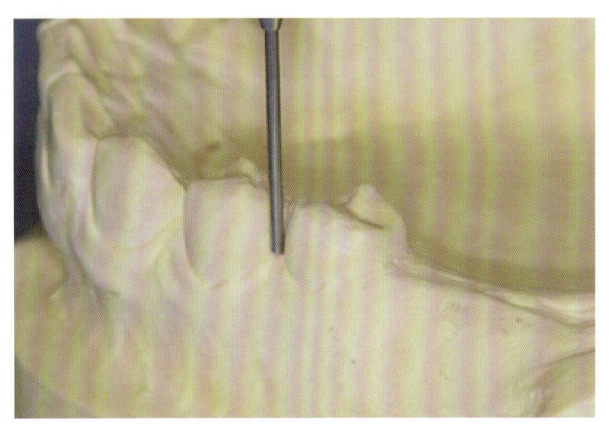

Q 5-3 歯冠長の短い支台歯はレジンクラスプを設定できない.

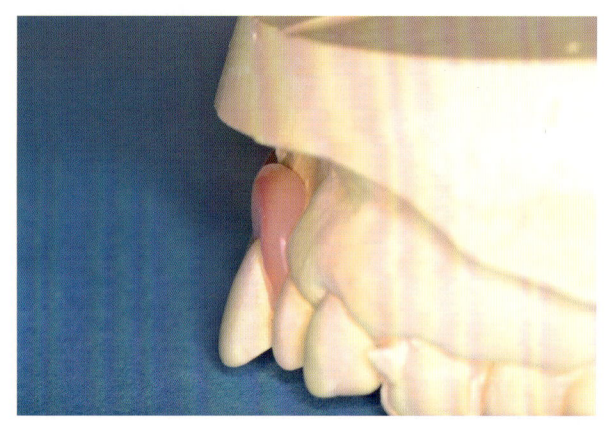

Q 5-4 歯槽部に大きなアンダーカットが存在すると, レジンクラスプは適用しにくい.

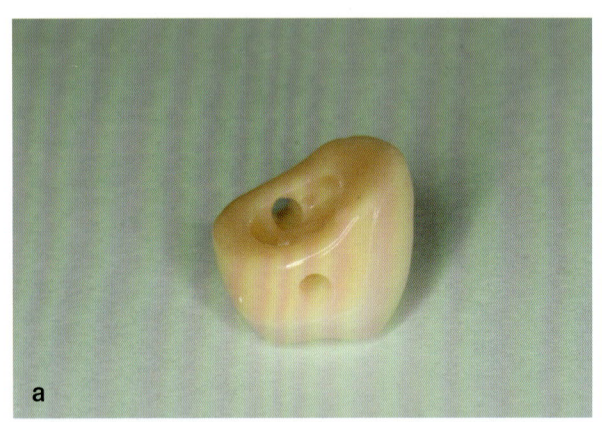

a

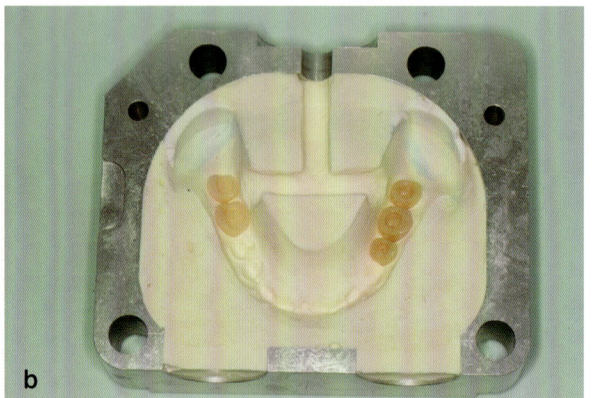

b

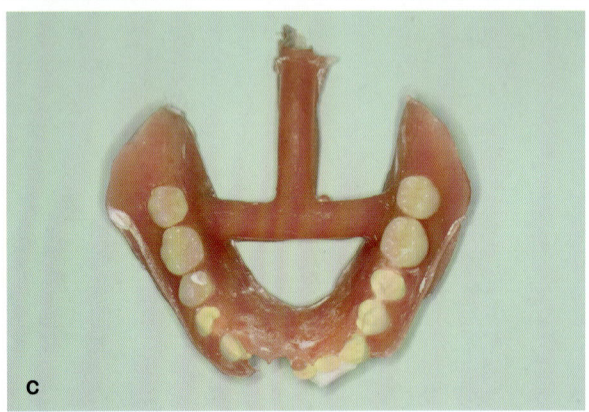

c

Q 5-5 人工歯に保持孔やグルーブを付与して義歯床レジンと機械的に嵌合させている.

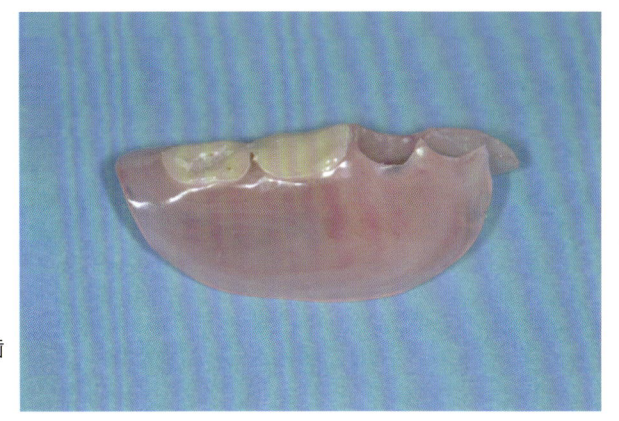

Q5-6 顎堤と対合歯のスペースが少なければ，人工歯は破折，脱落しやすい．

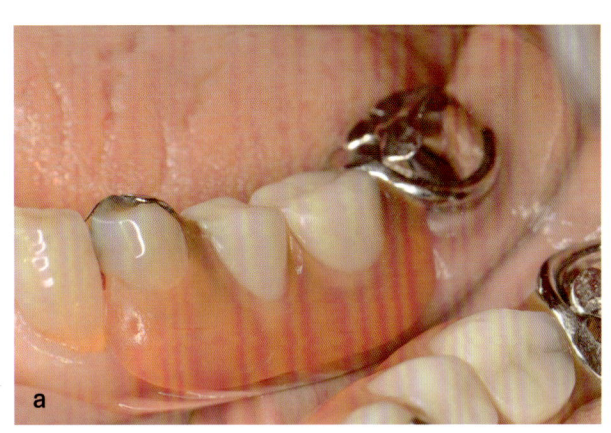

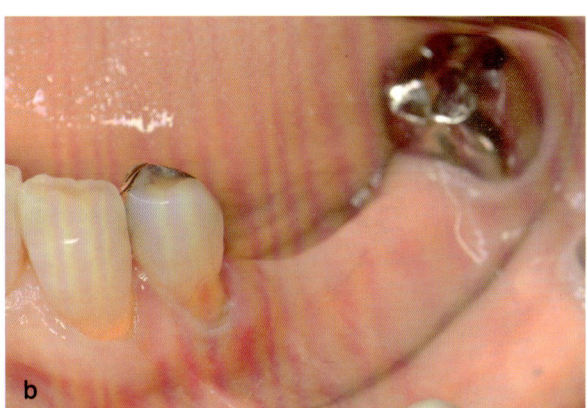

Q5-7 支台歯の歯肉に炎症が見られる．レジンクラスプは歯周疾患のリスク因子になることを，歯科医師と患者は十分理解するべきである．

計，製作上の制約を受ける．

①歯冠形態とアンダーカット

　歯冠長の短い支台歯はアンダーカットが存在しない場合も多く，レジンクラスプを設定できない（**Q5-3**）．

②歯槽部の形態

　レジンクラスプは歯槽部歯肉上を走行することから，歯槽部に大きなアンダーカットが存在する場合にも適用しにくい（**Q5-4**）．

③顎堤と対合歯とのスペース

　ノンメタルクラスプデンチャーでは人工歯に保持孔やグルーブを付与することにより，義歯床レジンとの機械的嵌合を図っている（**Q5-5**）．顎堤と対合歯のスペースがあまりにも狭小であれば，人工歯は破折，脱落しやすくなる（**Q5-6**）．

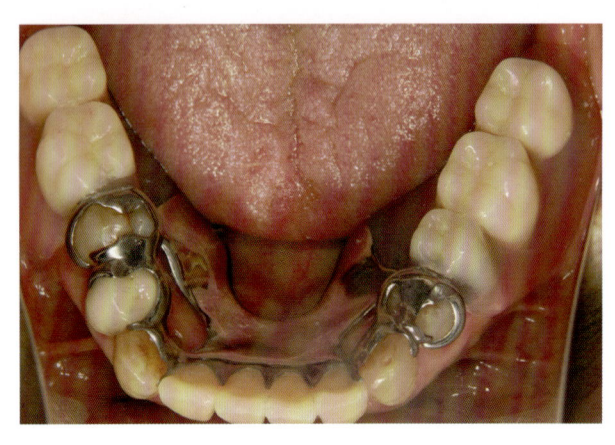

Q5-8 辺縁歯肉は自浄作用を期待して、義歯によりできるだけ被覆しない設計が求められている.

3) 維持管理に係る衛生状態

ノンメタルクラスプデンチャーのレジンクラスプは辺縁歯肉を完全に被覆するため、レジンクラスプは歯周疾患とう蝕のリスク因子となりうる. 審美領域以外の支台歯にはできるだけ従来のメタルクラスプを設置し、外観に触れる支台歯のみにレジンクラスプを設計することが合理的である（**Q5-7**）.

①辺縁歯肉の被覆

義歯の設計原則のひとつに「予防歯学的配慮」がある[13,14]. 辺縁歯肉は非常にデリケートな軟組織であり、自浄作用を期待して義歯によりできるだけ被覆しない設計が求められている（**Q5-8**）. また、辺縁歯肉の被覆がやむを得ない場合においても、外力が加わらないように辺縁歯肉上は適切にリリーフする. そして、同部のブラッシング指導とレジンクラスプ内面の清掃指導を徹底的に励行しなければならない[15]. レジンクラスプがリスク因子であることを患者によく自覚させ、定期的なリコールによる同部の観察と、変化が見られた時の早期対応が不可欠である（**Q5-9**）.

②支台歯のう蝕

レジンクラスプによる自浄性の低下は根面う蝕も誘発しやすい. 歯肉退縮し根面が露出している支台歯にレジンクラスプを設置する時は、う蝕予防のためにレジンコーティング[16]やフッ化ジアミン銀の塗布[17]などの予防処置を行うとよい（**Q5-10**）.

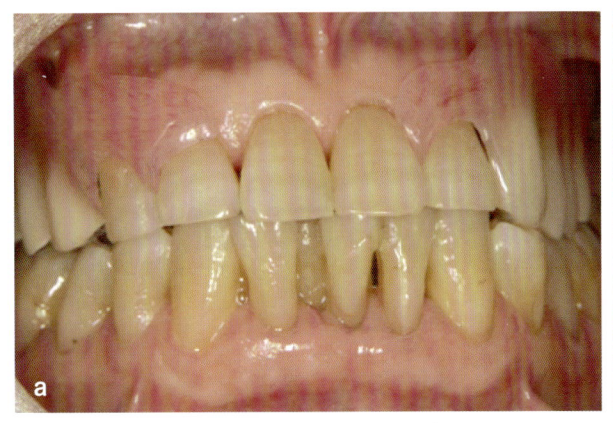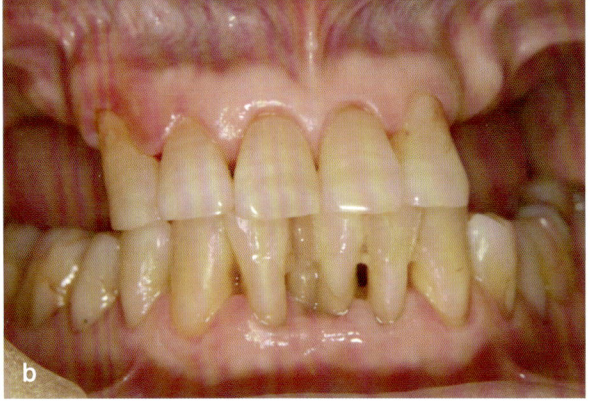

Q 5-9 疼痛や不適合，違和感を訴えなくても，定期的リコールを必ず励行し，義歯や残存諸組織に何らかの変化が認められた場合には，早期の対応が不可欠である．⌊3⌋の歯肉炎に対してはレジンクラスプ内面のリリーフとブラッシングの強化により消炎した．

POINT

支台歯の根面が露出している場合は，う蝕予防のためにレジンコーティングやフッ化ジアミン銀の塗布などの予防処置を行う．

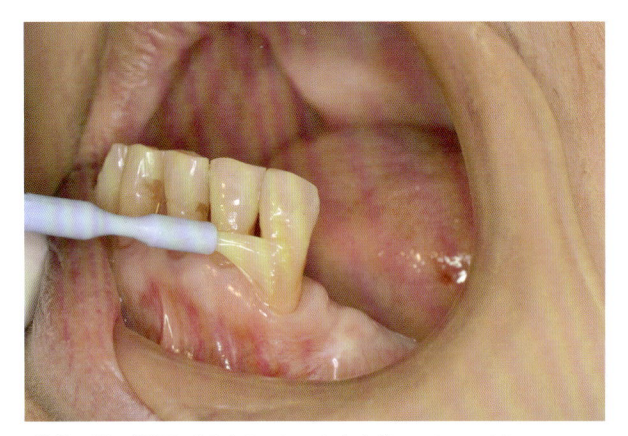

Q 5-10 根面が露出している支台歯には，レジンコーティングやフッ化ジアミン銀の塗布などの予防処置を行う．

Q6 前処置のチェックポイントは？

A 義歯の支持，把持，維持機能を長期間にわたり効果的に持続させるためには，ノンメタルクラスプデンチャーにおいても支台歯に対するガイドプレーン，レストシートの形成および歯冠形態修正などの前処置が重要である．

1．レストシートの形成（支持）

　メタルクラスプは鉤肩部によりレストに加わる咬合力を軽減できるが，レジンクラスプには支持効果がないためレストに加わる負荷も大きい．レストの機能を十分に発揮させるためには適切なレストシートの形成が必要である．対合歯と支台歯との間に十分な隙間があっても，義歯の動揺を防ぐためにレストシートを形成するのが原則である．臼歯部のレストシートの形態は隣接面を底辺として，咬合面小窩を頂点とする三角形状で，レストに接触する歯面はなだらかな彎曲をもつスプーン形態とする（**Q6-1**）．

　前歯部シンギュラムレストは逆V字形態で，近遠心方向から見るとレストシートの底面はくぼみを有し，突出部は丸みをもたせる．下顎前歯部は上顎に比較してエナメル質の厚みが十分ではないので，前装鋳造冠，インレー，アンレーなどの歯冠修復物に舌面レストシートを付与する場合もある（**Q6-2**）．また，象牙質の露出を避けるため，コンポジットレジンを築盛した後にレストシートを形成することが試みられている（**Q6-3・4**）．

　レジンクラスプは繰り返しの着脱により変形し，緩む可能性がある．このような場合，レジンクラスプにワイヤーを付与し補強することによりレジンクラスプの疲労による変形を抑制することが可能になる（**Q6-5**）．この場合には前処置

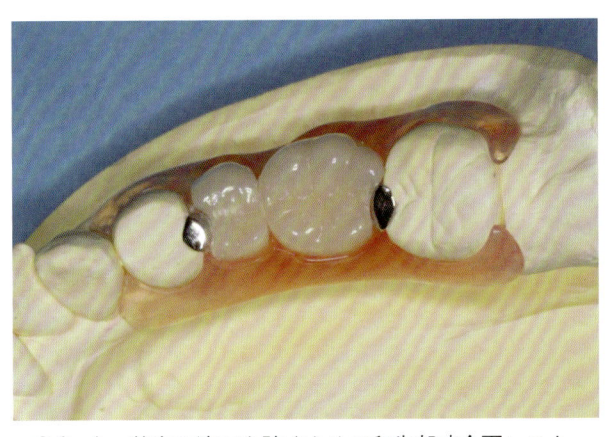

Q6-1 義歯の沈下を防ぐための臼歯部咬合面レスト.

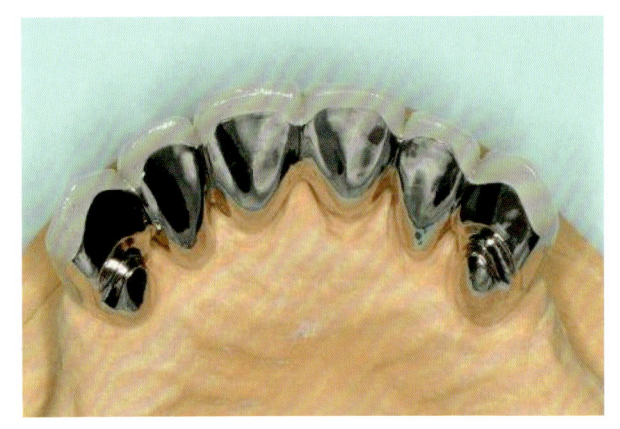

Q6-2 歯冠修復物に付与したシンギュラムレスト.

POINT

臼歯部のレストシートの形態は隣接面を底辺として，咬合面小窩を頂点とする三角形状で，レストに接触する歯面はなだらかな彎曲をもつスプーン形態とする.

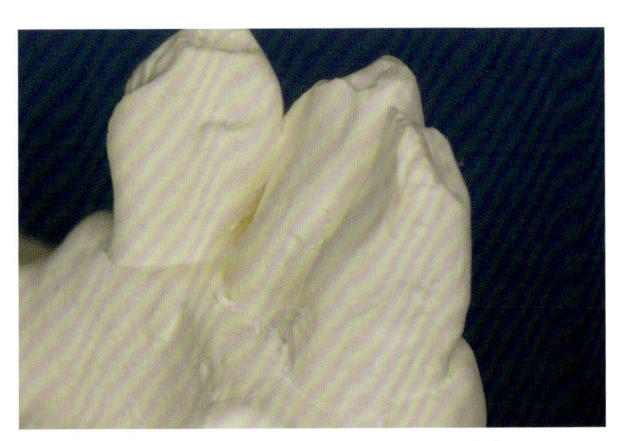

Q6-3 基底結節が発達していない犬歯.

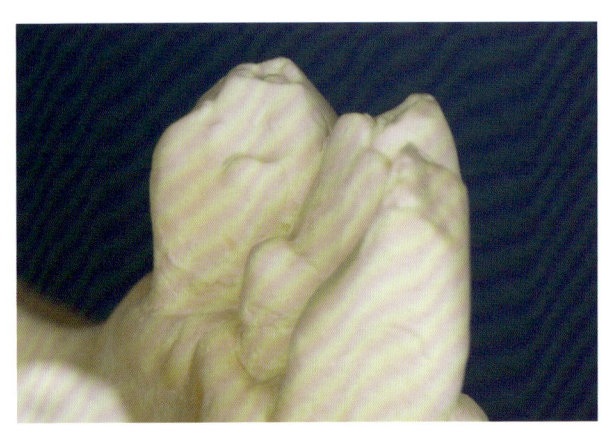

Q6-4 コンポジットレジンを築盛した後に形成した前歯部シンギュラムレスト.

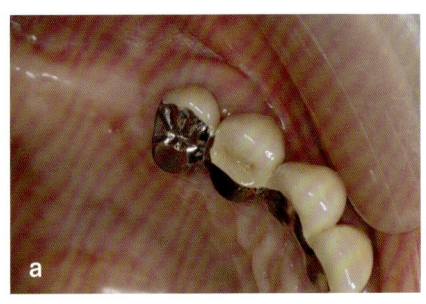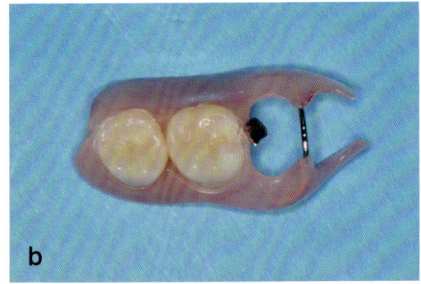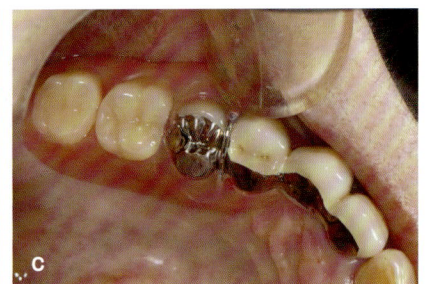

Q6-5 レジンクラスプにワイヤーを付与し補強することにより，レジンクラスプの疲労による変形を抑制できる.

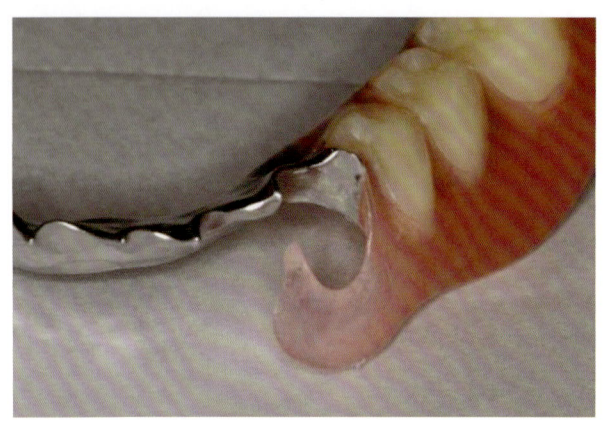

Q6-6 拮抗腕にはメタルを用い義歯の動揺を抑制し，支台歯の保全を図る．

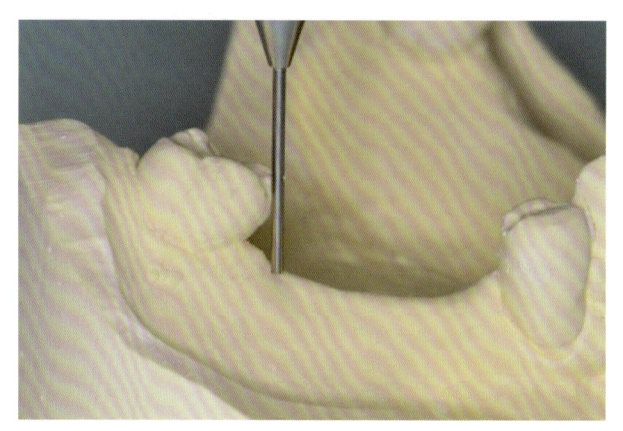

Q6-7 研究用模型上での基本設計．

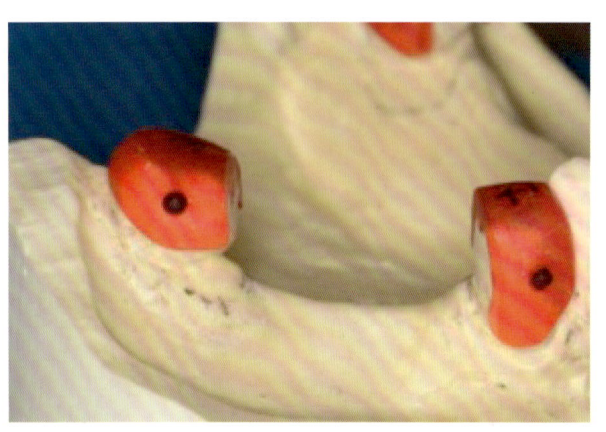

Q6-8 プレパレーションガイドの製作．

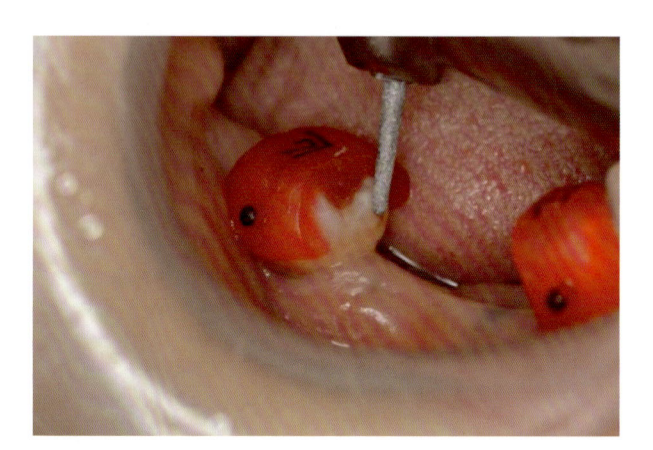

Q6-9 プレパレーションガイドを利用したガイドプレーンの形成．

として，レストシート形成とともにワイヤーが通るスペースを確保する必要がある．

▌2．ガイドプレーンの形成（把持）

　ノンメタルクラスプデンチャーの水平移動と回転を抑制するには把持効果が十分でなければならない．レジンクラスプ自体はメタルクラスプに比較すると把持効果は弱いため，ガイドプレーンを広く設定し，支台歯と義歯の接触面積を大きくすることが重要である．

　しかし，欠損の大きい遊離端義歯では長期間の使用により頬舌的・水平的動揺が大きくなり，維持力の減少につながるため，拮抗腕にはメタルを用い義歯の動

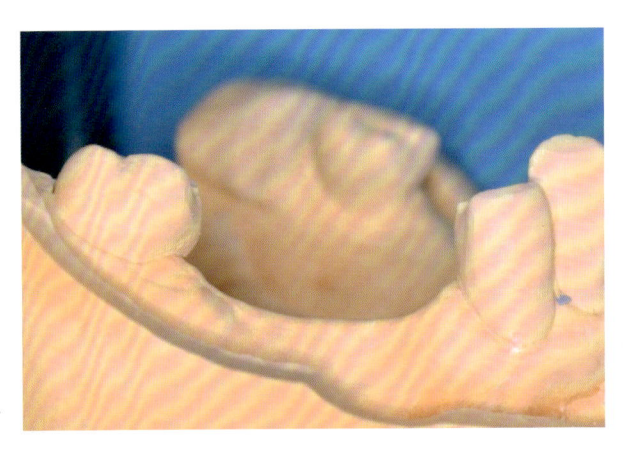

Q6-10 ガイドプレーン形成後の作業用模型.

揺を抑制し，支台歯の保全を図らなければならない（**Q6-6**）．ガイドプレーン
は少ない形成量で広い接触面積が得られるように，平面よりも丸みを帯びた形態
が望ましい．また，エナメル質範囲内での歯質削除量を考えると，隣接面の高さ
の2/3程度が妥当と考えられている.

　ガイドプレーンは着脱方向にほぼ平行な面として離れた支台歯間の数カ所に形
成することから，テーパーをもったダイヤモンドバーやホワイトポイントなど
で，歯列全体が映るミラーなどを用いて相互の方向を確認しながら行う．さらに
精度を高めるには，あらかじめ研究用模型上で基本設計を行い，プレパレーショ
ンガイドを用いることにより，最少限の歯質削除量で確実なガイドプレーン形成
が可能となる（**Q6-7〜10**）.

　ノンメタルクラスプデンチャーでは義歯の浮き上がりを抑制するために，遊離
端欠損に隣接する支台歯のアンダーカットを利用する場合があるが，支台歯にね
じりモーメントが加わらないように注意する．レスト，ガイドプレーンにより着
脱方向を規制し把持効果を向上させるには，着脱方向をわずかに遠心に傾け設計
する必要がある．また，近心にガイドプレーンを設定する場合は，この着脱方向
に対して平行に形成する.

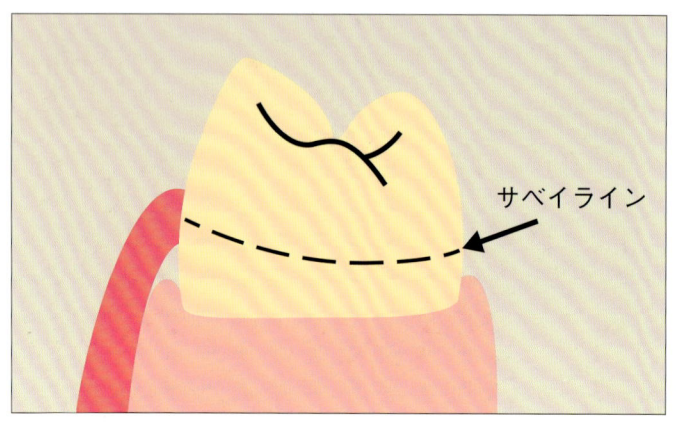

サベイライン

Q 6-11 アンダーカットは歯冠の歯頸側1/3に0.25〜0.5mm程度分布するようなサベイラインが適正である.

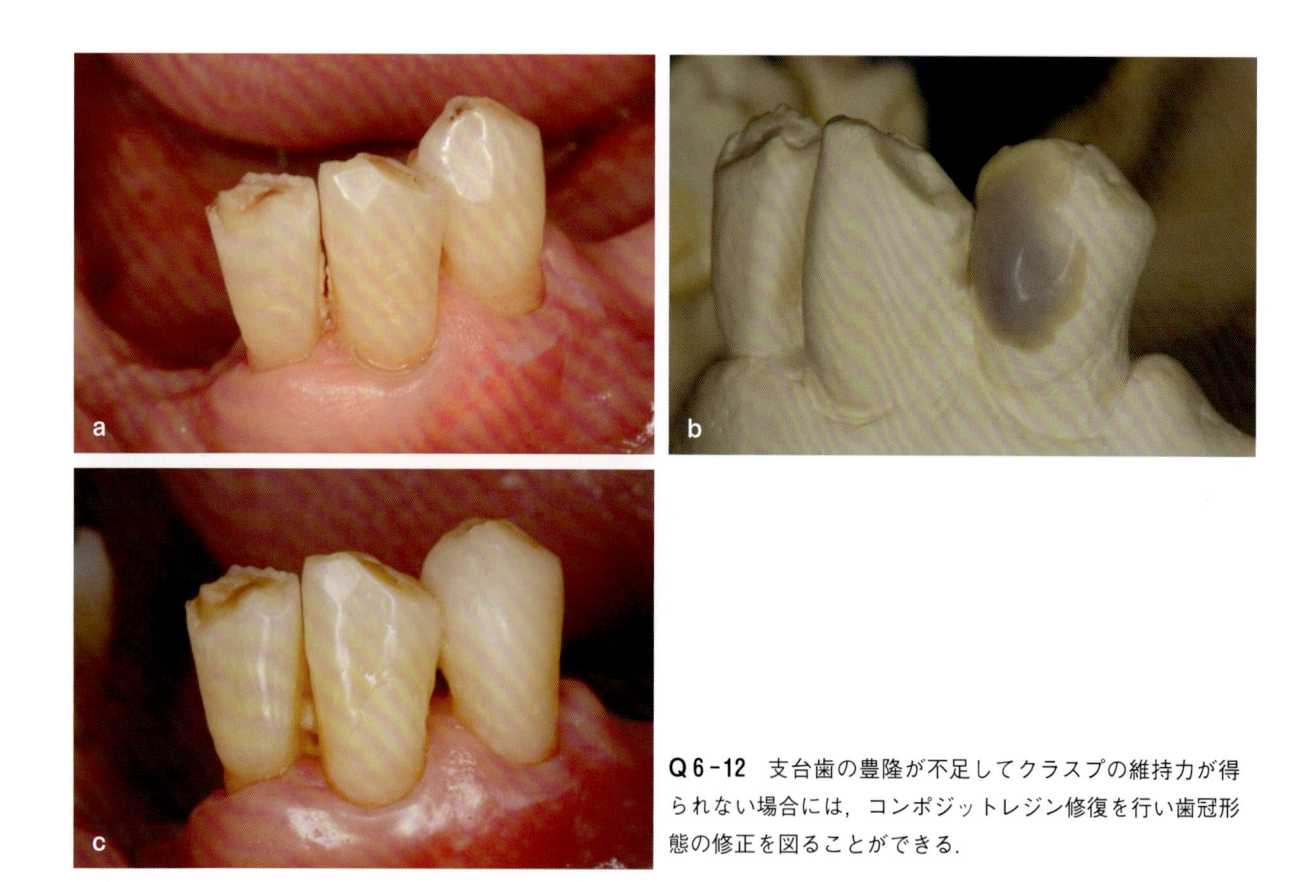

Q 6-12 支台歯の豊隆が不足してクラスプの維持力が得られない場合には,コンポジットレジン修復を行い歯冠形態の修正を図ることができる.

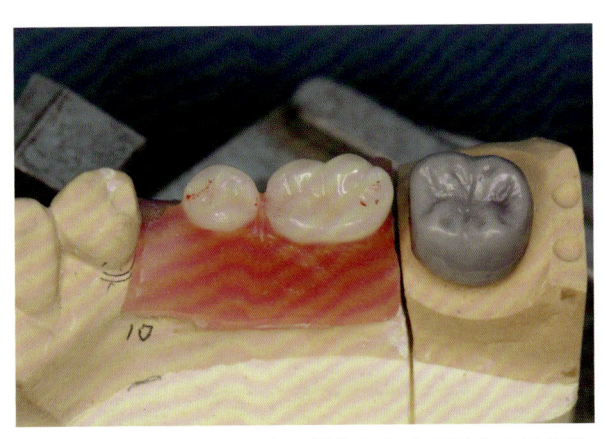

Q6-13 サベイドクラウン製作のための仮の人工歯排列.

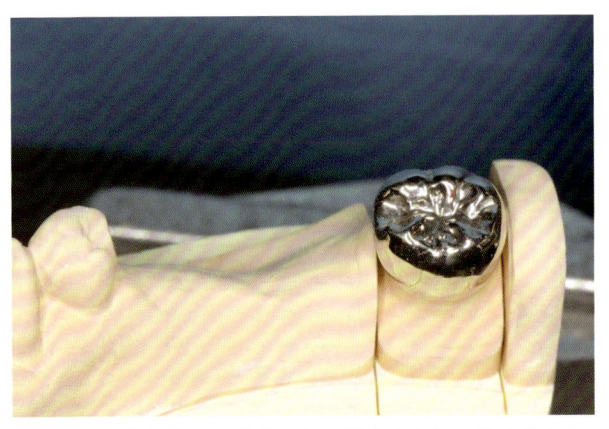

Q6-14 支台装置に最適となる形態をあらかじめ付与したサベイドクラウン.

3．歯冠形態修正（維持）

レジンクラスプは，クラスプ全体が歯面のアンダーカット領域を取り囲むことで維持力を発揮する．アンダーカットは材料の弾性率やアームの形態により異なるが，歯冠の歯頸側寄り1/3に0.25～0.5mm程度分布するようなサベイラインが適正である（**Q6-11**）．支台歯の豊隆が不足してクラスプの維持力が得られない場合には，コンポジットレジン修復を行い歯冠形態の修正を図ることができる（**Q6-12**）．コンポジットレジンによる形態修正は，あらかじめ研究用模型上で仮設計を行い，豊隆が足りない部分にワックスを盛り足し，理想的な形態を作っておく．口腔内へ術前に製作しておいた豊隆ガイドに合わせてレジン充塡後，形態修正，研磨を行う．また，歯頸部に楔状欠損やう蝕が認められる場合はあらかじめ充塡し，レジンクラスプが適合するようにしなければならない．

歯冠修復が必要な支台歯には支台装置の設置を前提に，アンダーカット域やガイドプレーンなど，その支台装置に最適となる形態をあらかじめ付与したサベイドクラウンを装着する．サベイドクラウンの支台歯形成を行う前には，義歯の仮設計が必要なため，模型を咬合器に装着し必要に応じて仮の人工歯排列まで行う（**Q6-13・14**）．また，仮設計時にはクラウンの支台歯形成量についてもよく考えておく．レスト，レッジ，小連結子部の適切なスペースと材料の厚みを確保できるよう，歯質の削除量を考慮しなければならない．

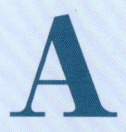

Q7 印象採得のチェックポイントは？

A ノンメタルクラスプデンチャーの印象採得は，支台歯の正確な印象と，残存歯と顎堤粘膜の被圧変位量を補正するため，個人トレーとシリコーン印象材を組み合わせて行う.

　ノンメタルクラスプデンチャーの印象採得は，通常のパーシャルデンチャーと同様に個人トレーとシリコーン印象材を組み合わせ，負担圧配分の均等化を図るため床面積を拡大し，適切な辺縁形成を行う（**Q7-1**）. 特に支台歯の正確な印象採得ならびに，残存歯と顎堤粘膜の被圧変位量を補正するため，欠損部顎堤はスペーサーを設けず加圧印象し，残存歯部はパラフィンワックス1枚程度のスペーサーを設けて無圧印象を行う. 印象採得の良否は個人トレーの形態で決定する，と言ってもよい.

　メタルクラスプを適用する場合，残存歯部の頬側は歯頸部から5mm程度覆い，辺縁歯肉までの印象域でよいが，レジンクラスプは歯肉頬移行部を走行するため印象域を延長して採得する必要がある（**Q7-2**）. 歯槽堤直下の歯槽骨のアンダーカットが小さければレジンアームの下縁を延長できる. 理想的には破損，永久変形防止のためクラスプ肩部で樹脂の幅は8〜10mm程度あったほうが望ましい（**Q7-3**）. レジンクラスプが走行する部位に気泡が入っていると適合不良の原因となるため，印象採得時には歯頸部，歯間乳頭部，レストシート上の気泡混入に注意する.

　樹脂のみで製作するノンメタルクラスプデンチャーの場合，熱可塑性樹脂は射出成型後に収縮するため，熱収縮が大きい材料では顎堤粘膜との適合が悪くな

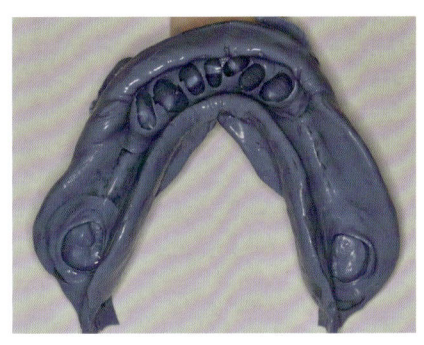

Q7-1 ノンメタルクラスプデンチャーの印象採得は，個人トレーとシリコーン印象材を組み合わせて行う．

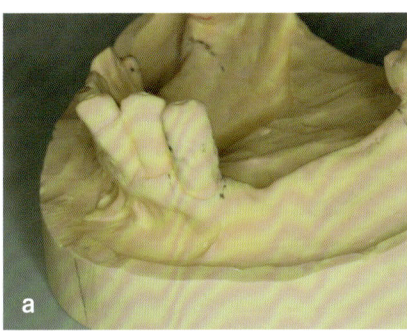

Q7-2 レジンクラスプのための印象は，支台歯の頬側歯肉頬移行部まで採得する．

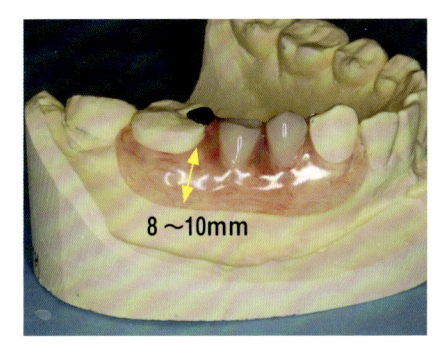

8〜10mm

Q7-3 破損，永久変形防止のため，レジンクラスプ肩部の幅は8〜10mm程度あったほうが望ましい．

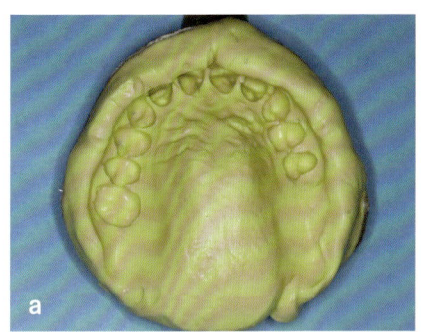

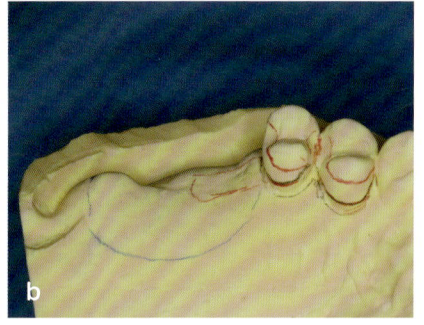

Q7-4 最終印象後のマスターモデル製作時にも高膨張石膏を使用する場合，アルジネート印象材を使用することもある．

る．この収縮を補正するため，最終印象からマスターモデルを製作し，さらにこれを複製して高膨張石膏を用い作業用模型を製作する．たとえばバルプラストの成形収縮率は0.3〜1.5％であり，この収縮を補償するため模型材には高膨張石膏（膨張率0.5〜0.6％）を用いる．さらなる収縮の補償が必要な場合は，最終印象採得後のマスターモデル製作時にも高膨張石膏を使用するため，最終印象採得にはアルジネート印象材を使用する場合もある（**Q7-4**）．

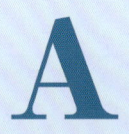 メタルレストや隣接面板を併用し，義歯の動揺を抑制する．多数歯欠損の場合は従来どおりのパーシャルデンチャーの設計原則に準拠し，審美領域のみにレジンクラスプを設置する．

　金属構造を全く使用しない「剛性のない」ノンメタルクラスプデンチャーは歯根膜支持が得られにくく，機能時に義歯は大きく動揺する．また，レジンクラスプは支台歯のみならず辺縁歯肉も広く覆うことから自浄性が妨げられる．このような短所を補うために，審美性に影響しない後方歯や舌側はメタルクラスプを適用し，パーシャルデンチャーの設計原則を遵守する（**Q 8-1**）．患者の審美的要求からレジンクラスプを適用する場合には，義歯の回転・沈下を可及的に抑制するメタルレストや隣接面板を併用した設計が必要である（**Q 8-2**）．

1．支持，把持，維持機能

　義歯の動揺を最小化するには義歯の支持，把持，維持機能が重要である．垂直的移動の沈下には支持機能，頬舌的な水平的移動や回転を抑制するには把持機能，浮上には維持機能が大きく関与する．

1）支持機能

　レストがない設計では義歯が沈下し，レジンクラスプによる辺縁歯肉の圧迫や義歯床下粘膜の疼痛が生じる．また，レストがないとレジンクラスプの負担が大きくなり，変形，破損が生じるため，メタルレストの付与は必須である（**Q 8-3**）．メタルレストに代わり樹脂によるレストの設計も臨床では見受けられるが，

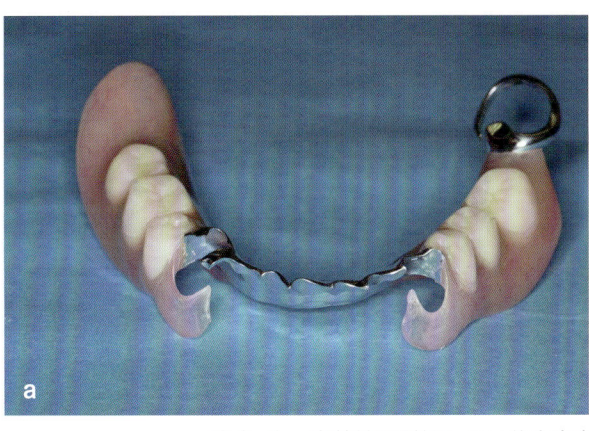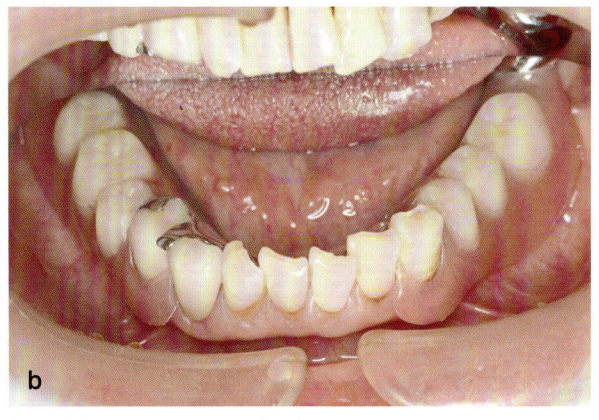

Q 8-1　審美性に影響しない後方支台歯や舌側はメタルクラスプを適用する.

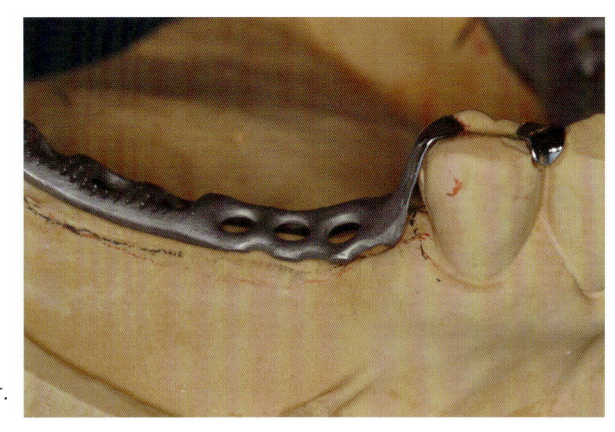

Q 8-2　メタルレストや隣接面板を併用した設計.

> **POINT**
>
> 審美領域のみにレジンクラスプを設置し，審美に影響しない部位は金属構成要素を用いる.

強度や耐久性に問題がある（**Q 8-4**）. 樹脂によるレストは「レストなし」と同様に義歯の沈下を抑制する効果は少なく，確実な支持を得るためには適切な強度をもったメタルレストは不可欠である[6].

2）把持機能

　義歯の把持機能はガイドプレーンにより得られ，多数の支台歯に設定したほうが効果は増強する. 義歯による支台歯の二次固定効果が向上するとともに，支台

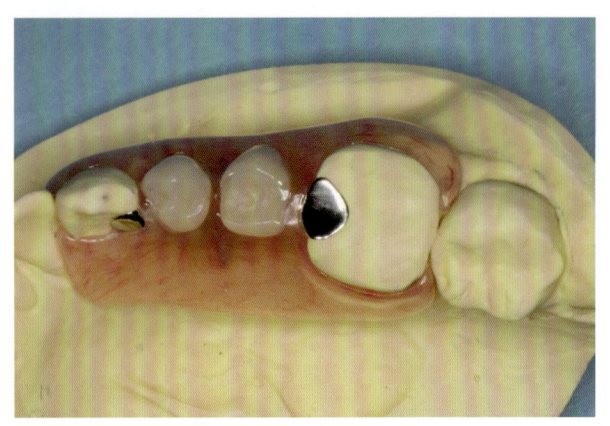

Q 8-3 メタルレストにより義歯の沈下を防止する．

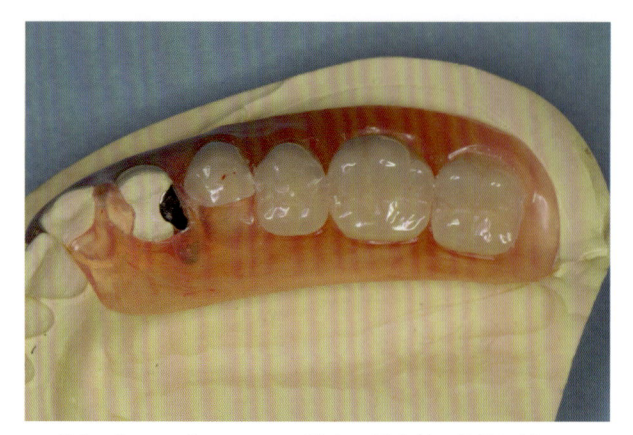

Q 8-4 レジンレストは強度や耐久性に問題がある．

歯の負担過重も軽減され，支台歯の保護にもつながる．中間欠損にレジンクラスプを用いた場合，欠損側の両側にガイドプレーンを設定すると，内側性の把持効果が得られ，義歯の回転・変位を大きく抑制できる（**Q 8-5**）．また義歯と残存歯の間にできる死腔を小さくし，う蝕や歯周病の予防に寄与する．遊離端欠損にレジンクラスプを用いた場合，義歯の沈下によりクラスプは支台歯から離れて義歯が遊離端欠損側に移動する．そのため，遊離端欠損症例では剛性のあるメタルにより近遠心的な把持効果を確保し，義歯の回転・移動を防止する必要がある（**Q 8-6**）．歯冠長が短い場合は舌側部をメタルで製作することにより把持力を高め，維持力の増強と義歯の安定を図る（**Q 8-7**）．

両側性遊離端欠損の義歯に熱可塑性樹脂材料の連結装置を使用すると，咬合時に義歯がたわみ，顎堤粘膜の疼痛，支台歯やレジンクラスプの負担過重の原因となる（**Q 8-8**）．連結装置は必ずメタルで製作し義歯の剛性を向上させることが必須であり（**Q 8-9**），ガイドプレーンは支台装置や小連結子が接する歯面にできる限り多く設定することが望ましい．また，小連結子の接する近心歯面にガイドプレーンを設定し，遊離端部に接する隣接面板と拮抗させることは外側性の把持効果が得られ，非常に効果的である．

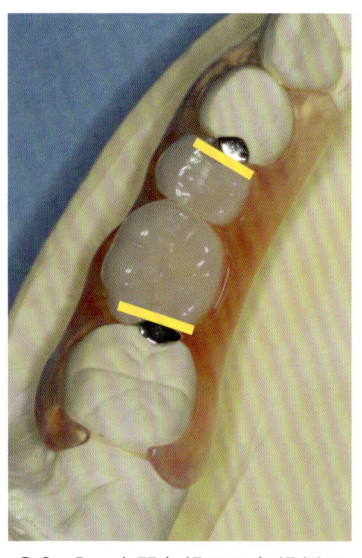

Q8-5 中間欠損では欠損側の両側にガイドプレーンを設定.

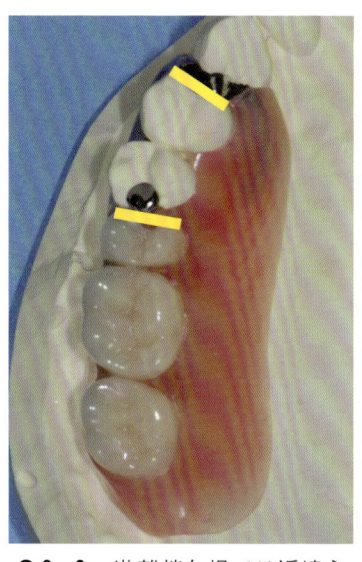

Q8-6 遊離端欠損では近遠心的にガイドプレーンを設定.

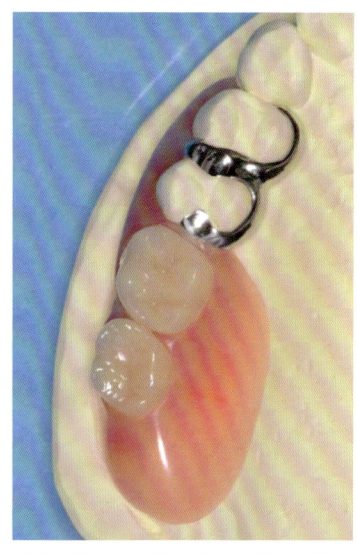

Q8-7 歯冠長が短い場合は舌側部をメタルにすることで把持力が向上する.

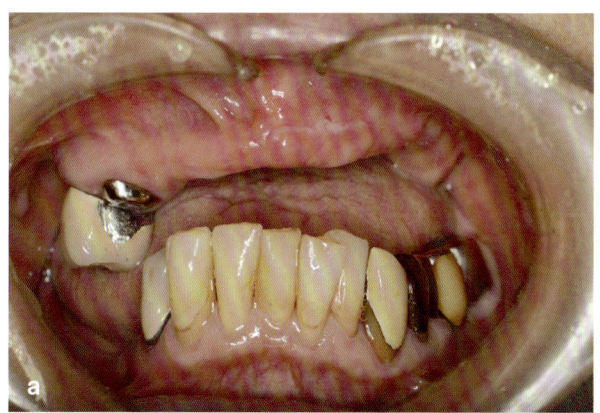

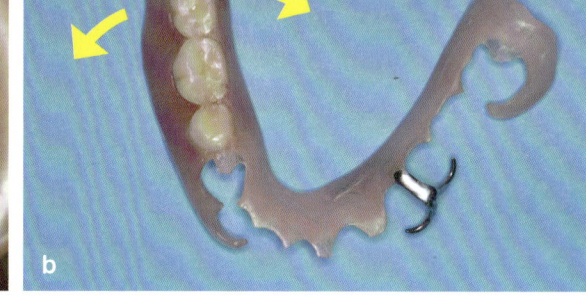

Q8-8 すれ違い咬合に熱可塑性樹脂材料の連結装置を使用すると，咬合時に義歯がたわみ，顎堤粘膜の疼痛，支台歯やレジンクラスプの過重負担の原因となる.

Q8-9 咬合時の義歯のたわみを抑制するには連結装置をメタルで製作する.

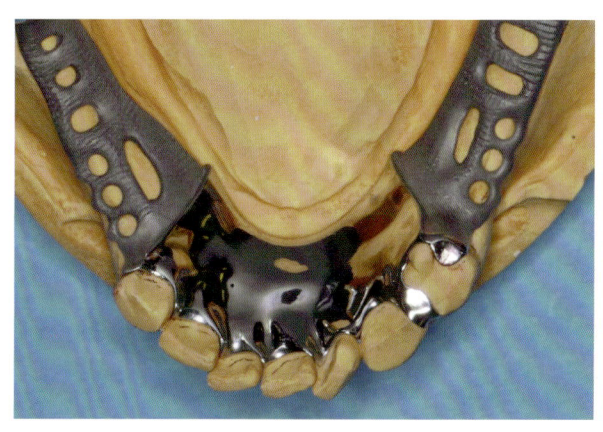

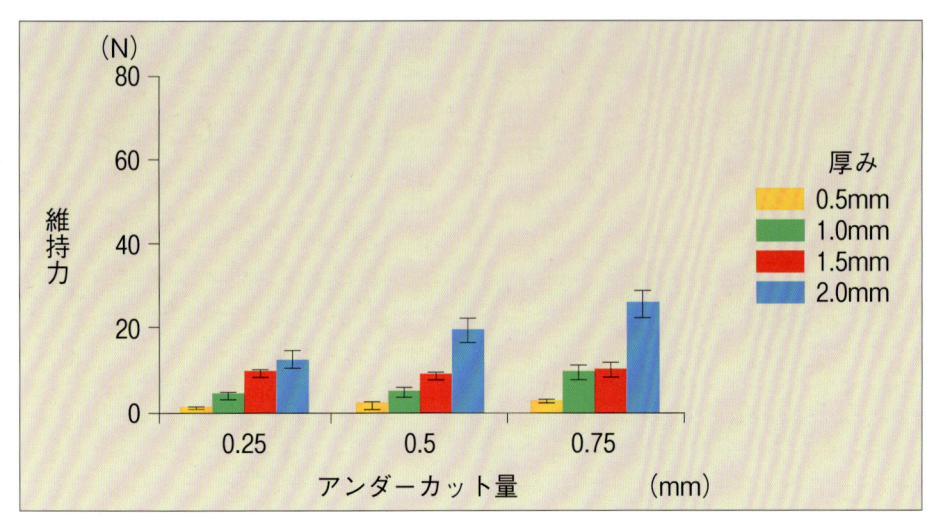

Q 8-10 バルプラストの初期維持力.
レジンクラスプの厚みを1.0mmにした場合，0.5mm 以上のアンダーカットが必要.

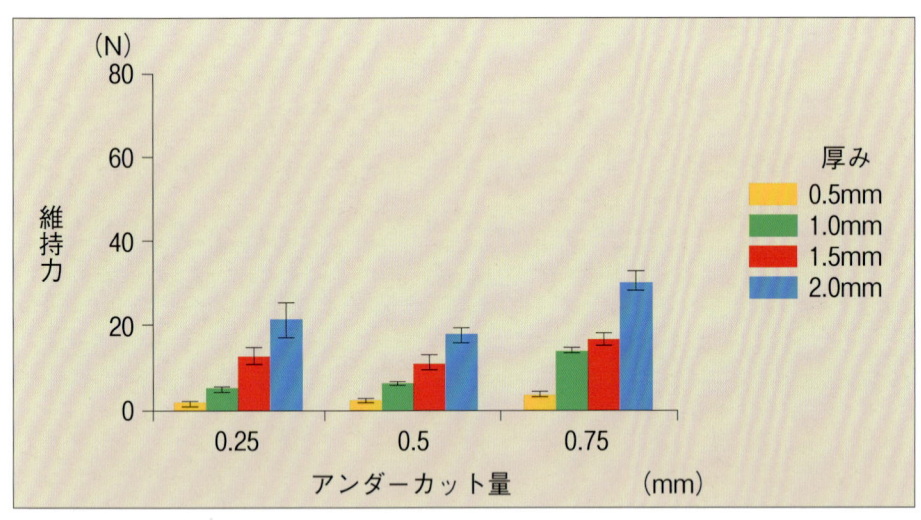

Q 8-11 エステショットの初期維持力.
レジンクラスプの厚みを1.0mmにした場合，0.25mm 程度のアンダーカットが必要.

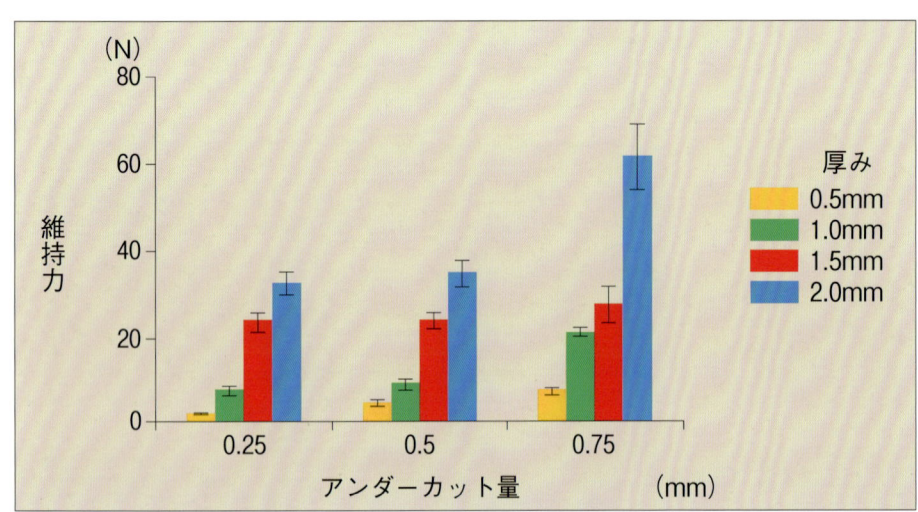

Q 8-12 レイニング樹脂の初期維持力.
レジンクラスプの厚みを1.0mmにした場合，0.25mm 程度のアンダーカットが必要.

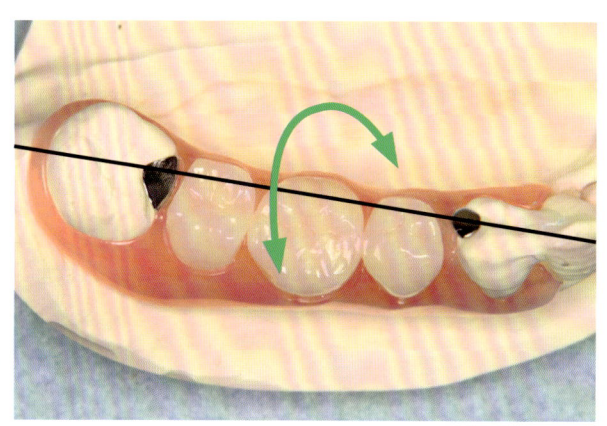

Q 8-13 片側性中間欠損義歯の支台歯間線．片側性で設計すると，支台歯間線は 1 軸となってしまい，頬舌回転を阻止することは難しい．レジンクラスプによりある程度の囲繞性や拮抗作用は得られるが，頬舌回転によって支台歯に大きな負担が生じる可能性もある．

3）維持機能

レジンクラスプはメタルクラスプに比較し，維持力が減少しやすい．レジンクラスプはクラスプ全体がアンダーカット領域に入るため，歯面と接触している部分が多く維持力の計算や調整が困難である．熱可塑性レジンクラスプの適切な支台歯のアンダーカット量については，ポリアミド系（バルプラスト），ポリエステル系（エステショット），ポリカーボネート系（レイニング樹脂）の 3 種類を選択しクラスプの初期維持力を測定した報告がある[4]．

3 種とも曲げ強さや弾性係数の増加に比例して初期維持力の増加が認められ，両者には高い相関関係があった．厚さ0.5mmのレジンクラスプは繰り返しの着脱による維持力の低下や破損が懸念される．厚さ2.0mmのレジンクラスプは患者に違和感を与えたり，不衛生な環境をもたらす可能性があり，維持力としても高すぎる値を示したためレジンクラスプの厚みは1.0mm程度が妥当と考えられる．厚さ1.0mmと規定した場合，バルプラストのような軟らかい材料は維持力と耐久性の点からは0.5mm以上のアンダーカット量が必要と考えられ，エステショットやレイニング樹脂のような硬い材料においてはアンダーカット量0.25mm程度がよいと推察された（**Q 8-10〜12**）．

2．支台歯間線の設計

臼歯部中間欠損に対して片側処理を行うと支台歯間線は 1 軸となり，頬舌回転を防ぐことは難しく（**Q 8-13**），レジンクラスプの変形による維持力の低下が懸念される．レストを遠方に複数設置することにより，義歯の安定化を図り，レジンクラスプの負担を小さくする．

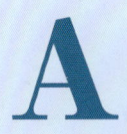

Q9 通常の義歯との基本設計上の相違点は？

A ノンメタルクラスプデンチャーの設計においては，特に支台歯に対する側方力の負担軽減や歯周組織への配慮，義歯の動きを最小にする設計が必要となる．確実な支持と把持，義歯の強度の確保，支台歯間線の多角化，連結強度の向上などを考慮した設計が重要である．

1．基本設計における主な共通事項

1）歯根膜支持と歯根膜粘膜支持

パーシャルデンチャーは支持様式によって歯根膜支持義歯と歯根膜粘膜支持義歯に分けられる．歯根膜支持義歯は，義歯の両端に支台装置を設計できるため，機能時の義歯の動揺を制御しやすく，力の方向を垂直的に規定しやすい．しかしながら，多くのパーシャルデンチャーは歯根膜粘膜支持義歯であり，義歯に加わる力を抑制し，支台歯が負担過重とならないような配慮が必要となる．

2）遊離端義歯の動きとその制御

遊離端義歯に直接支台装置を設置した場合，支台装置を支点とした垂直遠心回転・頬舌回転・水平遠心回転のような回転運動が生じる．これらの複合的な義歯の動きを最小にすることが遊離端義歯の設計のポイントとなる（**Q9-1**）．

3）設計手順

①まず支持をどのように求めるかを検討する．

歯根膜支持と粘膜支持を考える．主に支台歯に設定されるレストシート，印象採得で決定される義歯床外形により支持要素が構成される．

②次に，得られた支持要素が水平的に移動しないように把持要素を付与する．

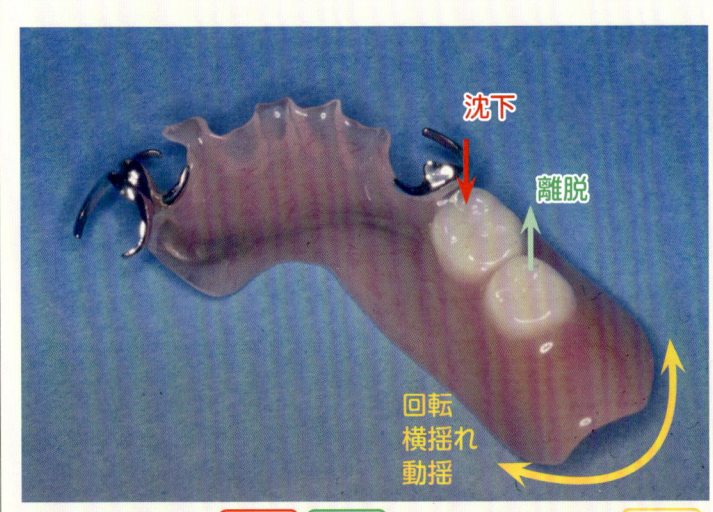

支持：抗沈下

咬合圧の負担に関わる要素

①義歯のレスト
②義歯床
③クラスプの鉤肩
④根面アタッチメント
⑤コーピングなど

把持：水平的安定

義歯の水平的な動揺と回転に抗する要素

①ガイドプレーンと隣接面板の接触
②小連結子と支台歯の接触
　大連結子と残存歯の連続接触
　（例：リンガルプレート・ケネディーバー）
③クラスプの把持腕
④義歯床による把持効果：義歯床の頬舌床翼

維持：抗離脱

義歯の離脱に抗する要素

①支台装置維持部の機械的なアンダーカットを利用した維持
②ガイドプレーンと隣接面板の平行関係による維持の向上
③義歯床の吸着による維持
④クラスプの鉤尖・下腕
⑤アタッチメントなど

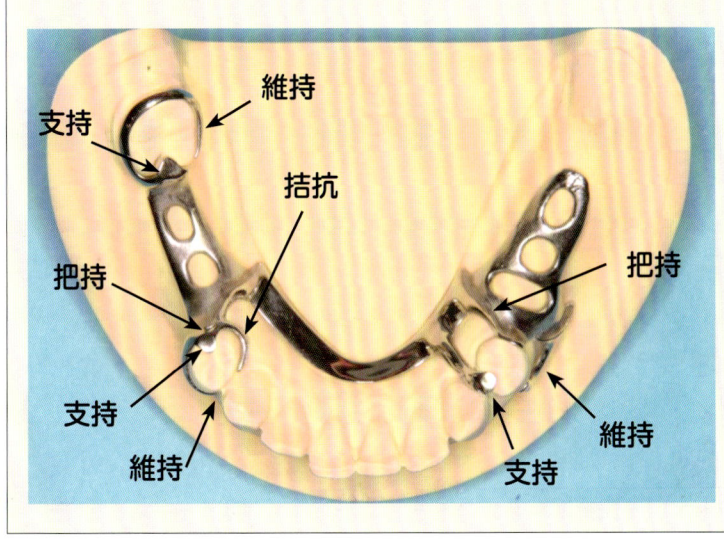

Q9-1　義歯の支持・把持・維持の要素.

　これには支台装置の把持腕，ガイドプレーンと隣接面板の接触，リジッドで剛性の高い大連結子の選択等が含まれる．
③最後に義歯床に作用する離脱力に抵抗する維持要素を付与する．
　支台装置の維持部は，基本的には咬合平面に直交し，残存歯の共通歯軸方向と一致させることが，患者の義歯着脱の容易性，支台歯保全の双方から望ましい．支持・把持が十分に得られれば，必要最小限の維持力で義歯の離脱に抵抗できる．
4）支台歯間線
　支台歯間線とは支台歯上に設置されたレスト同士を結んだ仮想線のことで，特

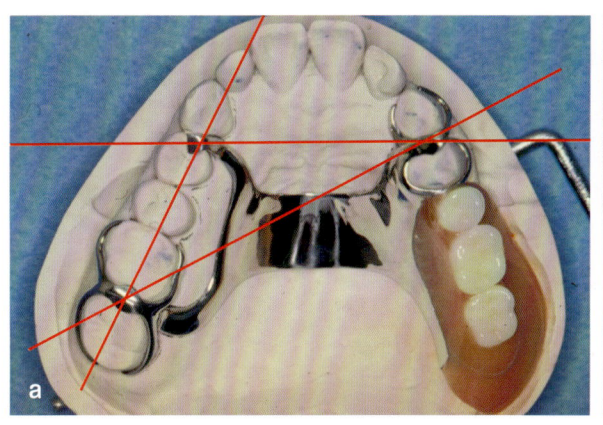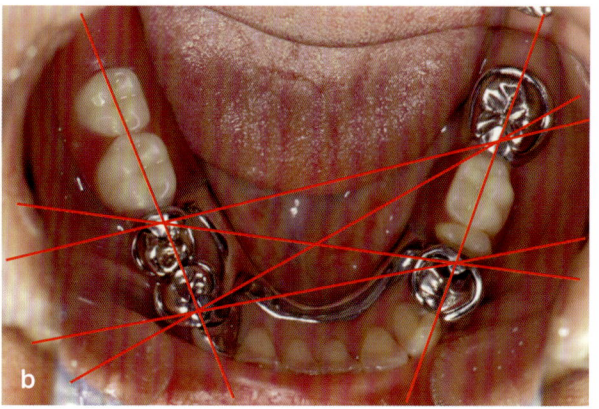

Q9-2　支台歯間線．aは支台歯間線（レスト同士を結んだ仮想線）で囲まれた部分は三角形だが，bは方形を構成している．bのほうが義歯の安定には有利である．

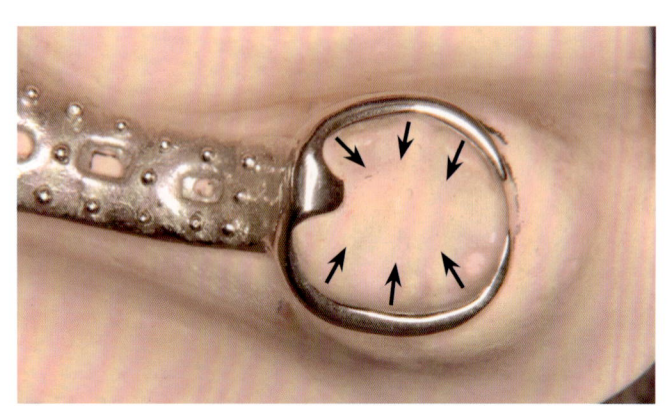

Q9-3　クラスプの拮抗作用．
義歯の離脱時に頬側腕からの側方圧を舌側腕で受けて相殺する．

に遊離端義歯においてはこの仮想線を回転軸として義歯に回転が生じる（Q9-2）．支台歯数を増加させてバランスよく配置させ，支台歯間線を多角化することは，義歯の安定を向上させると同時に支台歯の負担軽減につながるため，パーシャルデンチャーの設計時に必ず考慮しなければならない．

　支台歯間線を回転軸として，遊離端部は浮上する側と沈下する側に分かれる．遊離端部の浮上に抵抗するのは，浮上側の支台装置の維持腕と沈下側のレスト，リンガルプレートなどの歯面に接触する連結子，スパー，フックなどである．遊離端部の沈下に抵抗するのは，浮上側の支台装置の維持腕となる．

　基本的に義歯の安定には，支台歯間線で囲まれた部分が三角形よりは方形のほうが，面積は広いほうが有利となる．また，大連結子は形態により義歯の回転に抵抗するものとしないものとがある．リンガルプレートのように連続的に残存歯に接触する大連結子は，間接支台装置の機能を有し，回転に抵抗する．

　下顎の前歯部のみが残存しているような症例では，義歯の回転・沈下の防止や

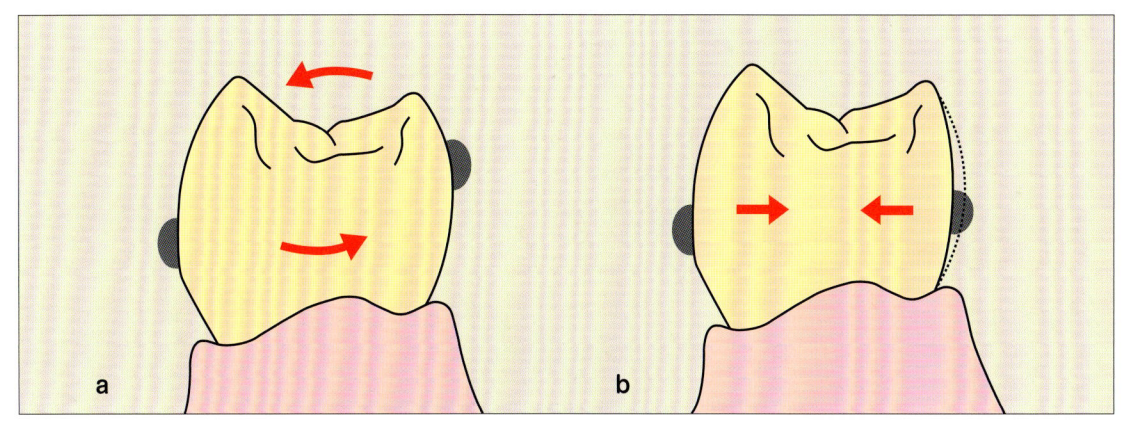

Q9-4 クラスプの有効な拮抗作用の発現.
a：頬舌側鉤腕の走行が同じ高さではないため，支台歯に回転力が加わる.
b：頬舌側の鉤腕が同じ高さで走行するため，有効な拮抗作用が得られる.

把持の向上のために，リンガルバーではなくリンガルプレートを選択する．特にノンメタルクラスプデンチャーは義歯の動きが大きいと，早期に維持力の減少が発現する可能性が高く，義歯の支持・把持を最大限に有する大連結子を含めた設計を考える必要がある.

2．基本設計における大きな相違点

1）支台歯への負担

（1）拮抗作用

　クラスプは通常，鉤腕が最大豊隆部を越える時に最大の維持力が発揮されるが，この時にも支台歯に側方力がかからないように，拮抗腕が反対側から側方力を相殺するように設計する（**Q9-3**）．拮抗効果を高めるために，前処置による支台歯の形態修正を要する場合もあるが，歯冠形態とクラスプの走行が適切であれば，支台歯に何の外力も付与しない受動性と着脱時に支台歯への側方力が加わらない拮抗作用のクラスプの必要要件を満たすことができる.

　支台歯の頬側面，舌側面を鉤腕で抑えて，義歯の離脱時に支台歯に加わりやすい側方圧を相殺する作用を，「クラスプの拮抗作用」と言う．拮抗腕がないと支台歯は側方に押されて移動する．拮抗作用は，維持腕同士・維持腕と拮抗腕・維持腕と床などで発揮される．拮抗腕はアンダーカットに入れず，頬舌側の鉤腕を同じ高さで走行させるのが望ましい（**Q9-4**）.

　また，支台歯には義歯の着脱方向に一致した面であるガイドプレーンを形成し，義歯の着脱方向を規制することで，支台歯に対する負荷を軽減できる．メタ

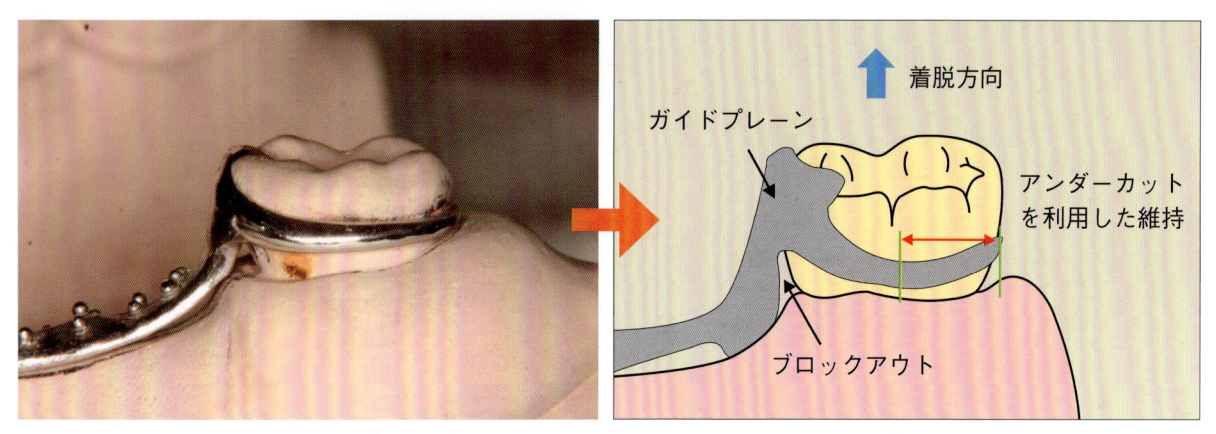

Q 9-5 メタルクラスプの維持機構. アンダーカットを維持に利用するが, 欠損側隣接面のアンダーカットは利用しない.

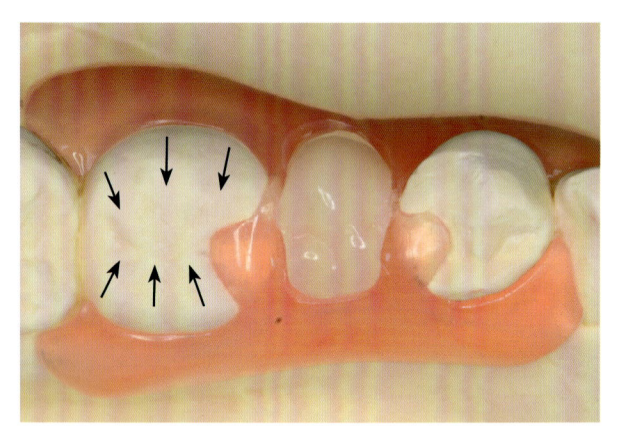

Q 9-6 レジンクラスプの拮抗作用.

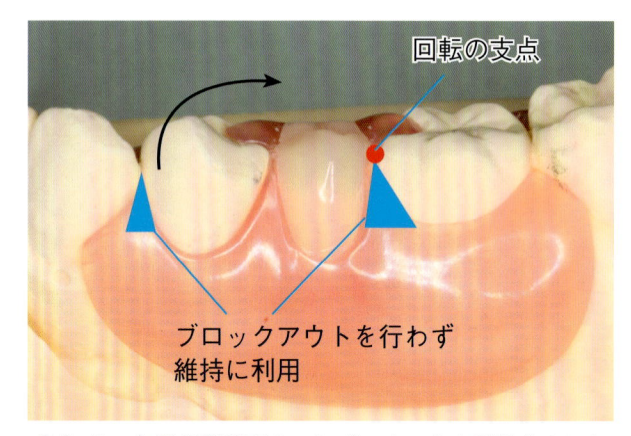

Q 9-7 欠損側隣接面のアンダーカットを利用することによる義歯および支台歯の回転.

> **POINT**
> レジンクラスプは着脱時に支台歯に側方力が生じやすいので注意する.

ルクラスプは下腕をアンダーカットに入れることで機械的維持機構により維持を発揮しており, 欠損側隣接面のアンダーカット部は通常ブロックアウトが行われ, 維持には利用されない (**Q 9-5**).

（2）レジンクラスプによる側方力

レジンクラスプの基本設計は 2 腕であるため, ある程度の把持機構は有している (**Q 9-6**). しかし, **レジンクラスプでは確実な維持力の発現のために, 支台**

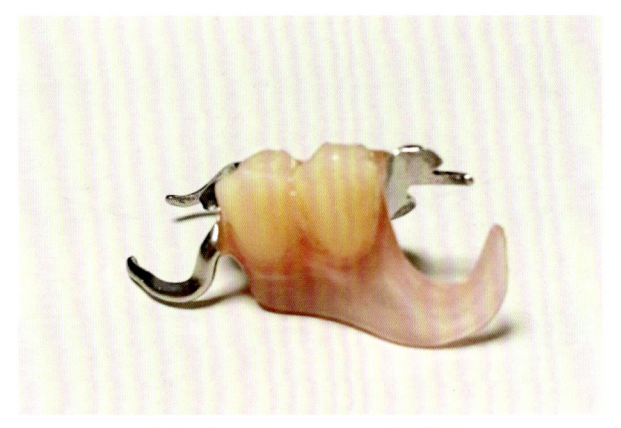

Q9-8 メタルクラスプの使用.

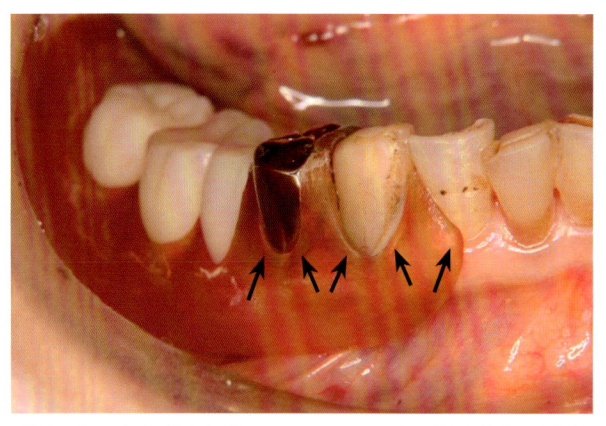

Q9-9 歯肉縁を覆うレジンクラスプ. 歯周疾患に罹患している患者への適用は特に慎重に行う.

歯欠損側隣接面のアンダーカットを利用することが多く，着脱時には支台歯にねじれ力が付加される恐れがある（**Q9-7**）. たとえば 5| 欠損の場合，6| の欠損側隣接面はブロックアウトを行わず維持に利用し，|4 の遠心側のみブロックアウトを行う設計が一般的となっている. この場合，義歯の着脱は回転・挿入，回転・脱離となり，|4 には遠心への大きな回転モーメントが発生する. 拮抗腕もレジンクラスプを使用した場合，レジンクラスプの走行がサベイラインの歯冠の上下的に適切な位置にあるとは考えられず，着脱時の支台歯への頬舌的側方力を防ぐことは難しい.

　レジンクラスプは通常のメタルクラスプと異なり，こうした支台歯への有害作用を与えやすい構造となりやすい. 着脱時に生じる側方力抑制の十分な配慮を行わないと支台歯の早期脱落に帰結する.

　レジンクラスプを使用する場合にも，通常のパーシャルデンチャー製作時と同様に，ガイドプレーンの形成や歯冠形態の修正を行い，レジンクラスプの変形等による維持力の発現と，支台歯への側方力の軽減を求める必要がある.

　また，レストも樹脂で製作されていると十分な支持は得られない. レストにはメタルレストを，拮抗腕には審美性に問題がない限り，メタルクラスプを用いることが望ましい. また，中間欠損においても審美性を許容できる臼歯部には，メタルクラスプの設計を行うことが良好な予後につながる（**Q9-8**）.

（3）歯周組織への影響

　通常，パーシャルデンチャーの構成要素を歯肉縁に設定することは，設計上の禁忌とされている. 大連結子の走行もこの原則に従っており，リンガルバーではバーの上縁と歯頸部は3mm以上離す必要があるとされ，リンガルプレートでは

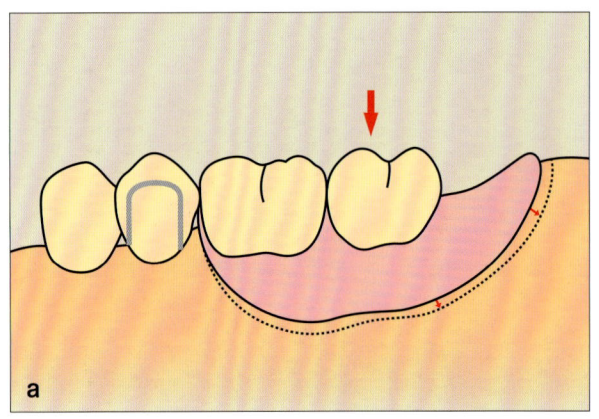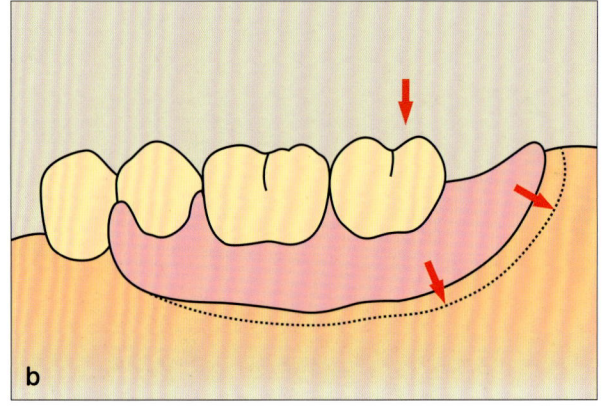

Q 9-10 連結強度が小さいほど，義歯は動きやすい．
a：コーヌステレスコープ義歯．連結強度が大きい．
b：ノンメタルクラスプデンチャー．連結強度が小さい．

歯肉縁はリリーフを行わなければならない．ノンメタルクラスプデンチャーはこの重要な辺縁歯肉を覆う構造を有していることから（**Q 9-9**），歯周疾患に罹患している患者への適用は特に慎重に行うべきである．

2）連結強度

遊離端義歯において，義歯と支台歯との間に設定した支台装置部分に発現する非可動性を「連結強度」と言う．臨床的にはコーヌステレスコープ義歯が連結強度の大きいもの（**Q 9-10 a**），レストのないワイヤークラスプや剛性のないノンメタルクラスプデンチャー（**Q 9-10 b**）が連結強度の小さいものの代表と言える．

連結強度が大きければ，遊離端部に咬合力が加わった際の義歯の動きを最小にできる．しかし，連結強度が小さい場合は遊離端部の動きを小さくすることは難しい．メタルを用いたエーカースクラスプはコーヌステレスコープほど強力な連結強度は有しないが，ある程度の遊離端部の動きを制限することは可能である．しかし，樹脂のみで製作されたレジンクラスプでは支持が不足しているため，遊

離端部の沈下は大きくなる．

　ノンメタルクラスプデンチャーにおいて連結強度を大きくするためには，メタルレストの設置や支台歯の歯軸方向に形成したガイドプレーンと隣接面板の接触関係を確実にすることが有効である．

3．ノンメタルクラスプデンチャーの基本設計

　ノンメタルクラスプデンチャーではクラスプや隣接面板，義歯床への条件が樹脂であるため，弾性を有し，クラスプが歯周組織を被覆することは避けられない．それゆえに，できるだけ支台歯の負担を軽減し，義歯の動きを最小にするための設計を考える必要がある．

①確実な支持と把持

　　メタルレストの設置．

　　ガイドプレーンの形成．

　　拮抗腕や審美性を許容できる支台歯にはメタルクラスプを設計する．

②義歯の強度の確保

　　義歯フレームワークの構造や大連結子に強度をもたせる．

③支台歯間線の多角化

　　支台歯数を増加させバランスよく配置し，支台歯間線を多角化することで，義歯の安定性を向上させ支台歯の負担軽減を図る．

④連結強度の向上

　　支持・把持・維持の確保により，義歯の動きを最小にする．

⑤歯周組織への対策

　　審美に大きく影響しない支台歯にはメタルクラスプを適用する．

　　適応症を見極め，定期的なメインテナンスを実施する．

Q10 試適時のチェックポイントは？

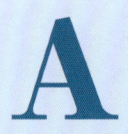 残存歯と人工歯の歯頸ライン，歯間乳頭部が不自然に見えないような鉤尖の位置，歯槽部の歯肉の色合いなどを確認する．

　パーシャルデンチャーの蝋義歯試適時には，床の外形，辺縁形態や咬合関係が適切か，人工歯排列，歯肉形成が残存歯，顔貌と調和しているかなどを確認し，必要に応じて修正しなければならない．特に床縁の厚さ，長さ，小帯部の回避が不十分な場合は蝋義歯の安定が悪くなるため，開閉口運動時の適合試験を行って確認し調整する．咬合関係では咬頭嵌合位での垂直的，水平的顎間関係，咬合接触，被蓋関係，偏心運動時の滑走などについて観察，検査する．

　人工歯排列では正中線，切縁の位置，人工歯と残存歯の歯頸線位置の調和は審美的に重要である．また歯肉形態，口唇や頬の豊隆度なども点検する．通常，歯列の正中は顔面の正中と一致するよう排列するのが基本であるが，部分欠損の場合，排列スペースの関係で正中を一致させることが困難な場合がある．このような場合は人工歯の大きさの変更，形態修正や人工歯排列をわずかに捻転することなどにより対応する（**Q10-1**）．この時，旧義歯の排列を参考に患者の要望を取り入れ，患者と義歯の完成形のイメージを共有することが義歯装着後のトラブルの回避につながる．

　特にノンメタルクラスプデンチャーはレジンクラスプが支台歯の歯頸線と辺縁歯肉を被覆するため，歯冠長が短くなったり，厚みにより異物感を生じる場合が

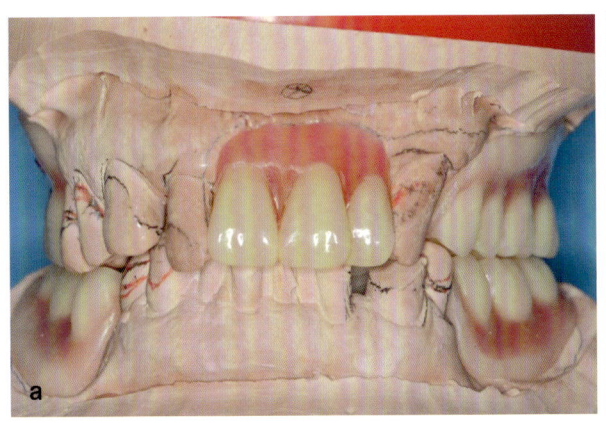
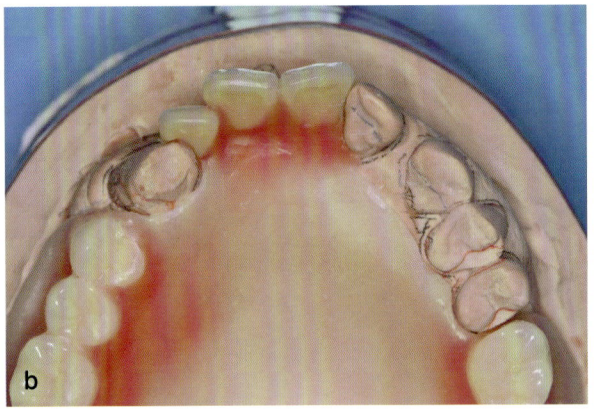

Q10-1　前突感を減少させるため翼状捻転に排列を行った.

POINT

顔貌や正中との不一致や前突感が生じる場合は，人工歯の大きさの変更や捻転させた排列で対応する.

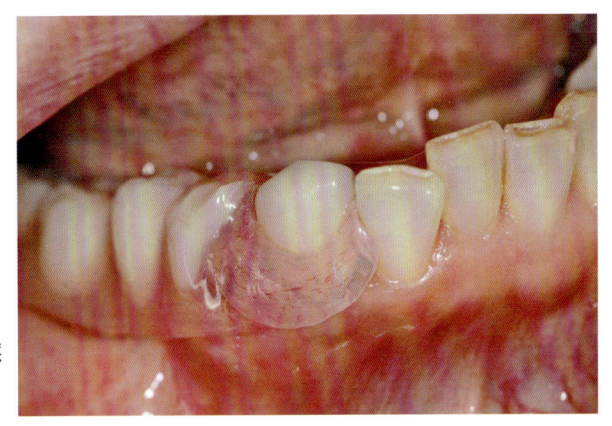

Q10-2　歯頸ラインが揃わず，また歯間乳頭が不自然である.

ある（**Q10-2**）．そのため，試適時にはレジンクラスプのパターンを設置した蠟義歯を製作し，できるだけ完成義歯に近い形態で，残存歯や歯頸部歯肉との調和が図られているか，維持力が適正であるかを確認する必要がある（**Q10-3・4**）．具体的には残存歯と人工歯の歯頸ライン，歯間乳頭部が不自然に見えないような鉤尖の位置，歯槽部の歯肉の色合いなど患者の意見を取り入れて決定することが重要である（**Q10-5**）.

維持力の確認

審美面での確認

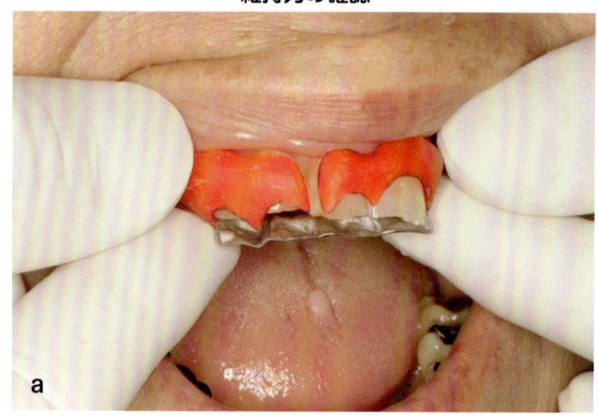
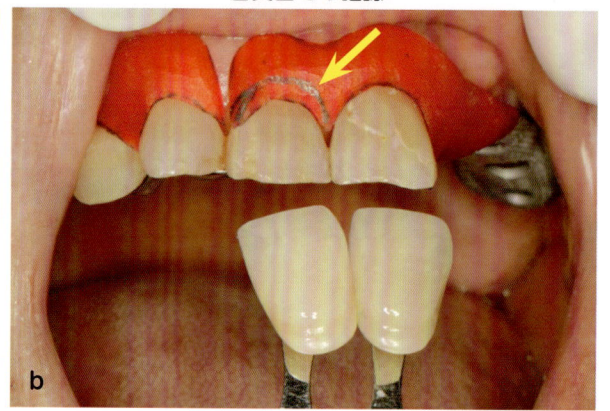

Q10-3 レジンクラスプのパターンを用いたフレームワークの試適.
残存歯と人工歯の歯頸ライン，歯間乳頭部が不自然に見えないような鉤尖の位置，歯槽部の歯肉の
色合いなど，患者の意見を取り入れて決定する.

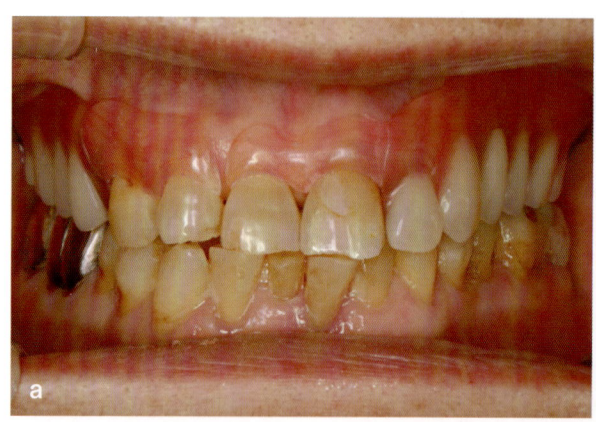
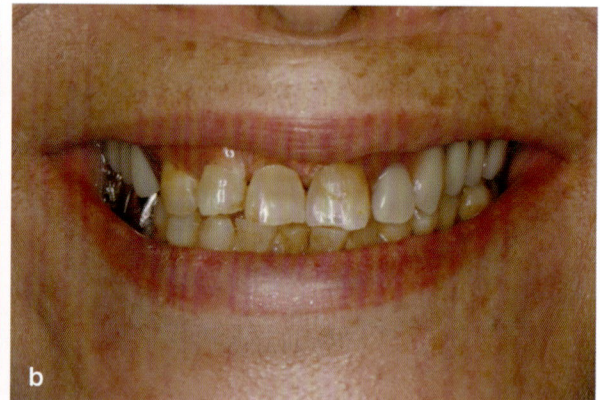

Q10-4 完成義歯の口腔内装着.

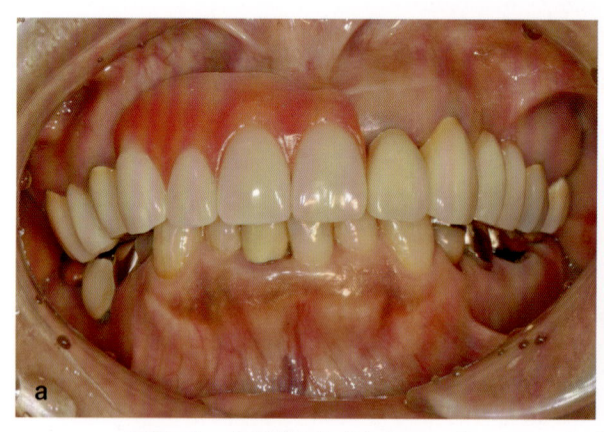
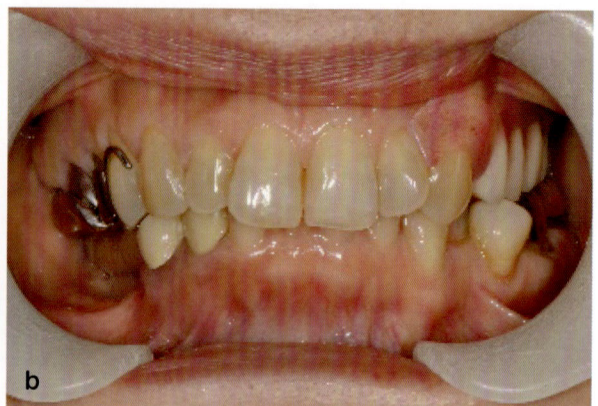

Q10-5 自然感を出すためのレジンクラスプの設置位置の工夫.
a：レジンクラスプの尖端は歯間乳頭を越えないほうが審美的によく，異物感も少ない.
b：支台歯が捻転している時は，レジンクラスプの尖端が歯間乳頭部を完全に覆っても厚みによる
　異物感は少ない.

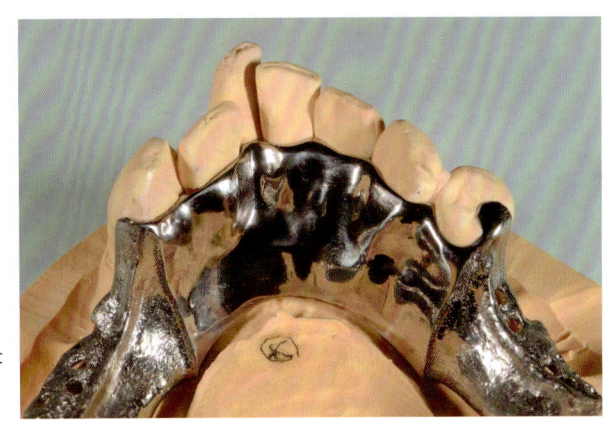

Q10 - 6 フレームワークが口腔内で正しい位置に収まったか，レストとレストシートの適合を確認する必要がある．

　また，咬合時の義歯の動揺，たわみを抑制するためメタルレスト，隣接面板を付与した金属床義歯にレジンクラスプを適用する場合は，フレームワーク試適時に口腔内で正しい位置で適合しているかを確認する．具体的にはレストとレストシートの適合や大連結子が嚥下や発音の障害にならないかを検査し，走行や面積の確認をする必要がある（**Q10 - 6**）．

Q11 装着時の調整法やチェアサイドでの研磨法および患者指導は？

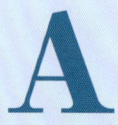 レジンクラスプの維持力調整は困難で，義歯床も薄いため床内面の削合量には限界がある．削合，研磨は難しいので調整量の少ない義歯製作を心がける．研磨にはビッグシリコーンポイント等を使用するとよい．

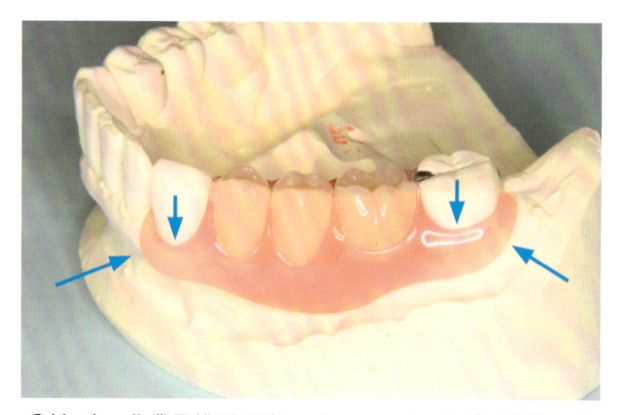

Q11-1　作業用模型が残っているので，まずは模型上で適合などを確認する．矢印の部分の形態や適合性をチェックする．

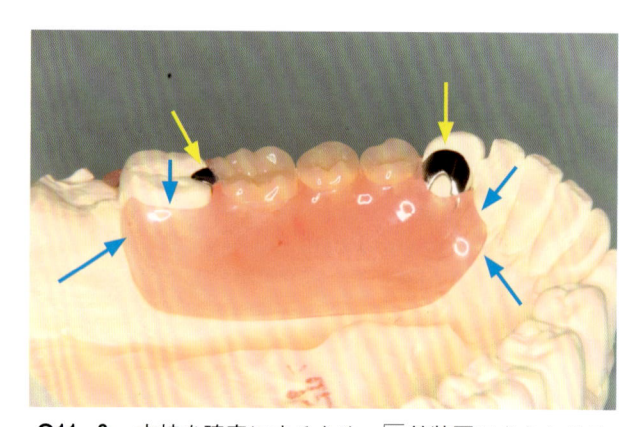

Q11-2　支持を確実にするため，3前装冠にあらかじめシンギュラムレストを設計した．矢印のメタルレストの適合性（黄矢印），レジンクラスプの走行や適合性を確認する（青矢印）．

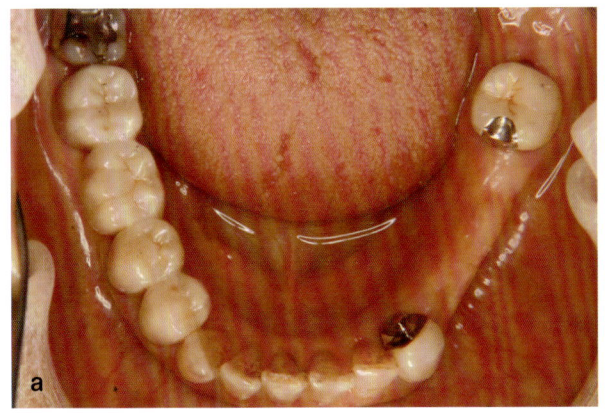
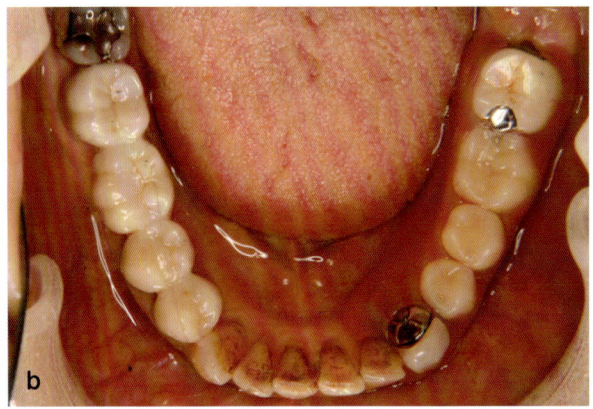
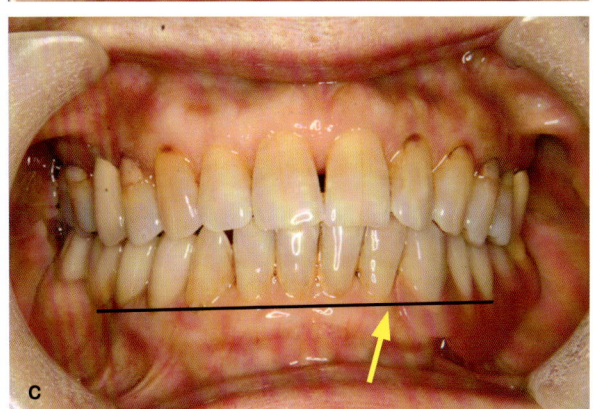

Q11-3 ノンメタルクラスプデンチャーの装着．レスト
とレストシートの適合状態を確認後，適合試験や咬合調整
を行う．レジンクラスプの適合性や維持力に問題がなけれ
ば，審美性や装着感の確認を行う．特に上顎前歯部のレジ
ンクラスプは異物感を生じることがあり，厚みに関する不
満を訴えられることもある．また，レジンクラスプの上縁
のライン（矢印部）は残存歯との調和が重要で，審美性に
大きく関与する．これらは完成後の調整が困難なため，蠟
義歯試適時に十分な確認を済ませておく必要性がある．

1．模型上での確認事項（Q11-1・2）

　ノンメタルクラスプデンチャーは模型に装着された状態で納品される．そこ
で，レジンクラスプの形態や適合の確認をまずは模型上で行う．同時にメタルレ
ストの適合性や義歯床の外形，支台歯との間に隙間がないかどうかも確認する．
模型上では，義歯がなかなか取り外せないほどの維持力があるが，口腔内では着
脱が容易なことが多い．そのため，維持力の調整は口腔内装着後に行う．

2．口腔内装着時の調整事項

1）装着手順（Q11-3）

①義歯の試適を行い，レストとレストシートの適合性を確認する．

②床外形やリリーフ不足の有無などを確認する．

③咬合調整を行う．側方運動は残存歯によりガイドさせ，人工歯ではガイドさせ
　ない．

④適合試験材を用いて，咬合圧下で床粘膜面やレジンクラスプ等の適合状態を調
　べる．

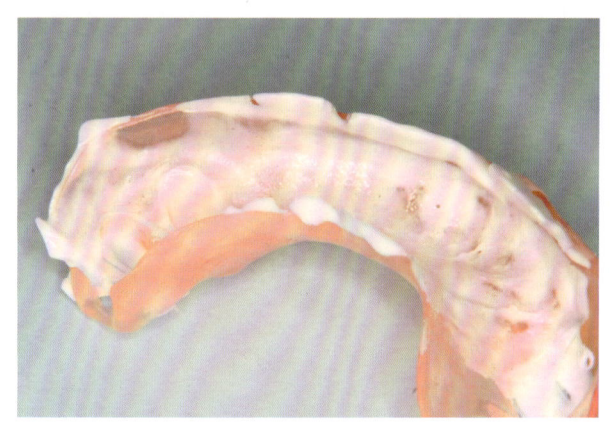

Q11-4　シリコーン印象材を用いた適合試験. 床粘膜面に当たりが見られた.

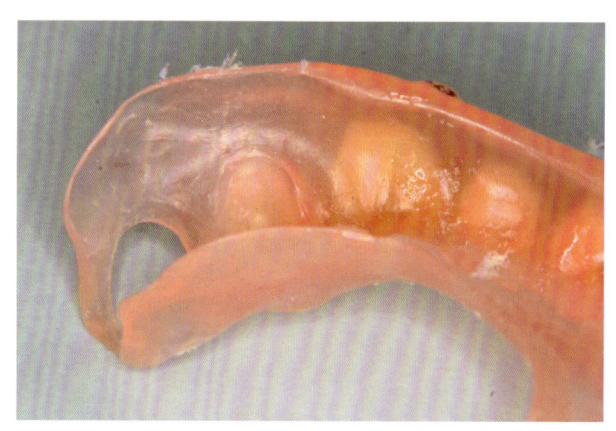

Q11-5　削合すると, 毛羽立ったような状態になる. また, 床自体が薄いので多量の削合は困難であり, 状況によっては再製作となる.

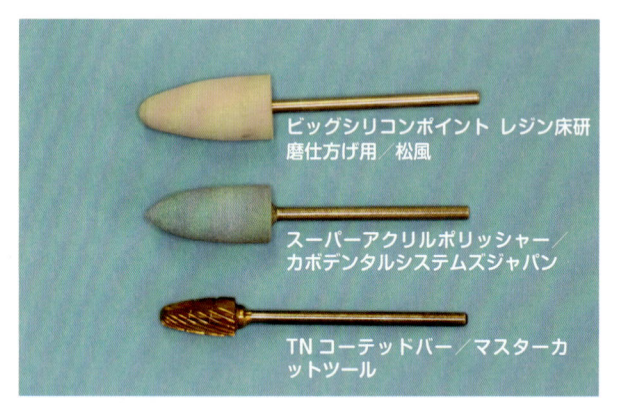

Q11-6　毛羽立った部分はメスで取り除き, カーバイドバーやビッグシリコーンポイントで研磨する.

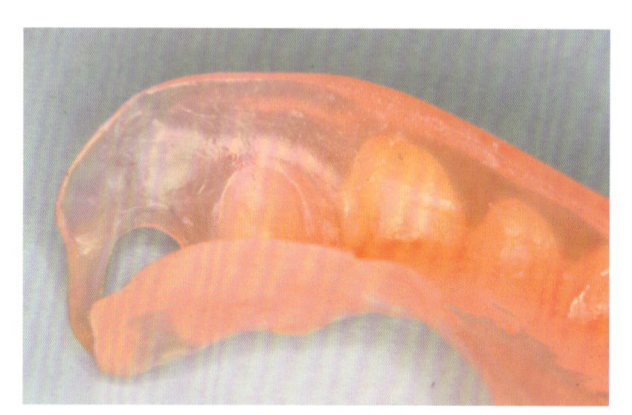

Q11-7　チェアサイドでの研磨はこの程度で, なかなか納品時のような研磨状態にはならない.

⑤レジンクラスプの維持力を確認する.

　たとえば, ポリアミド系のバルプラストは弾性が大きく, 維持力の調整をあまり必要としないが, レジンクラスプをさらに薄く削合したり, 細く修正すると, 維持力の大きな低下につながる. また, 薄い義歯床部で削合量が大きいと床の穿孔が認められることもある.

　チェアサイドでのノンメタルクラスプデンチャーの研磨は難しく, なかなか納品時の状態にはならない (**Q11-4・5**). 筆者らはビッグシリコーンポイント等を使用して研磨を行っている (**Q11-6・7**).

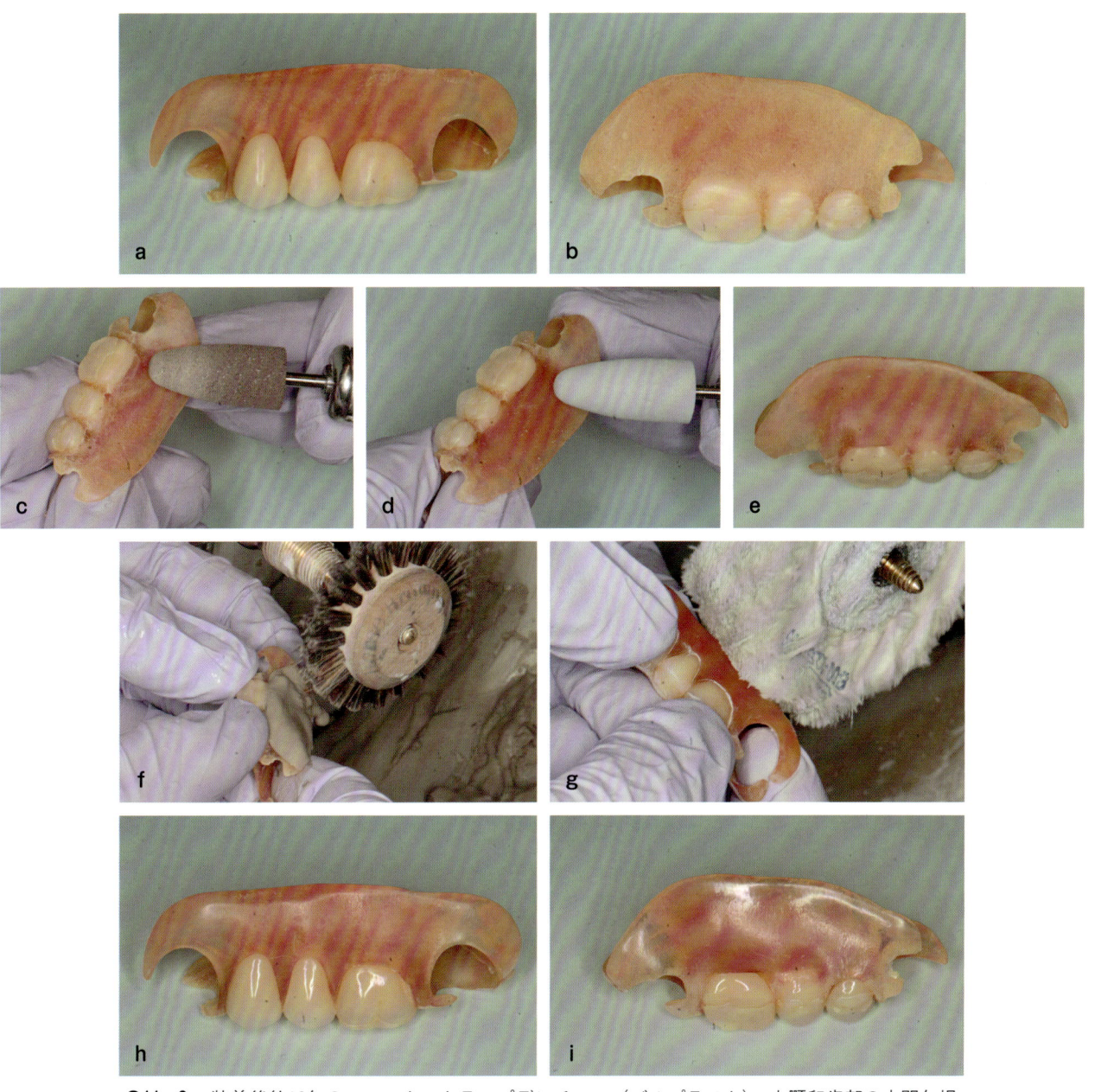

Q11-8 装着後約12年のノンメタルクラスプデンチャー（バルプラスト）．上顎臼歯部の中間欠損
にレジンレストが設計されている（**a・b**）．維持力，適合ともに問題がなく，現在も使用中であ
る．頬舌側ともに光沢がなく，特に舌側の粗糙状態は著しい．チェアサイドではビッグシリコーン
ポイントまでの研磨となるが（**c・d**），白濁していた舌側も，ある程度の研磨面の回復が得られ
る（**e**）．
その後，研磨泥によるレーズ研磨やバフ研磨を行うと，光沢のある表面に回復する（**f～i**）．着
色や劣化が著しい場合，メーカーによっては改床を依頼することもできる．

POINT

　ビッグシリコーンポイントによる研磨で，ある程度の光沢感の回復が得られる．

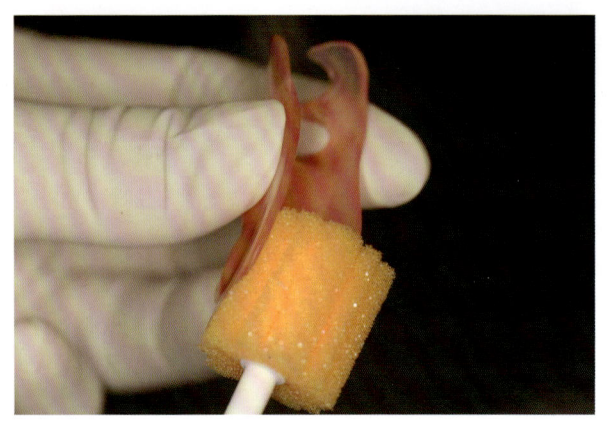

Q11-9 床粘膜面や研磨面は，流水下でスポンジなどを用いて，汚れを丁寧にこすり取る．

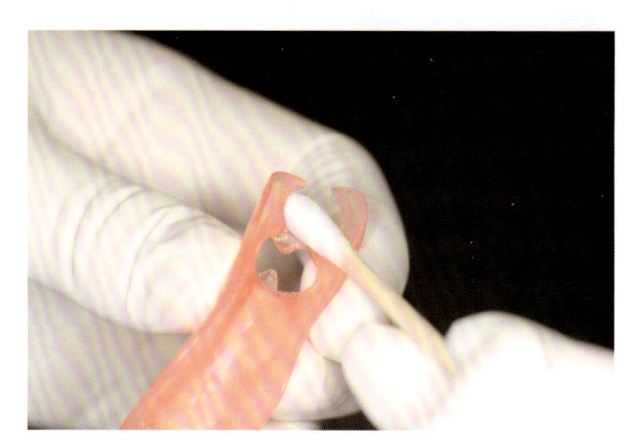

Q11-10 レジンクラスプ内面などの細かい部分は，綿棒を使用するとよい．

2）長期使用により変色した義歯の研磨法

　熱可塑性樹脂によっては，装着後に変色や傷が付きやすいものがある．しかし，これらを許容できれば10年以上の使用が可能である．メインテナンス時に着色や傷が認められた時は，チェアサイドでの研磨を試みる（**Q11-8**）．

3）清掃法と患者指導

　ノンメタルクラスプデンチャーは樹脂表面が軟らかく傷が付きやすい．このため，清掃時にも硬い義歯用ブラシではなく，比較的軟らかいブラシやスポンジ，綿棒などを使用するように指導する（**Q11-9・10**）．また，義歯洗浄剤の使用は不可欠で，毎日使用してもらうことが望ましい．洗浄剤については**Q12**で後述するが，変色等を防止するためメーカー指定の洗浄剤もある．また，熱湯消毒や漂白剤は絶対に用いないよう指導する．

COLUMN

ノンメタルクラスプデンチャーは 「クラスプがない義歯」ではない

本書では金属製のクラスプを使用せず，高弾性の熱可塑性樹脂を用いた義歯を「ノンメタルクラスプデンチャー」と称している．わが国では金属製の鉤を有しない部分床義歯であることから"ノンクラスプデンチャー"と称され，クラスプが存在しないといった意味にも取れる誤った和製造語が使用されることが多い．米国補綴用語集である『GPT-8』[1]や『歯科補綴学専門用語集』[2]の中で，"クラスプ"とは歯の表面を取り囲み，維持や拮抗に関与し，義歯の安定に寄与する構成要素，としている．つまり使用材料に関しては言及されておらず，支台歯の歯冠上を走行し，維持・拮抗のために使用されている支台装置はすべて「クラスプ」と定義できる．真意のノンクラスプデンチャーはクラスプを含まないアタッチメントデンチャー，ミリングデンチャー，テレスコープデンチャーなどがそれにあたる．

ノンメタルクラスプデンチャーの始まりは，1953年に米国の Valplast 社によって開発されたポリアミド系樹脂を用いて製作された義歯である．人工歯以外のすべての構成要素を熱可塑性樹脂で製作し，着け心地がよく，金属アレルギーを有する患者にも推奨できるといったキャッチコピーで販売された．現在でもその製作方法を推奨しており，最も人気のあるブランドである．そのため米国では "Flexible Partial" と呼称されるだけでなく "Valplast®" と商品名自体が代名詞としても使用されている．しかし60年以上使用されている米国においても，その名称の中に「クラスプが存在しない」といった意味の言葉は含まれていない．

これらを踏まえ，（公社）日本補綴歯科学会のポジションペーパー[3]では，義歯の維持部を義歯床用の熱可塑性樹脂を用いて製作したパーシャルデンチャーの総称を「ノンメタルクラスプデンチャー」と定義し，樹脂を用いた維持部の構成要素を「レジンクラスプ」と呼称するよう定義している．今後，"ノンメタルクラスプデンチャー"の名称が一般的に使用されることを期待する．

参考文献

1）Glossary of Prosthodontic Terms Committee of the Academy of Prosthodontics : Glossary of Prosthodontic Terms 8th Edition．J Prosthet Dent，94：1-85，2005．
2）（公社）日本補綴歯科学会 編：歯科補綴学専門用語集＜第4版＞，医歯薬出版，東京，2015．
3）笛木賢治，大久保力廣，谷田部　優ほか：熱可塑性樹脂を用いた部分床義歯（ノンメタルクラスプデンチャー）の臨床応用．日補綴歯会誌，5(4)：387-408，2013．

Q12 どの義歯洗浄剤を使用すれば よいのか？

A 市販の義歯洗浄剤は効果にばらつきがあるが，浸漬5分でバイオフィルムの十分な除去効果が得られる製品もある．しかしながら，長期的な使用により義歯床の劣化を招く恐れもあり，メーカー推奨の洗浄剤の使用が無難である．

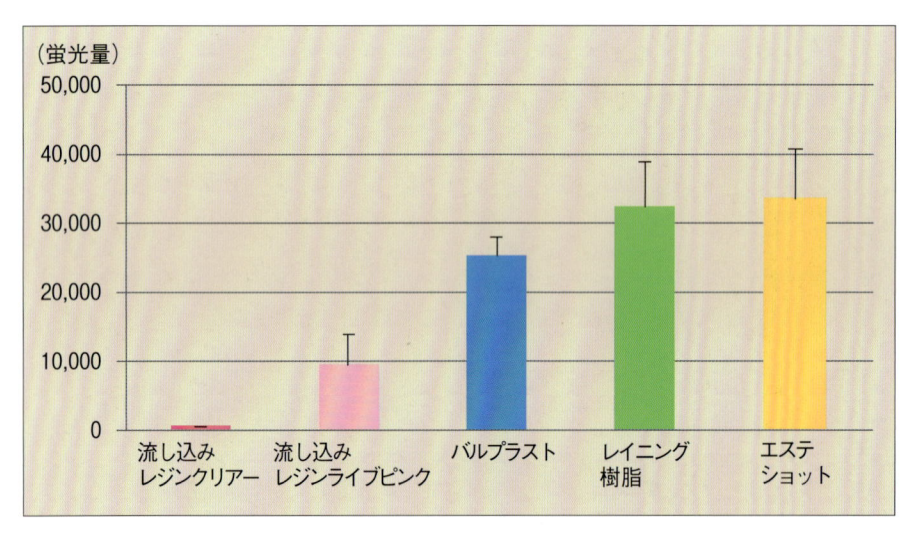

Q12-1　培養6時間後の *C.albicans* 付着菌量．

　義歯表面には歯面と同様にプラークが付着するが，特に義歯床基底面は自浄作用が働きにくいためデンチャープラークが付着しやすい．デンチャープラーク内にはさまざまな微生物種が存在するが，特に *Candida albicans* は病原性が強く，菌糸をもつため一度レジンの深部に入り込むと義歯洗浄剤でも除去しにくい．*Candida* 属の義歯への付着は義歯床用材料の劣化を招くだけでなく，義歯

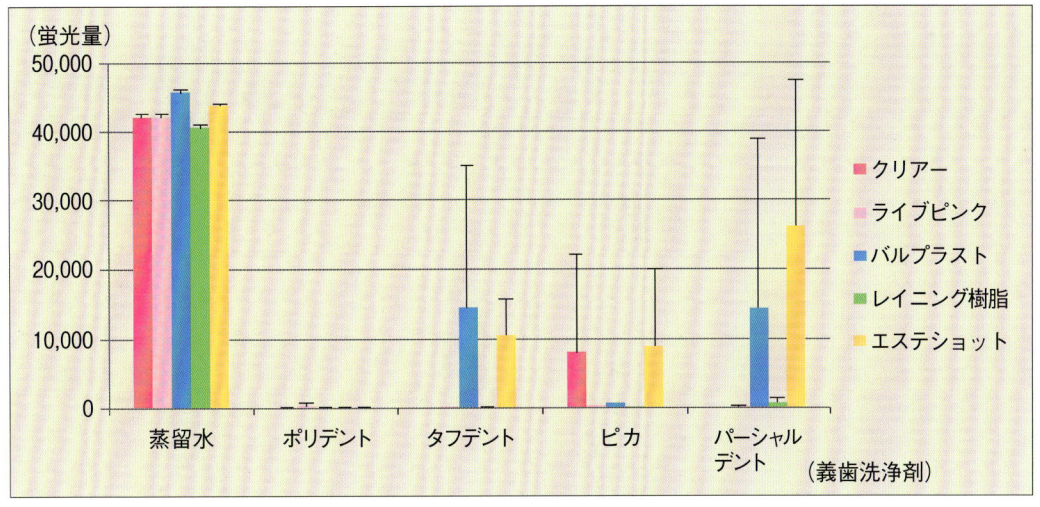

Q12-2　洗浄剤使用後の *C. albicans* 残存菌量（培養24時間後）．

表Q12-1　4種類の市販義歯洗浄剤

タイプ	義歯洗浄剤
過酸化物＋酵素	ポリデント（グラクソ・スミスクライン） タフデント（小林製薬）
酵素系	パーシャルデント（小林製薬） ピカ（ロート製薬，松風）

性口内炎や誤嚥性肺炎のリスクを増大させることが懸念されており，義歯床用材料の大きな課題となっている．培養6時間後の従来の義歯床用アクリルレジンおよび3種類の熱可塑性樹脂に対する *C.albicans* の定着量を **Q12-1** に示す．

　ノンメタルクラスプデンチャーの素材は，従来のアクリルレジン群と比較して *C.albicans* が付着しやすく，特にエステショット，レイニング樹脂，バルプラストの順で菌が定着しやすい傾向にあった．バルプラストは従来の加熱重合アクリルレジンと比較して吸水量は非常に小さいが，低分子が拡散できる程度の微小間隙があることから，デンチャープラークが付着しやすい原因になっていると考えられる．

　義歯洗浄剤のバイオフィルム除去効果は，アクリルレジン群では洗浄剤の種類を問わず高い効力が認められた（**Q12-2**）．しかしながら，熱可塑性樹脂群では洗浄剤の種類によってばらつきが存在し，ポリデントのみがすべての熱可塑性樹脂に高い除去効果が得られた．

表Q12-2　メーカー指定の専用洗浄剤（変色や表面劣化を生じにくい）

ノンメタルクラスプデンチャー	製品名	液　性	構成成分	販売・購入先	使用は望ましくない
バルプラスト	V-パワークリーン	弱酸性	酵素系酸化剤	ユニバル	塩素系洗浄剤
	デントパワー	弱酸性	酵素系酸化剤	ユニバル	
エステショット（エステショットブライト）	フィジオクリーンキラリ 錠剤（家庭用）	中性		モリタ（ニッシン）	市販の洗浄剤は基本的にどれでも使用可
	フィジオクリーン歯石くりん（家庭用）	酸性		モリタ（ニッシン）	
	フィジオクリーンプロ歯石用Ⅱ（歯科医院用）	酸性		モリタ（ニッシン）	

　義歯洗浄剤にはさまざまな製品（**表Q12-1**）があり，主成分によって過酸化物，過酸化物＋酵素，酵素，次亜塩素酸，銀系無機抗菌剤，生薬，酸，消毒薬などに分類される．なかでも熱可塑性樹脂は強アルカリ性または酸性タイプの洗浄剤を使用すると，変色，脱色など劣化を招く可能性が高いため，中性タイプ（酵素系，過酸化物・酵素系）が好ましい．メーカーにより専用の義歯洗浄剤も推奨されているので，一般の義歯洗浄剤の選択が難しい時は専用品を使用することが無難である（**表Q12-2**）．

　現在市販されている義歯洗浄剤には，弱アルカリ性から中性を示す過酸化物＋酵素系，酵素系タイプの洗浄剤が多く，熱可塑性樹脂への影響は比較的少ないと思われるが，歯科医院専用のクイックデンチャークリーナー（ジーシー社）は強酸性タイプのため，チェアサイドで義歯を洗浄する際には注意を要する．

ノンメタルクラスプデンチャーの
患者への説明の仕方

　患者にノンメタルクラスプデンチャーを言葉で説明する場合,「クラスプ（金属の留め具）の代わりに歯茎と近い色のプラスチック材料で歯に固定をするため, 着けていることがわかりにくい入れ歯です」と答える先生が多いのではないだろうか. たしかに, この説明は間違ってはいない. しかし患者は「歯茎と近い色ってどんな色？」「プラスチックで壊れないの？」「厚みは？」など, さまざまなことを思うのではないであろうか. 義歯のような複雑な装置の説明は, 聴覚のみに訴えてもイメージを浮かべにくい. 人間は味覚, 嗅覚, 視覚, 聴覚, 触覚の五感で実像を把握することができる. そこで患者への説明には, 義歯のサンプル（**図**）を提示し, 義歯の見た目（視覚）, 質感（触覚）, 無味, 無臭であることを, 手に取って感じていただくことが重要ではないだろうか.

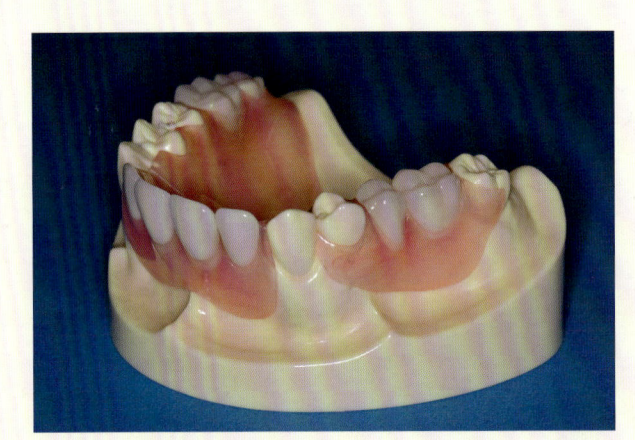

ノンメタルクラスプデンチャーのサンプル.

　また, 患者説明で重要なことは, メリットだけでなくデメリットも伝えることである. 保険が適用できないことはもちろんのこと, 修理が困難, 長期使用による変色や劣化が生じやすい, 歯肉を覆うため歯周病に罹患しやすいことなどを患者に正直に伝えることで, 逆に患者からの信頼を得られるのではないだろうか. そして, それらのデメリットを改善する手段として, レジンクラスプを適用する場合にもメタルレストや隣接面板を併用した設計, 審美性に影響しない後方歯や舌側のクラスプにはメタルの使用を提案し, 患者には最小限の歯の切削について同意を得ることが必須である.

　歯科医療は一般の医療に比較し, 治療法, 使用材料が多岐にわたり, 自費診療の比率も高く, 審美面への影響も大きい. また, 歯の削合などは不可逆的な治療であることから, 説明は適切にわかりやすくし, 患者の理解を得るよう心がけるべきである.

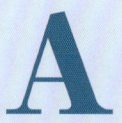
維持力は，使用材料の機械的性質に影響を受ける．ポリアミド系，ポリエステル系，アクリル系，ポリカーボネート系の4種類の樹脂に対し着脱試験を行ったところ，最後まで初期の維持力を有していたのはポリアミド系とポリカーボネート系のみであった．維持力の減少傾向のパターンは，樹脂によって異なっていた．

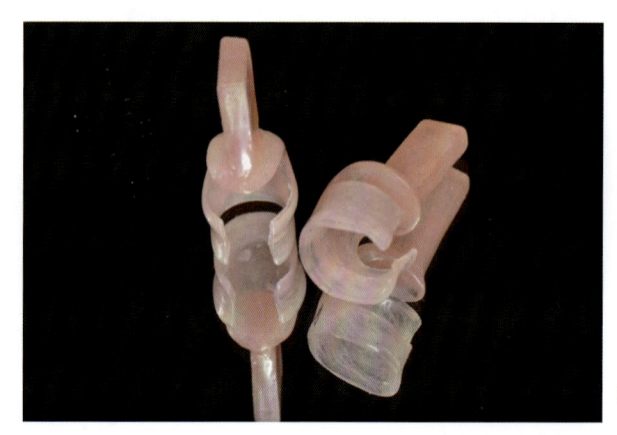

Q13 - 1 各熱可塑性樹脂で製作したクラスプ．

　各熱可塑性樹脂の維持力の減衰を調べるために，ポリアミド系（バルプラスト，アルティメット），ポリエステル系（エステショット，エステショットブライト），アクリル系（アクリ：トーン），ポリカーボネート系（レイニング樹脂N）の4種類6試料の材料を選択し，アンダーカット量を0.25mm，クラスプの厚みを1.0mmに設定のうえ（**Q13 - 1**），10,000回の繰り返し着脱試験を行い，1,000

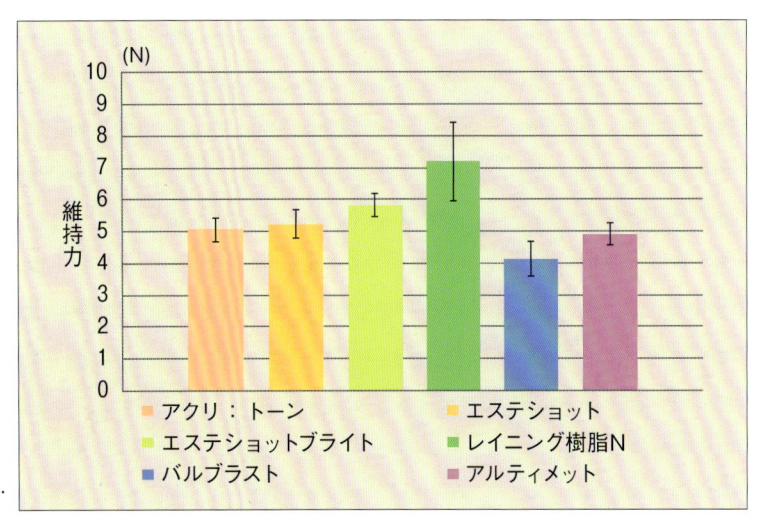

Q13 - 2 　各熱可塑性樹脂の初期維持力．

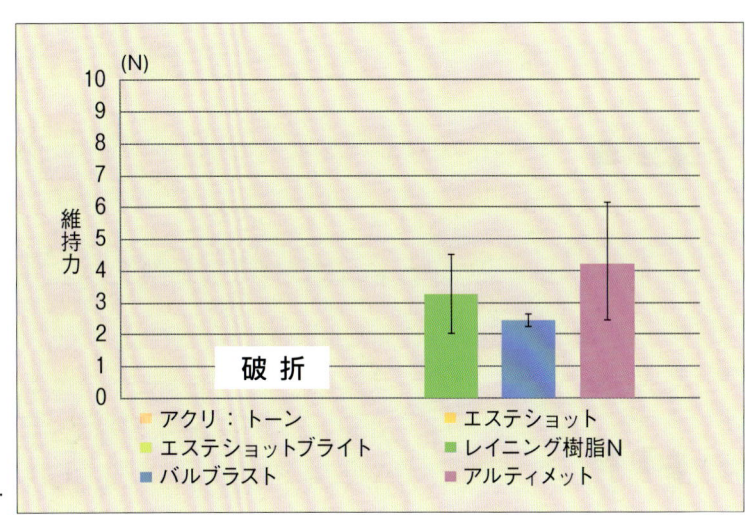

Q13 - 3 　10,000回繰り返し着脱試験後の維持力．

回ごとに維持力を測定した．試料数は各5個とした．

　初期維持力はポリカーボネート系のレイニング樹脂Nが最も大きく，バルプラストが最小値を示したが，他の樹脂間に明らかな差は認められなかった（**Q13 - 2**）．着脱回数10,000回後にも全試料が破折することなく維持力を保持していたのは，ポリアミド系（バルプラスト，アルティメット），ポリカーボネート系（レイニング樹脂N）のみであった（**Q13 - 3**）．10,000回の着脱による維持力の減衰は樹脂によって異なっており，最も早期に破折したのはエステショット，次にエステショットブライトで，アクリル系も10,000回の着脱に耐えられなかった（**Q13 - 4**）．

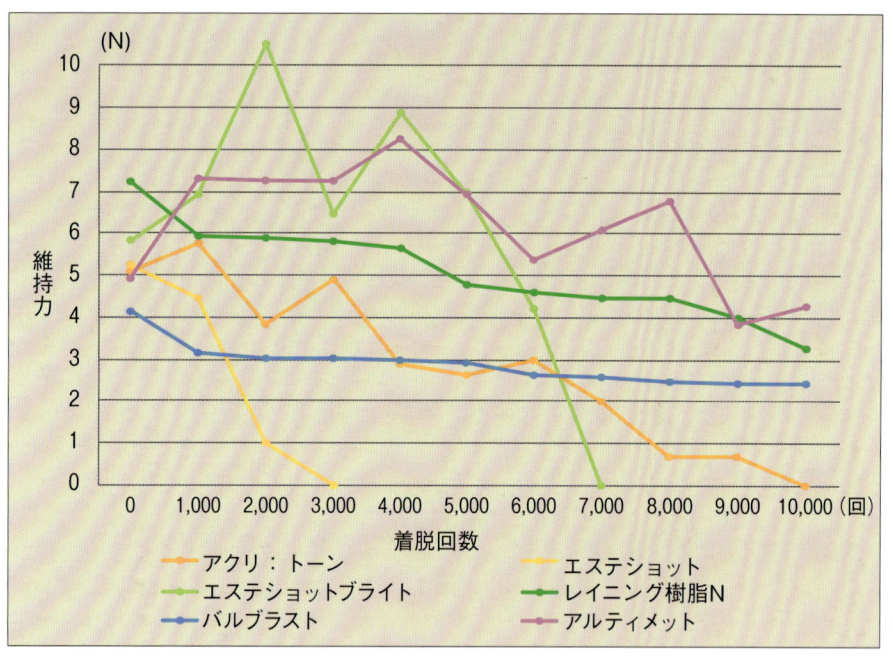

Q13 - 4　各維持力の経時的変化.

1. ポリアミド系

1) バルプラスト

　バルプラストの維持力は，着脱回数1,000回まではわずかな低下を示したが，その後はほとんど変化が認められなかった．着脱回数10,000回後も破折は認められなかったが，維持力は初期維持力よりも53.7％の減少を示した．しかし，長期間にわたる推移では，他材料よりも変化が少ない樹脂と言える．

2) アルティメット

　アルティメットは，着脱試験による維持力の増減が大きかった．着脱回数4,000回までは維持力は増加傾向を示し，その一因は繰り返し着脱試験によるひずみの蓄積と加工硬化と思われた．その後，維持力は減少傾向を示したが，最終的には初期維持力よりも13.3％の減少にとどまり，全樹脂の中で最も大きな維持力を持続した．

2. ポリエステル系

1) エステショット

　エステショットは，0〜3,000回の間にすべての試料が破折した．維持力が1,000回以降で急速に減少しているが，これは試料の破折が一因となっている．エステショットは，他材料よりも破折リスクが高い樹脂と推察された．

2）エステショットブライト

　エステショットブライトは，エステショットよりも弾性係数が低く，耐衝撃性の向上が図られた樹脂である．エステショットが3,000回までに破折したのに対し，エステショットブライトは7,000回ですべての試料が破折した．

3．アクリル系

　アクリ：トーンは，1,000回までは維持力のわずかな増加傾向を示したが，その後は徐々に減少し，10,000回の着脱回数までにすべてのクラスプが破折した．このため10,000回時の維持力の測定は行えなかった．

4．ポリカーボネート系

　レイニング樹脂Nは全試料の中で最も大きな初期維持力を示し，その後，緩やかな維持力の減衰が認められた．10,000回後の維持力は初期維持力の45.3％に低下した．

＊

　以前より，パーシャルデンチャーにはどの程度の維持力が必要なのか興味深い議論がされてきた[11, 18]．義歯全体の適切な維持力としては，Bates は，粘着性の食物に対し約20N程度，通常の食品では約10N程度の維持力が必要である，としている[19]．また，Frank と Nicholls はおよそ5.3Nが適していると報告した[20]．現状においても統一したコンセンサスは得られていないが，機能時における義歯全体の維持力としては，およそ10〜20Nが必要と思われる．

　今回の4種類6試料の樹脂の初期維持力はほぼこの範囲にあり，臨床使用に耐えうる材料であることが示された．しかし，その後は早期の維持力の低下や破断など，樹脂材料によりその特性はさまざまであった．

　レジンクラスプの中でも変形や破折が少ない材料は，しなやかな弾性を有している．大きなアンダーカットの利用が可能で，ポリアミド系はその代表であるが，チェアサイドでの即時重合レジンによる修理は難しい．どの樹脂を使用するかは，それぞれの樹脂の特性を理解したうえで，症例の条件，目的や使用期間等を総合的に考慮して決定する必要がある．

A チェアサイドではレジンクラスプを加熱し，手指で内側に加圧した状態で急冷させることにより若干の維持力は回復するが，早期に減衰しやすい．欠損側隣接面へのレジンの付与やクラスプ内面に軟質裏装材を貼付することにより，比較的長期に維持力を回復できる．

1．加熱による変形回復

熱可塑性樹脂を素材とするため，温水やドライヤーで加熱し，手指でレジンクラスプを内側に加圧した状態で冷却することにより，若干の維持力を回復することができる．

たとえばポリアミド系では，ガラス転移温度である50〜70℃未満の熱湯に約3分間浸漬するか，ドライヤー等を用いてレジンクラスプ部分のみを加熱した後（**Q14-1**），レジンクラスプを把持したまま急冷する（**Q14-2**）．しかしながら，加熱を利用した維持力の回復方法は早期に維持力の減衰を認めやすい．また，レジンクラスプ以外の構成要素が加熱されることによって義歯床が変形し，不適合になる恐れがあるので十分に注意する．

2．欠損側隣接面へのレジンの付与

常温重合レジンと接着する素材であれば，維持力の低下時にレジンクラスプ内面に常温重合レジンを添加して維持力の回復を図ることができる．しかし，着脱時に大きくたわむレジンクラスプは，早期にレジンの剝離が発現しやすいため，この対処法では安定した維持力の回復を得ることは難しい．欠損側隣接面のアン

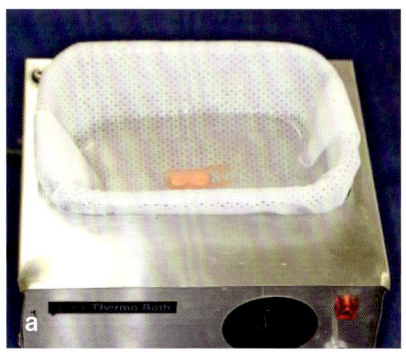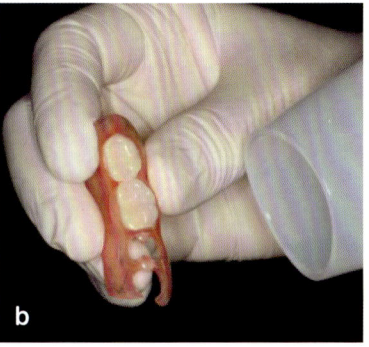

Q14 - 1　温水やドライヤーによる加熱.

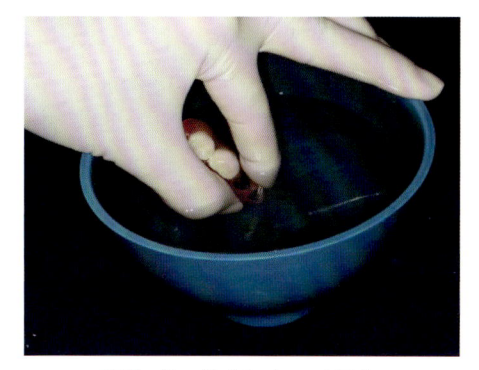

Q14 - 2　冷水によって急冷.

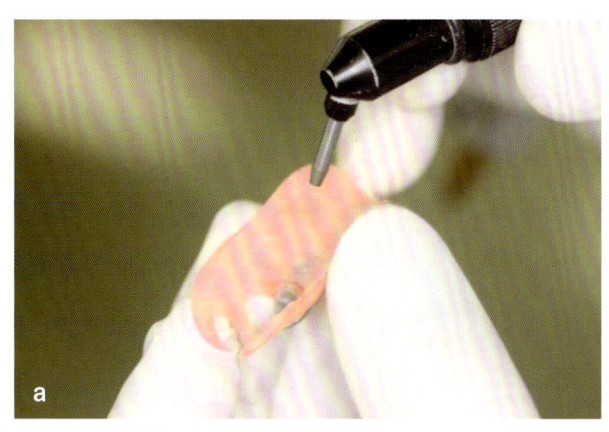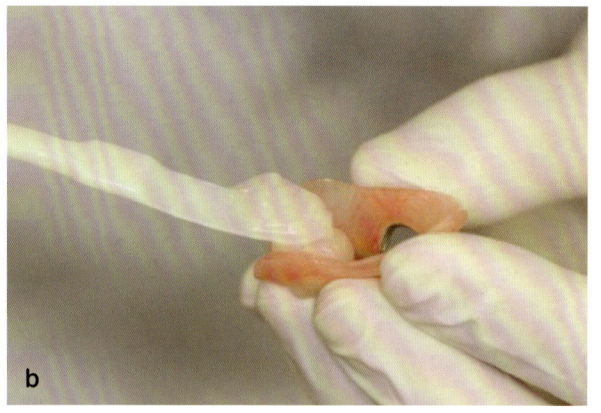

Q14 - 3　義歯床およびレジンクラスプ内面へサンドブラストやプライマーなどの表面処理を行った後に，軟質裏装材を貼付する.

ダーカットに常温重合レジンを付与して調整を行うほうが効果的であるが，着脱時に支台歯にねじりモーメントが働かないよう注意する.

┃3．軟質裏装材の貼付

　レジンクラスプ内面に軟質裏装材を貼付することにより，比較的長期に維持力の回復を図ることができる．接着材を塗布した後，レジンクラスプの弾性を考慮して軟質裏装材を貼付する（**Q14 - 3**）．シリコーン系軟質裏装材では付属の専用プライマーを使用することにより，高い接着を得ることもできる（詳細は**Q15**で後述）．

Q15 リラインおよび軟質裏装法は？

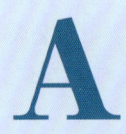
間接法が確実であるが，直接法でも各種専用プライマーを使用して従来のパーシャルデンチャーと同様にリラインや軟質裏装ができる．

1．熱可塑性樹脂に対する接着処理

　顎堤吸収に伴い支台歯負担は増加することから，義歯床の再適合により咬合圧を分散させなければならない．アクリルレジンを用いたクラスプデンチャーでは，顎堤吸収による義歯不適合に対して，硬質あるいは軟質裏装材によって床内面の再適合を図っている．ノンメタルクラスプデンチャーはアクリルレジンと比較して義歯床の剛性が低いことから，咬合圧による義歯床下粘膜に局所負担圧が集中し，顎堤吸収を促進することが懸念される．不適合になった場合，基本的には間接法によるリラインが推奨されるが，臨床では義歯を預かることなく即日に対応できる直接リラインを選択することが多い．ポリアミド系以外の材料ではサンドブラストやデンチャープライマーを使用した表面処理により，既存の裏装材との強固な接着を得ることもできる．

　一方，ポリアミド系のほとんどはリラインレジンと化学的に接着しないことから，特殊なプライマーを必要とする．しかし，現在市販されているプライマーは，各社ともに自社製品専用になっており，口腔内では直接使用できないため，間接リラインや口腔外での操作に使用は限定されている（**Q15−1，表Q 2−3**を参照）．そこで筆者らは，口腔内でも使用が可能な接着材として，4 META-MMA/TBB レジン（スーパーボンド／サンメディカル社，**Q15−2**）を使用してい

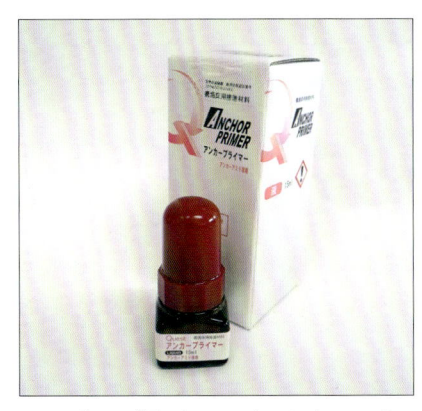

アンカープライマー（アンカーアミ
ド）／クエスト社

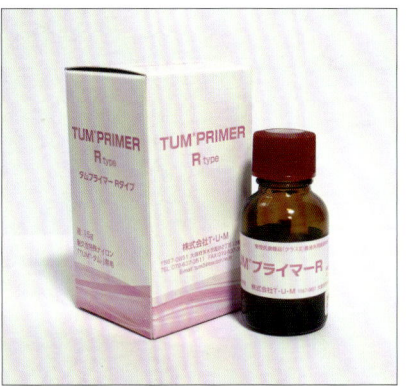

タムプライマー Rtype（TUM）／
T・U・M社

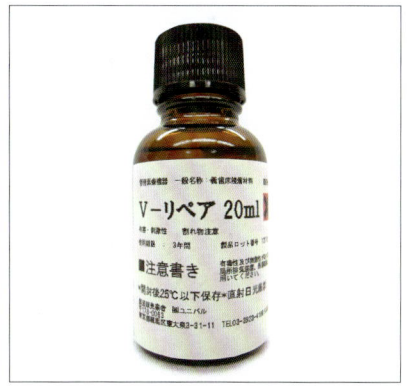

V-リペア（バルプラスト）／ユニバ
ル社

Q15-1　ポリアミド系材料に使用される
アクリルレジン接着用プライマー（括弧内
はノンメタルクラスプデンチャー製品名）.

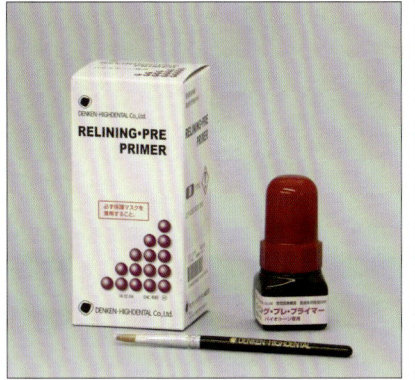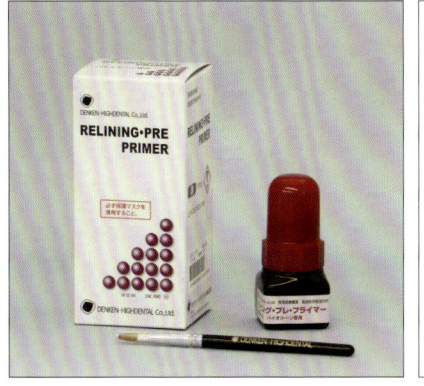

リライニングプレプライマー（バイ
オ：トーン）／デンケン・ハイデンタ
ル社

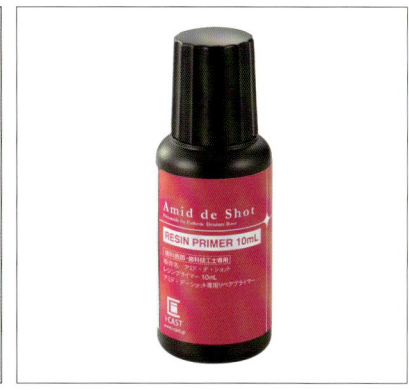

レジンプライマー（アミド・デ・ショ
ット）／アイキャスト社

POINT

スーパーボンドにより，すべての熱可塑
性樹脂材料の接着強さを向上できる.

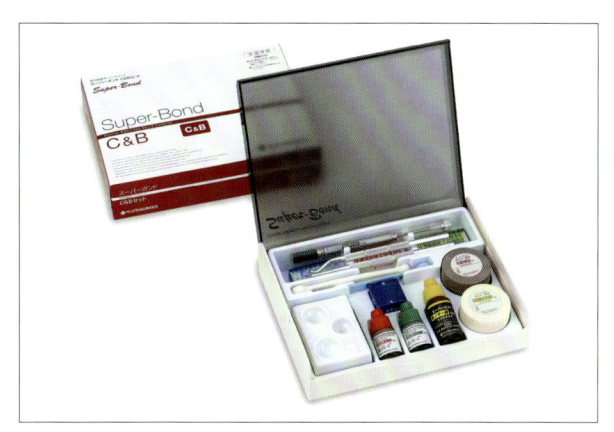

Q15-2　4META-MMA/TBB レジン（スーパーボンド／
サンメディカル社）.

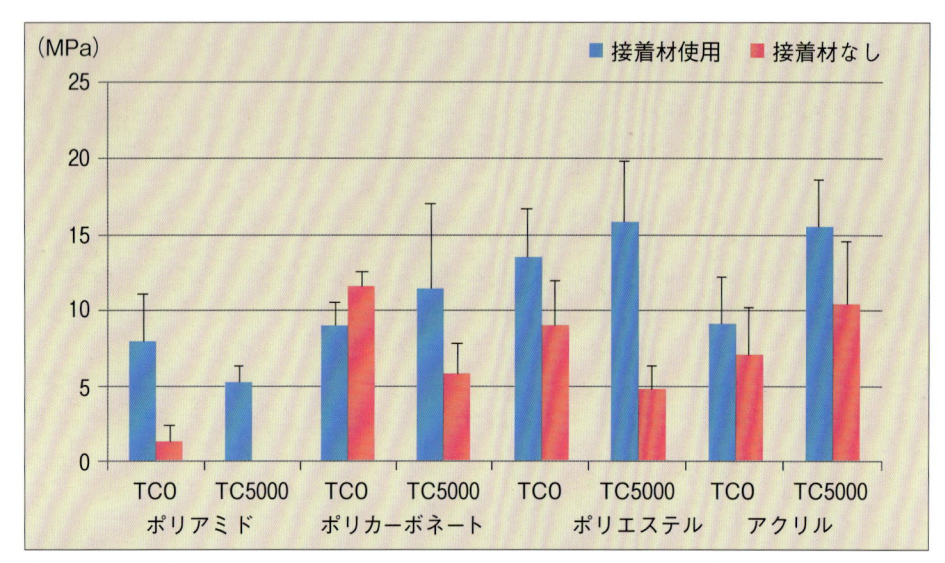

Q15-3 各種ノンメタルクラスプデンチャーの材料表面にサンドブラスト処理を施した後，4META-MMA/TBB レジン（スーパーボンド）を接着材として塗布した後のアクリルレジンとの接着強さ．TC5000はサーマルサイクル5000回後（文献[21]より）．アクリルレジンとの接着ではポリカーボネート系樹脂以外（TC 0）で，接着材に4META-MMA/TBB レジンを用いることにより接着強さが増大することが明らかとなった．特にポリアミド系樹脂は接着材の使用により，TC 0においては未使用の約8倍と最も大きい効果を示した．
ポリアミド：バイオ・プラスト，ポリカーボネート：レイニング樹脂，ポリエステル：エステショット，アクリル：アクロン MC

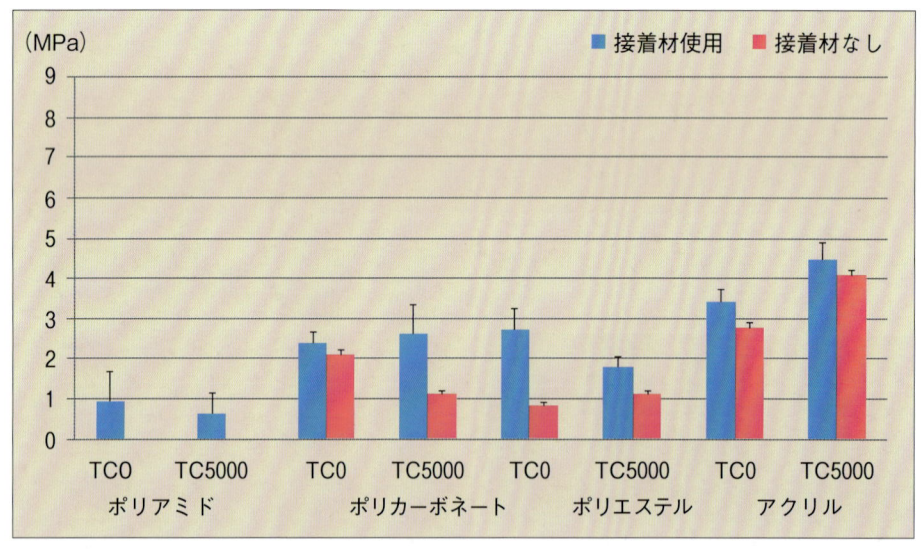

Q15-4 同アクリル系軟質裏装材との接着強さ．機械的表面処理と4META-MMA/TBB レジンの使用が有効であった．

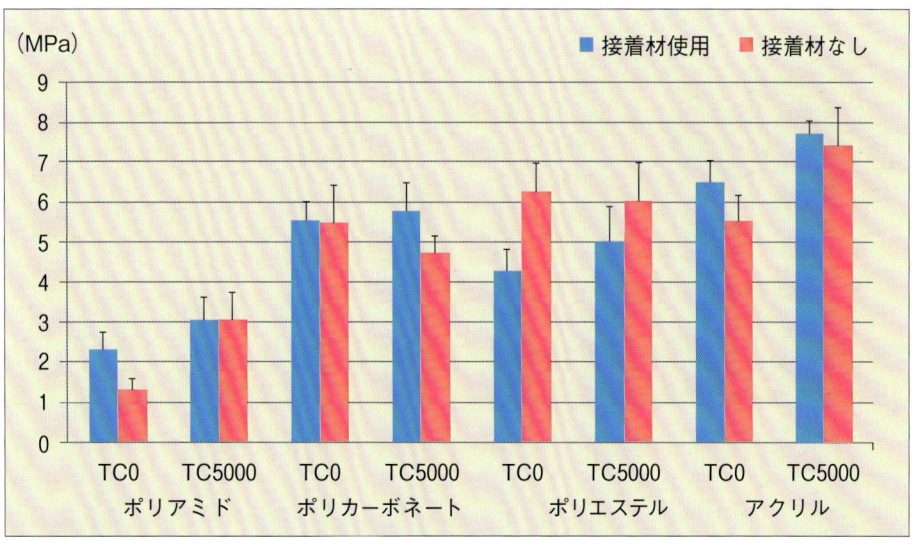

Q15-5 同シリコーン系軟質裏装材との接着強さ．接着材を使用しなくとも十分な接着強度が得られた．

る．4 META-MMA/TBB のスラリー状レジンを一層介在させることにより，すべての熱可塑性樹脂材料の接着強さを向上できる（**Q15-3～5**）．特にポリアミド系樹脂においても必要な接着強さが確認でき，チェアサイドにて増歯修理，リライン，破折修理が可能である．しかし，耐久試験後に接着強さが減少したことから，短期的な応急処置方法として考えるべきである[22]．

2．直接リラインの臨床術式

本症例では，審美性の改善を目的に 2＋2 欠損に対してノンメタルクラスプデンチャー（バルプラスト）を装着し，その後インプラント治療を行うこととした．インプラント埋入後，義歯が不適合となったため，4META-MMA/TBB レジンを接着材として用いたアクリルレジンによるリラインを行った．インプラント上部構造を装着した 6 カ月後，使用したノンメタルクラスプデンチャーの切断面を SEM にて観察し，確実な接着が得られていたことを確認した（**Q15-6～13**）．

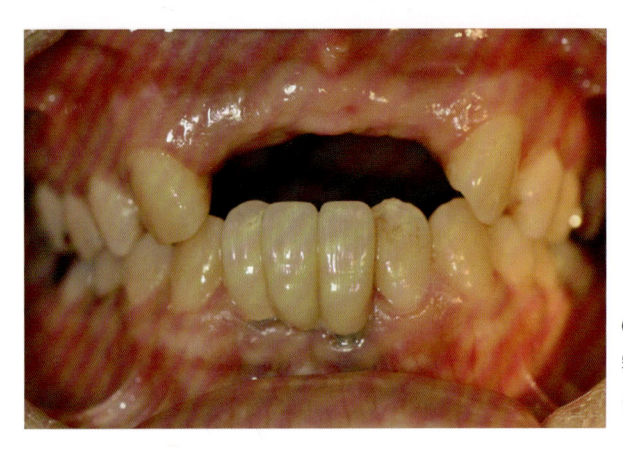

Q15-6 インプラント埋入後の口腔内写真.
審美性の改善を目的に 2+2 欠損にノンメタルクラスプデンチャー（バルプラスト）を装着した.

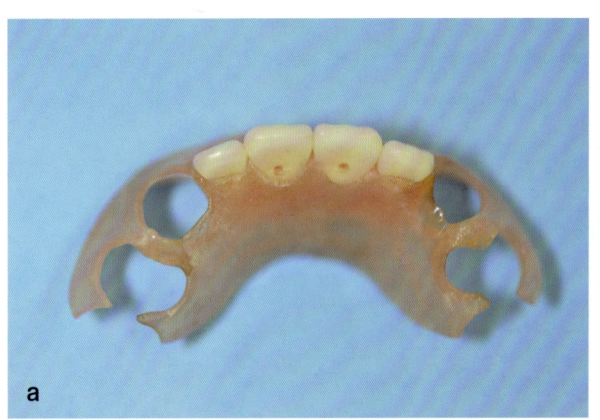

a

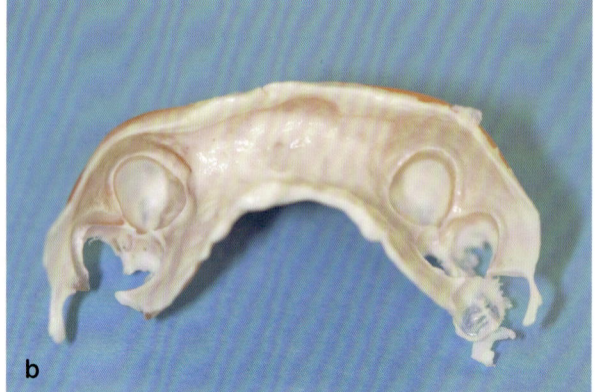

b

Q15-7 適合試験により義歯床の不適合を認めた.

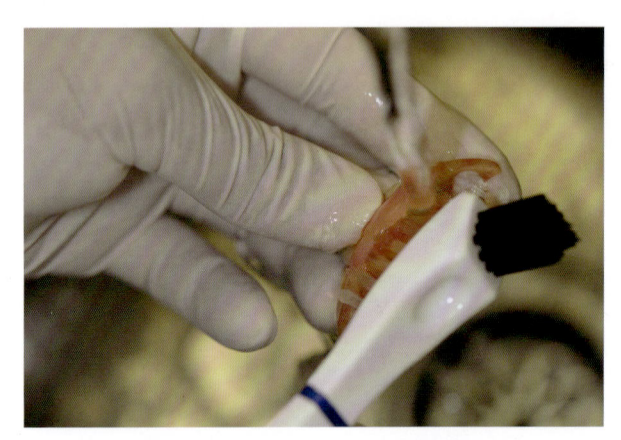

Q15-8 義歯用ブラシによる洗浄.

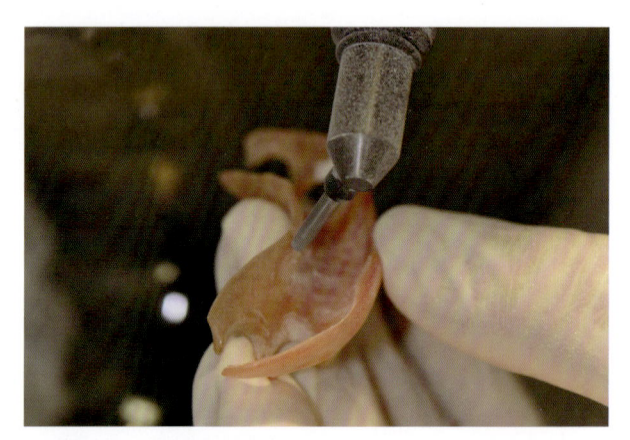

Q15-9 義歯床内面のみサンドブラスト処理を行う.

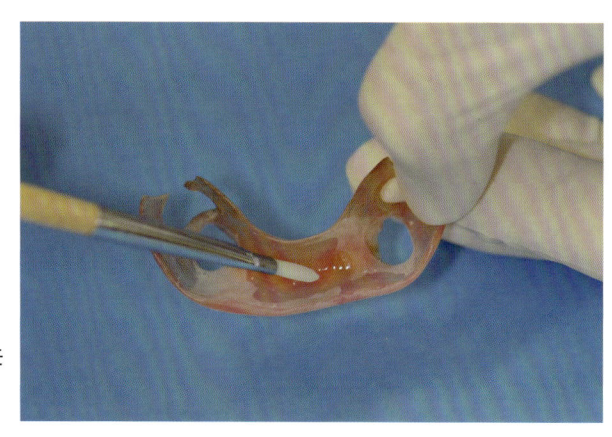

Q15-10 4META-MMA/TBB レジン（ポリマー 0.5g ＋モノマー／キャタリスト 4：1）を接着材として塗布.

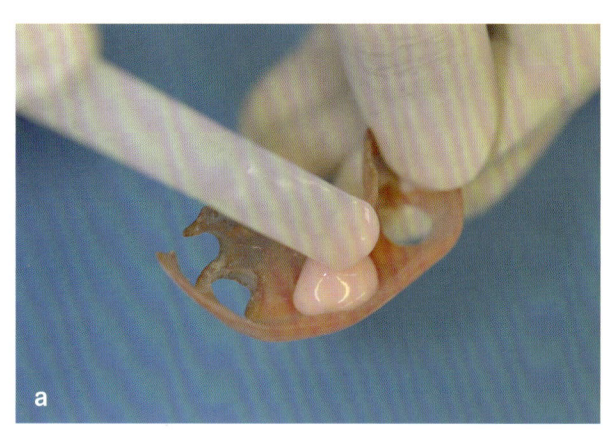
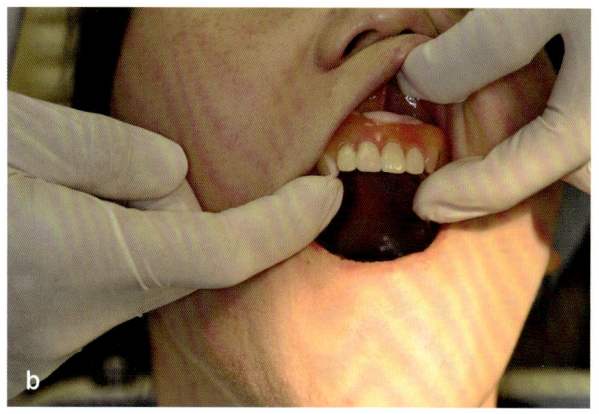

Q15-11 硬質リライン材を塗布し，手指圧でレスト相当部を保持する.

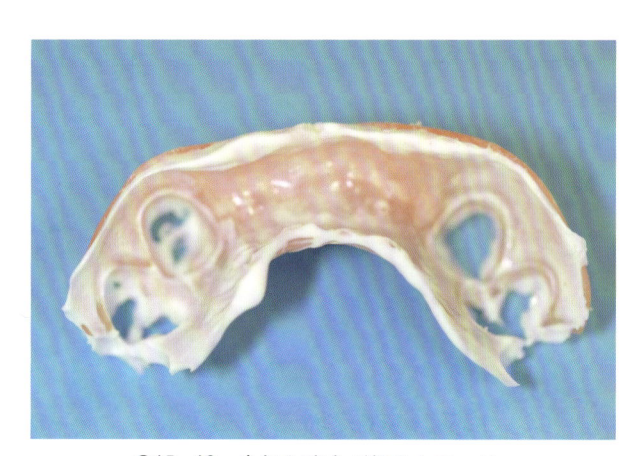

Q15-12 良好な適合が得られている.

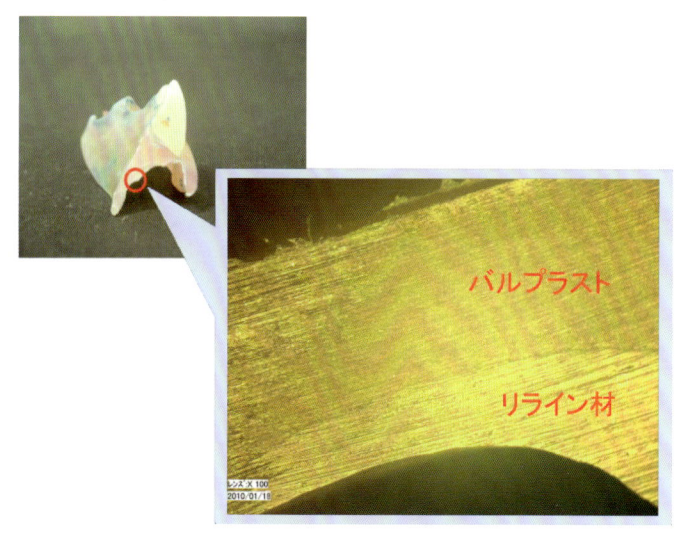

バルプラスト

リライン材

Q15-13 6カ月後の義歯床とリライン材の界面（SEM 像）. 剥離することなく，接着が得られていた.

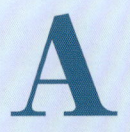
> **A** 義歯の補強に関しては金属フレームワークの適用か，可能な限り太い補強線を埋入する．レジンクラスプの破折，修理には表面処理を施した補強線の埋入が有効である．

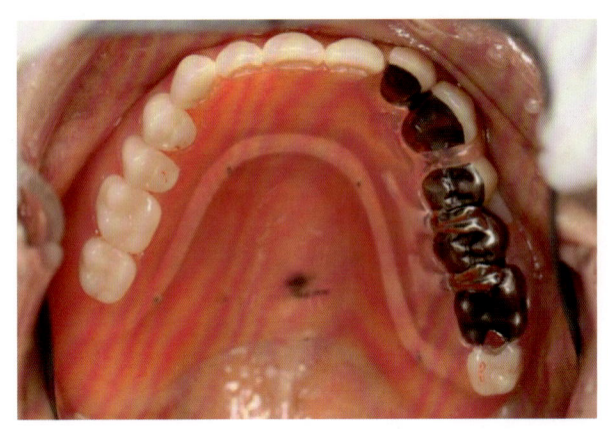

Q16-1　補強線を埋入した両側性ノンメタルクラスプデンチャー（バルプラスト）．

1．補強方法のポイント

　パーシャルデンチャーの各構成要素では，必要とされる理工学的性質がそれぞれ異なっている．したがって，人工歯を除くすべての構成要素が単一材料で製作されるノンメタルクラスプデンチャーは，材料学的にも大きな問題がある．高い剛性が要求される義歯床および連結子には弾性熱可塑性樹脂は適さないことから，両側性あるいは片側3歯以上の臼歯欠損症例に対しては，まずはノンメタル

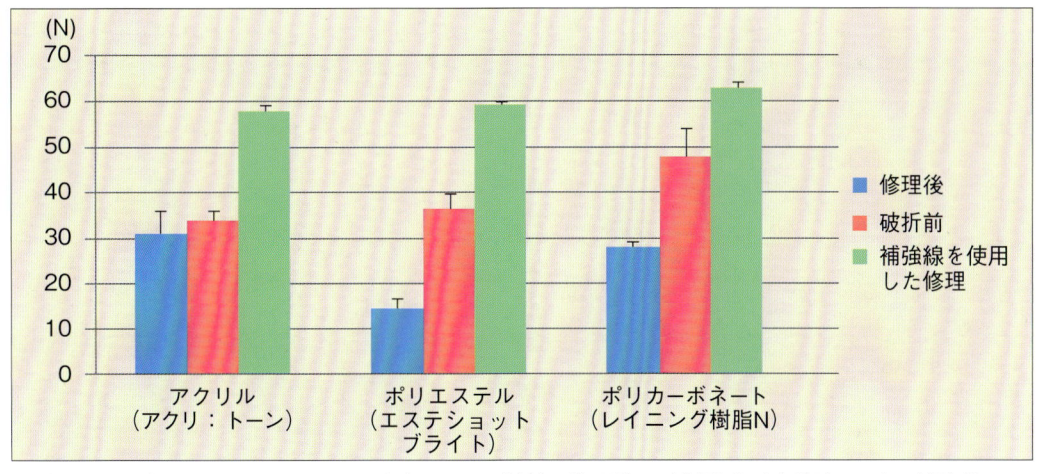

Q16-2 各種ノンメタルクラスプデンチャー材料の修理後の破折強度（文献[21]より）．補強線埋入試料はすべての材料において高い曲げ強さを示したことから，破折後の修理には補強線の埋入が有効であると思われた．

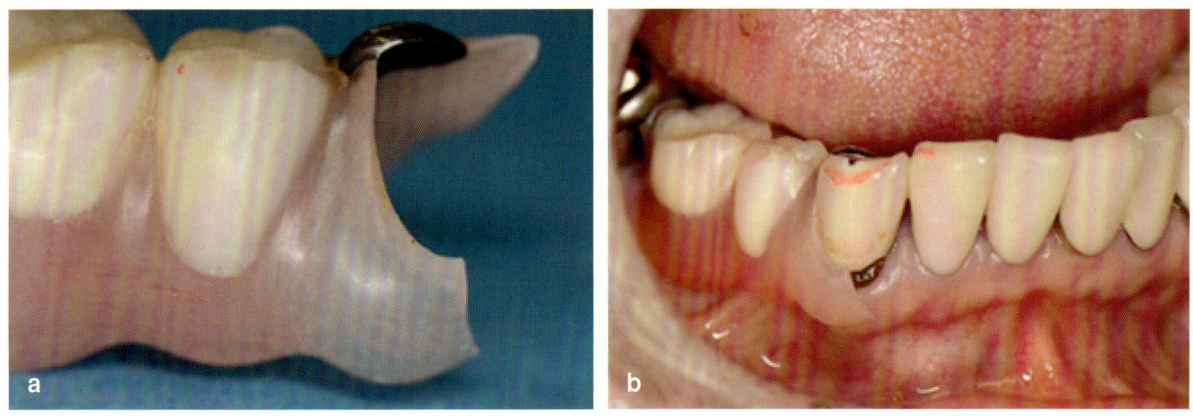

Q16-3 2年3カ月後にレジンクラスプ（アクリ：トーン）が破折した．常温重合レジンにより修理したが，すぐに再破折したため，補強線を用いて再修理することとした．

クラスプデンチャーが適応か否かを慎重に検査・診断し，適応と診断された場合には連結子に剛性の高い金属を使用したフレームワークや，可能な限り太い補強線の埋入が必須である（**Q16-1**）．

┃2．修理のポイント

　ノンメタルクラスプデンチャーに使用される熱可塑性樹脂は，アクリルレジンに比較して破折しにくい．しかし，適切な設計を行ったとしても，長期使用による口腔内の変化や材料の劣化，疲労から義歯が破折する可能性は否めない．アク

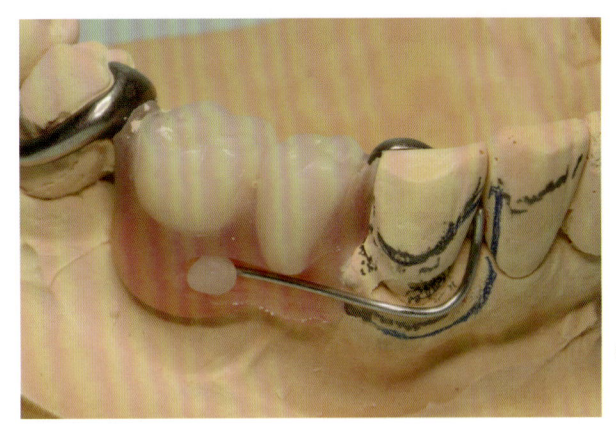

Q16 - 4 レジンクラスプに合わせて φ0.7mm コバルトク
ロム製ワイヤーを屈曲.

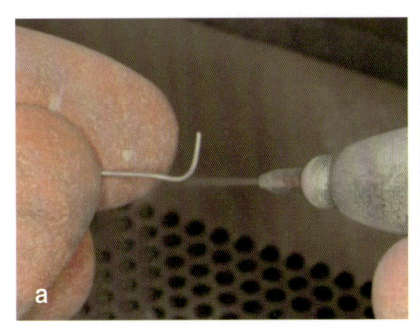

Q16 - 5 補強線の表面処理（サンドブラスト，金属接着性プライマーの塗布）.

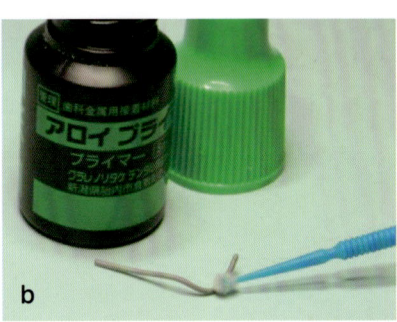

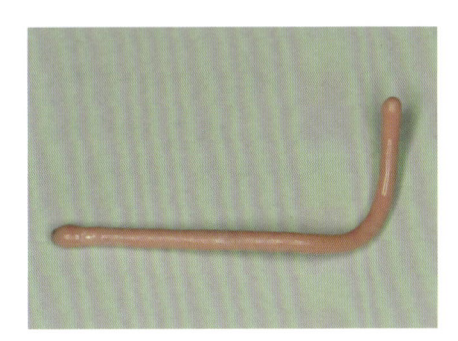

Q16 - 6 補強線にピンクオペーク（グ
ラディア ガム／ジーシー社）を築盛.

リルレジン床の大きな利点は，常温重合レジンを用いた義歯修理がチェアサイド
で簡単に行えることである.

　たしかにポリアミド系以外の樹脂は，アクリルレジンと化学的に接着するが，
理工学的性質の異なるアクリルレジンによる修理は再破折の可能性が高いことか
ら，適切な表面処理を施した補強線の埋入が必要となる[21]（**Q16 - 2**）.

　一方，実際の臨床ではレジンクラスプの破折が最も多く，修理時のレジンクラ
スプの当該歯への正確な位置付けや修理後の適切な維持力の回復は容易ではない
ことから，間接法による修理が有効である. なお，レジンクラスプの修理では，
基部からの再破折を防止する目的でワイヤークラスプを内包させるとよい.

1）補強線を用いた修理術式

　本症例は装着から2年3カ月後にレジンクラスプの破折を認めた. 常温重合レ
ジンにより修理を試みたが，短期間で再破折したため，コバルトクロム製ワイヤ
ーを内包したパーツを製作し，間接法にて修理を行った（**Q16 - 3 〜 9**）.

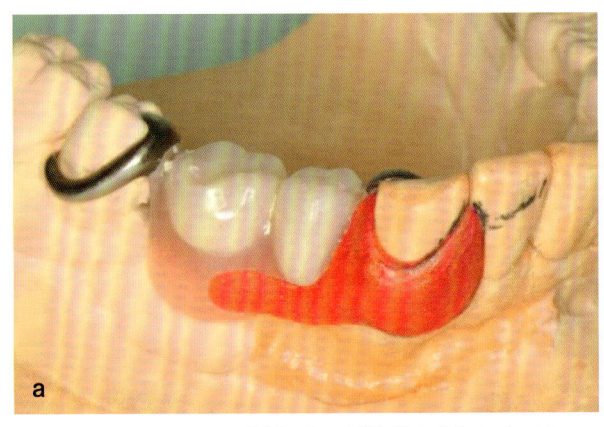
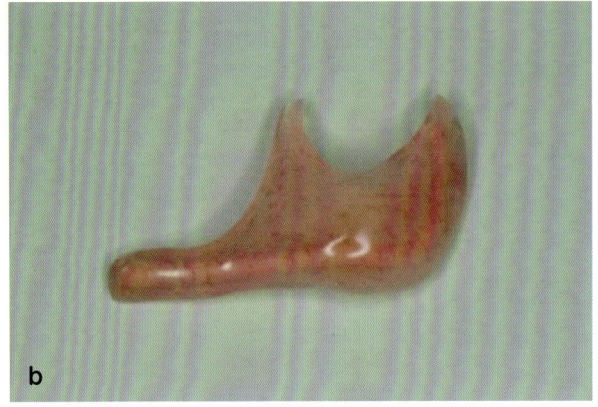

Q16－7　補強線を内包したパターンを射出成形し，修理用パーツを製作.

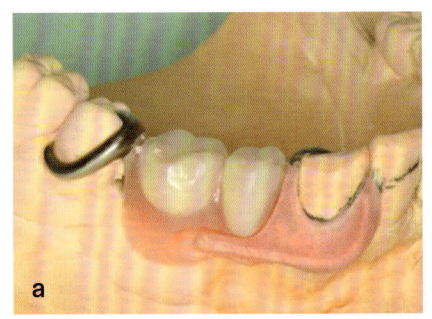
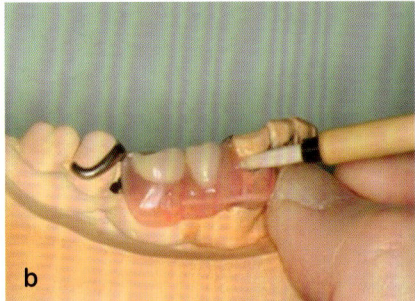
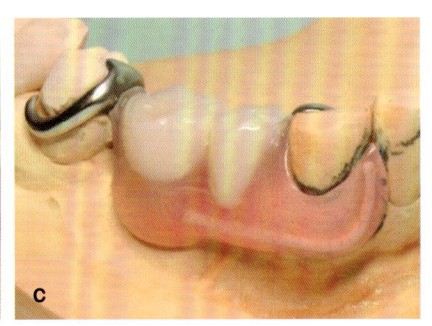

Q16－8　義歯とレジンクラスプを常温重合レジンにて接合した.

Q16－9　修理義歯の装着時. 修理より 2 年以上経過しても破折は認められない.

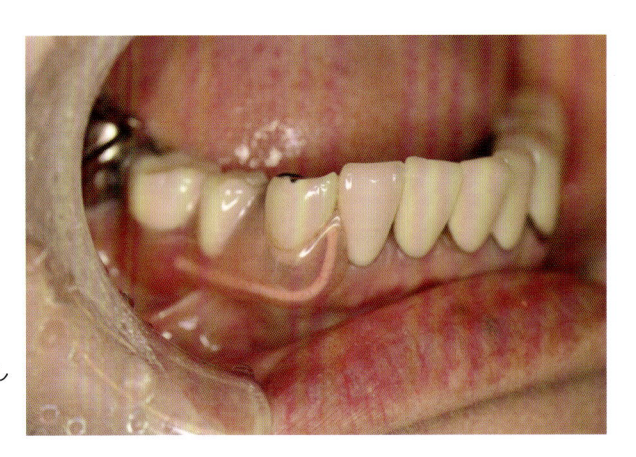

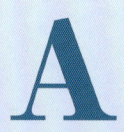 ノンメタルクラスプデンチャーの予後はいまだ不明な点が多いが，咬合支持域数が大きく関係しており，３つ以上の咬合支持域数を有する患者は比較的長い使用期間が期待できる．

　装着されているノンメタルクラスプデンチャーの設計や使用状況はさまざまである．なかにはレストが設置されていない等の従来の可撤性補綴装置の設計セオリーを逸脱した義歯であっても，５年以上使用されている症例も散見する（**Q17-1〜3**）．また，ノンメタルクラスプデンチャーに使用されている各素材によっても経年劣化の程度は異なり，材料の明確な耐久性も明らかになってはいない．そこで，ノンメタルクラスプデンチャーの予後調査結果から使用状況に影響を及ぼす因子を推察した．

▌1．6年間の予後調査

　2008〜2013年に当科にて，ノンメタルクラスプデンチャーを装着した患者266名を対象にリコール調査を行った[23]．現在も継続して義歯を使用しており，リコールに応じた患者に対しては，歯周組織の状態，破損状況を検査した．一方，義歯の使用を中止していた患者に対しては，電話によるインタビュー（不使用に至った理由，使用期間）を行った．266名中194名の患者がノンメタルクラスプデンチャーを継続使用しており，そのうちリコールに応じた被験者は186名であった．使用期間は24.6±14.1カ月であり，最長63カ月であった（**Q17-4**）．

　使用されていた熱可塑性樹脂材料はポリアミド系（バルプラスト）が94.2％を

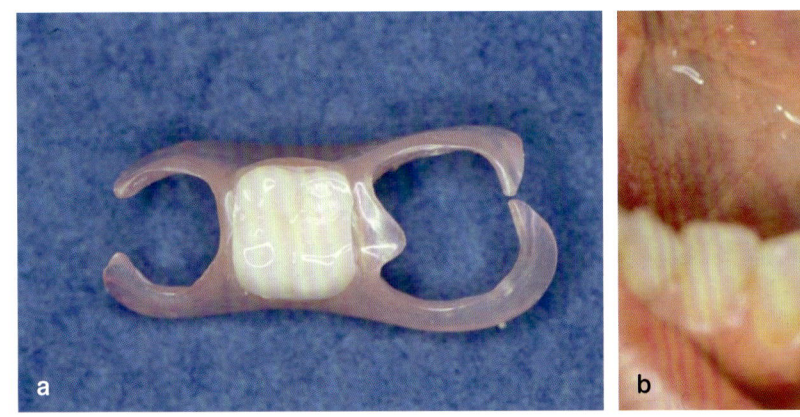
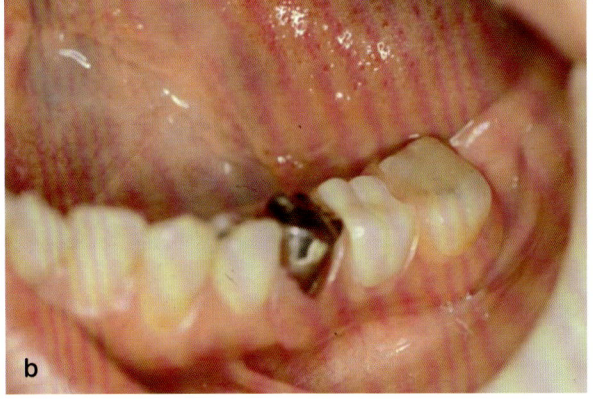

Q17-1　新義歯（バルプラスト）装着時の口腔内と義歯．⌐57 にレジンクラスプが設計されてい
たが，新義歯装着時は支台歯の歯周組織の状態は良好であった．

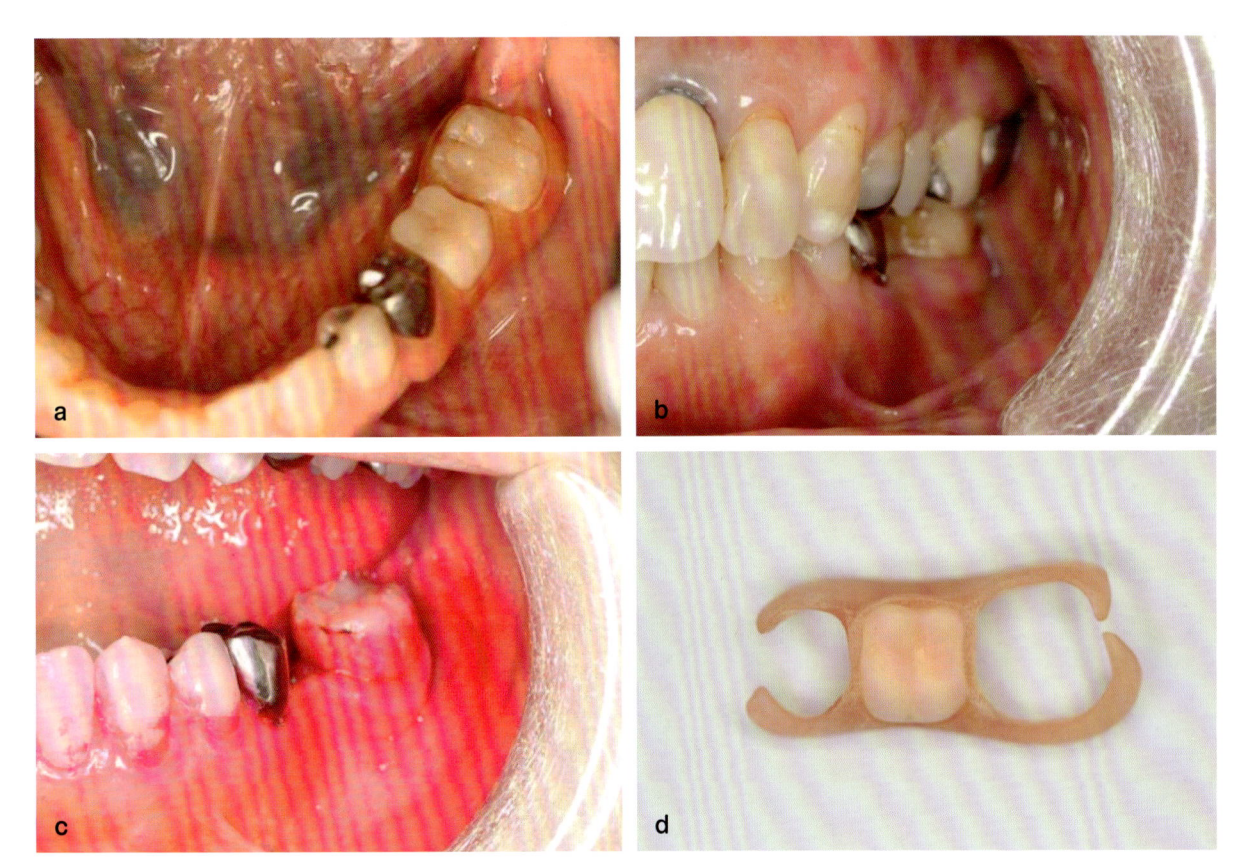

Q17-2　6年5カ月経過後の口腔内と義歯の写真．
粗糙な表面性状が認められ，⌐7 レジンレストは破折していた．支台歯には根面う蝕と歯周炎を認
めた．また，プラーク染色液による検査ではレジンクラスプに沿ったプラークが確認された．

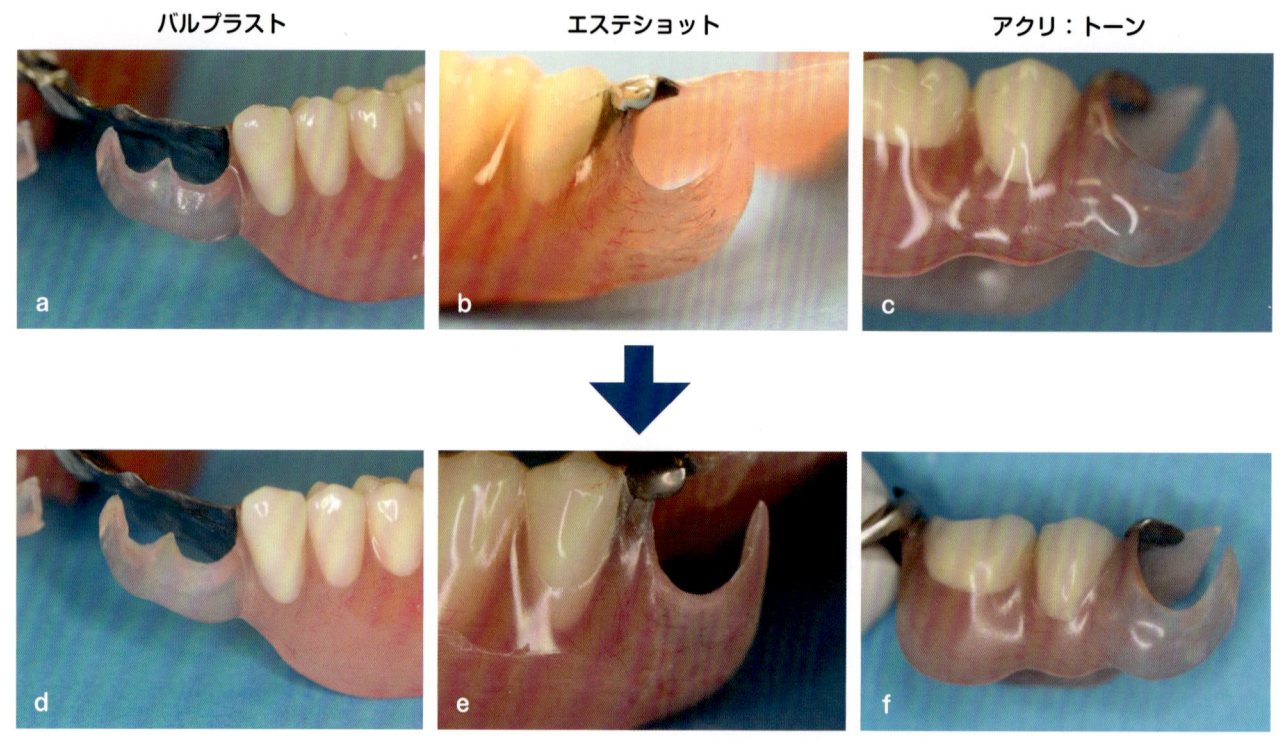

| | バルプラスト | エステショット | アクリ：トーン |

Q17 - 3 レジンクラスプとして使用した各種材料の変化（1年6カ月）.

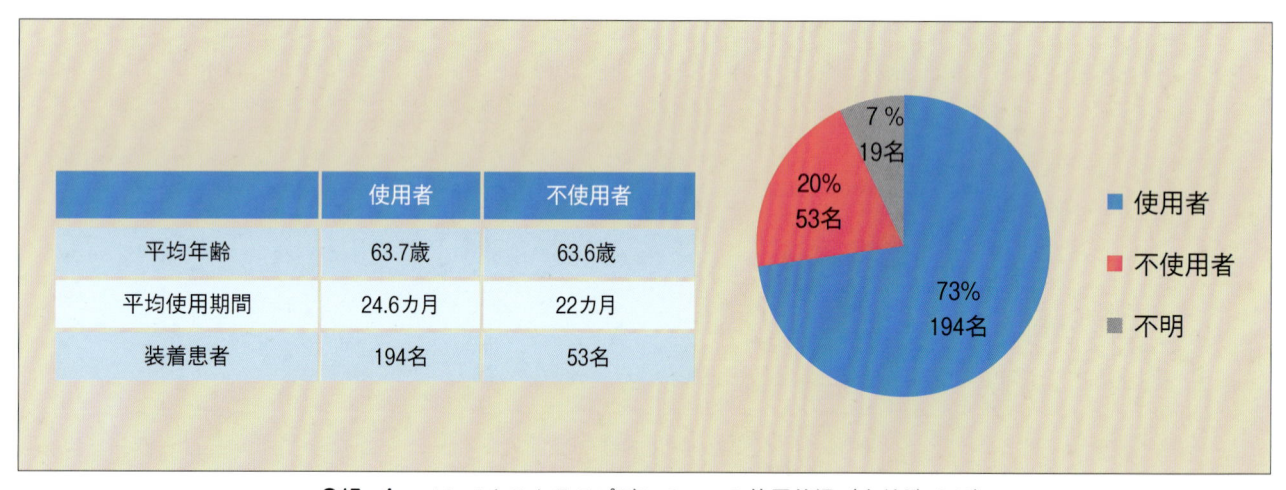

	使用者	不使用者
平均年齢	63.7歳	63.6歳
平均使用期間	24.6カ月	22カ月
装着患者	194名	53名

Q17 - 4 ノンメタルクラスプデンチャーの使用状況（文献[23]より）.

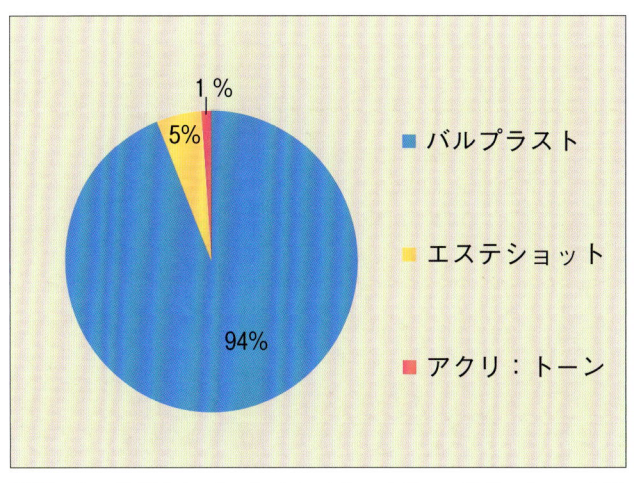

Q17‑5 使用されていたノンメタルクラスプデンチャーの種類（文献[23]より）.

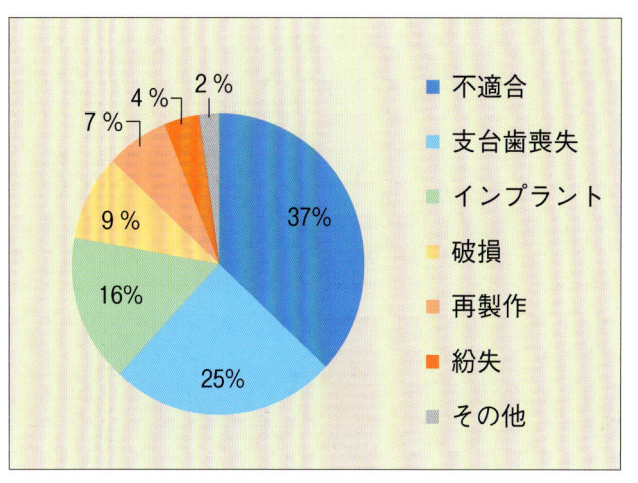

Q17‑6 不使用に至った理由（文献[23]より）.

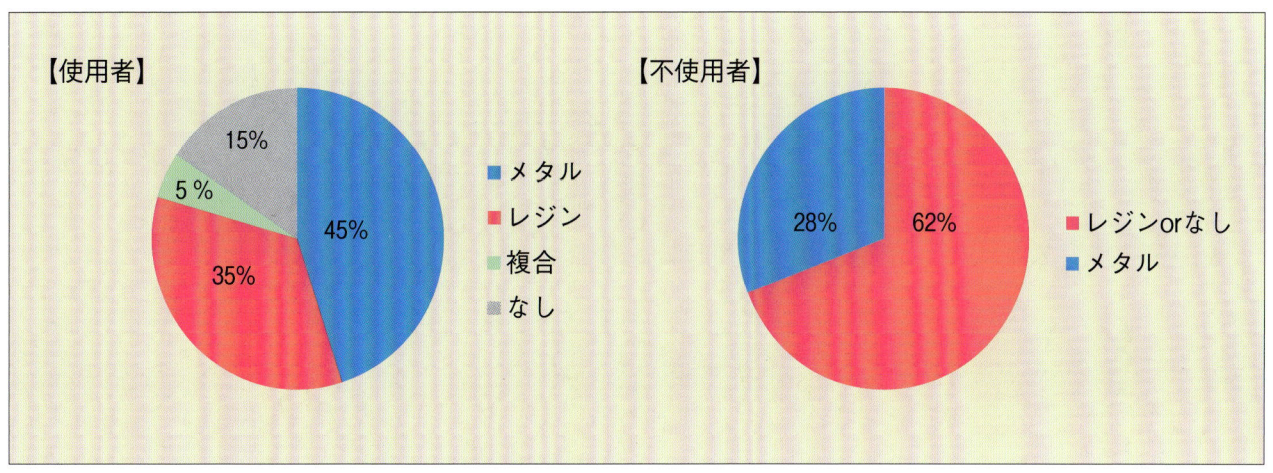

Q17‑7 使用されていたレストの種類（文献[23]より）.

占めていた（**Q17‑5**）．義歯の使用を中止していた患者は53名（19.9％）であり，不使用の理由としては「不適合」が最も多く，次いで「支台歯の喪失」「インプラント治療に移行」「破損」「再製作」「紛失」の順であった（**Q17‑6**）．使用されていたレスト材料は，使用者では「メタルレスト」（45.1％）が最も多く，不使用者では「レストなしもしくはレジンレスト」（62.3％）が最も多かった（**Q17‑7**）．重回帰分析の結果，使用状況に関連する因子は咬合支持域数であ

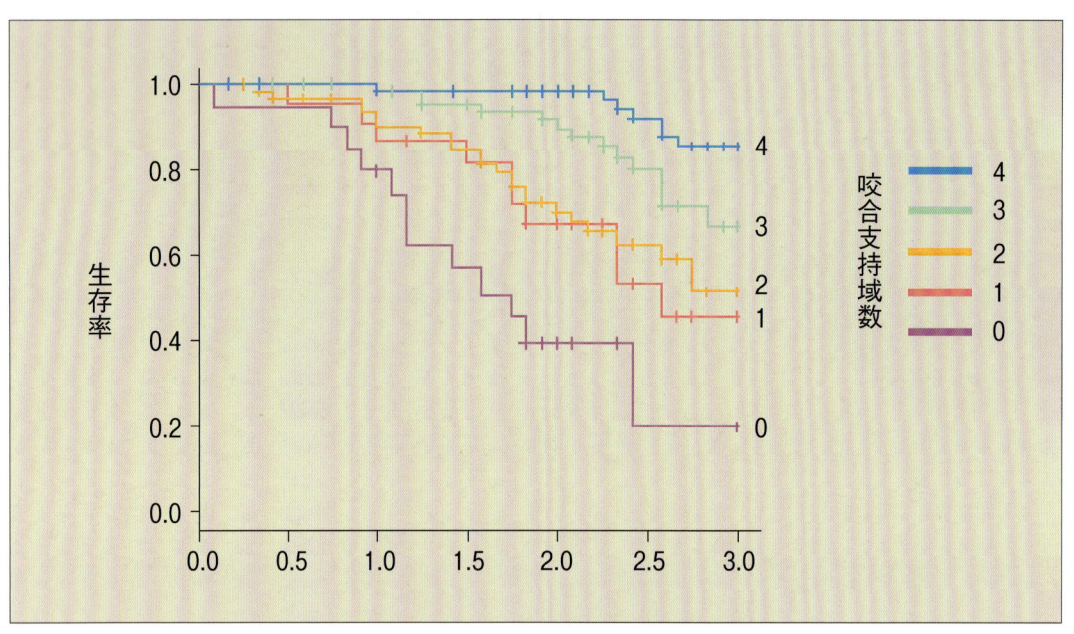

Q17 - 8　咬合支持域数による3年生存曲線（文献[3]より）.

ノンメタルクラスプデンチャーの適応症は，咬合支持域数を3カ所以上有する症例.

るレことが明らかになり，3年生存率は咬合支持域数が増加するに従い，使用期間が長くなることが確認された（**Q17 - 8**）.

　本調査より，ノンメタルクラスプデンチャーの適応症は咬合支持域数を3カ所以上有する症例であり，レストにはメタルレストを使用することが有効と推察された.

序と第Ⅰ章の参考文献

1 ）Watt DM：Clinical assessment of nylon as a partial denture base material．Br Dent J，98：238-244，1955．

2 ）Takabayashi Y：Characteristics of denture thermoplastic resins for non-metal clasp dentures．Dent Mater J，29：353-361，2010．

3 ）鈴木達也，新保秀仁，北野展久，佐藤　薪，大久保力廣ほか：弾性熱可塑性合成樹脂義歯のアンケート調査．日補綴歯会誌，3・特別号：133，2011．

4 ）Osada H，Shimpo H，Hayakawa T，Ohkubo C：Influence of thickness and undercut of thermoplastic resin clasps on retentive force．Dent Mater J，32：381-389，2013．

5 ）依田信裕，渡辺　誠，末長華子，小針啓司，濱田泰三，佐々木啓一：支台歯荷重，義歯床下荷重からみたノンクラスプデンチャーの生体力学的検討．日補綴歯会誌，4：183-192，2012．

6 ）廣田正嗣，新保秀仁，鈴木恭典，大久保力廣：ノンクラスプデンチャーにおけるレストの有無が義歯床下粘膜の負担圧分布に及ぼす影響．日補綴歯会誌，4：193-200，2012．

7 ）Kawara M，Iwata Y，Iwasaki M，Komoda Y，Iida T，Asano T，Komiyama O：Scratch test of thermoplastic denture base resins for non-metal clasp dentures．J Prosthodont Res，58：35-40，2014．

8 ）Wada J，Fueki K，Yatabe M，Takahashi H，Wakabayashi N：A comparison of the fitting accuracy of thermoplastic denture base resins used innon-metal clasp dentures to a conventional heat-cured acrylic resin．Acta Odontol Scand，73：33-37，2015．

9 ）Fueki K，Yoshida-Kohno E，Wakabayashi N：Oral health-related quality of life in patients with non-metal claspdentures：a randomised cross-over trial．J Oral Rehabil，44：405-413，2017．

10）Lee JH，Jun SK，Kim SC，Okubo C，Lee HH：Investigation of the cytotoxicity of thermoplastic denture base resins．J Adv Prosthodont，9：453-462，2017．

11）笛木賢治，大久保力廣，谷田部　優，荒川一郎，有田正博，井野　智ほか：熱可塑性樹脂を用いた部分床義歯（ノンメタルクラスプデンチャー）の臨床応用．日補綴歯会誌，5：387-408，2013．

12）尾花甚一　監，大山喬史，細井紀雄　編：すれ違い咬合の補綴．医歯薬出版，23-25，東京，1994．

13）後藤忠正，中村和夫：部分床義歯の設計原則―動かない，汚れない，壊れない義歯―．東京歯医師会誌，30：37-48，1982．

14）野首孝祠，五十嵐順正：現代のパーシャルデンチャー欠損補綴の臨床指針．190-194，クインテッセンス出版，東京，2000．

15）Zlataric DK，Celebic A，Peruzovic MV：The effect of removable partial dentures on periodontal health of abutment and non-abutment teeth．J Periodont，73：137-144，2002．

16）Nikaido T，Tagami J，Yatani H，Ohkubo C，Nihei T，Koizumi H，et al：Concept and clinical application of the resin-coating technique for indirect restorations．Dent Mater J，37：192-196，2018．

17）薄井由枝，今井　奨，斎藤典子，花田信弘，植松　宏：*Actinomyces naeslundii* を用いた人工口腔装置における3.8% フッ化ジアミン銀の象牙質う蝕抑制効果．口腔衛生会誌，55：189-193，2005．

18）山賀　保：クラスプの維持力．歯科技工別冊／クラスプの歯科技工，57-69，医歯薬出版，東京，1983．

19）Bates JF：Studies on the retention of cobalt-chromium partial dentures．British dental journal，125（3）：97-102，1968．

20）Frank RP，Nicholls JI：A study of the flexibility of wrought wire clasps．Journal of Prosthetic Dentistry，45（3）：259-267，1981．

21）新保秀仁，長田秀和，佐藤　薪，大久保力廣：ノンクラスプデンチャーの修理に関する研究．接着歯学，27：208，2009．

22）新保秀仁，櫻井敏継，仲田豊生，土川益司，大久保力廣：4-META-MMA/TBB レジンを使用した各種熱可塑性樹脂と軟質裏装材の接着性に関する研究．接着歯学，32：189-196，2014．

23）新保秀仁，羅　広輝，石川朱見，河野健太郎，櫻井敏継，仲田豊生ほか：ノンメタルクラスプデンチャー 6 年間の予後調査．日補綴歯会誌，6・123回：157，2014．

第II章
ノンメタルクラスプデンチャーの効果的な使い方

CASE 01

若年者の前歯部欠損に
ノンメタルクラスプデンチャーで対応した症例

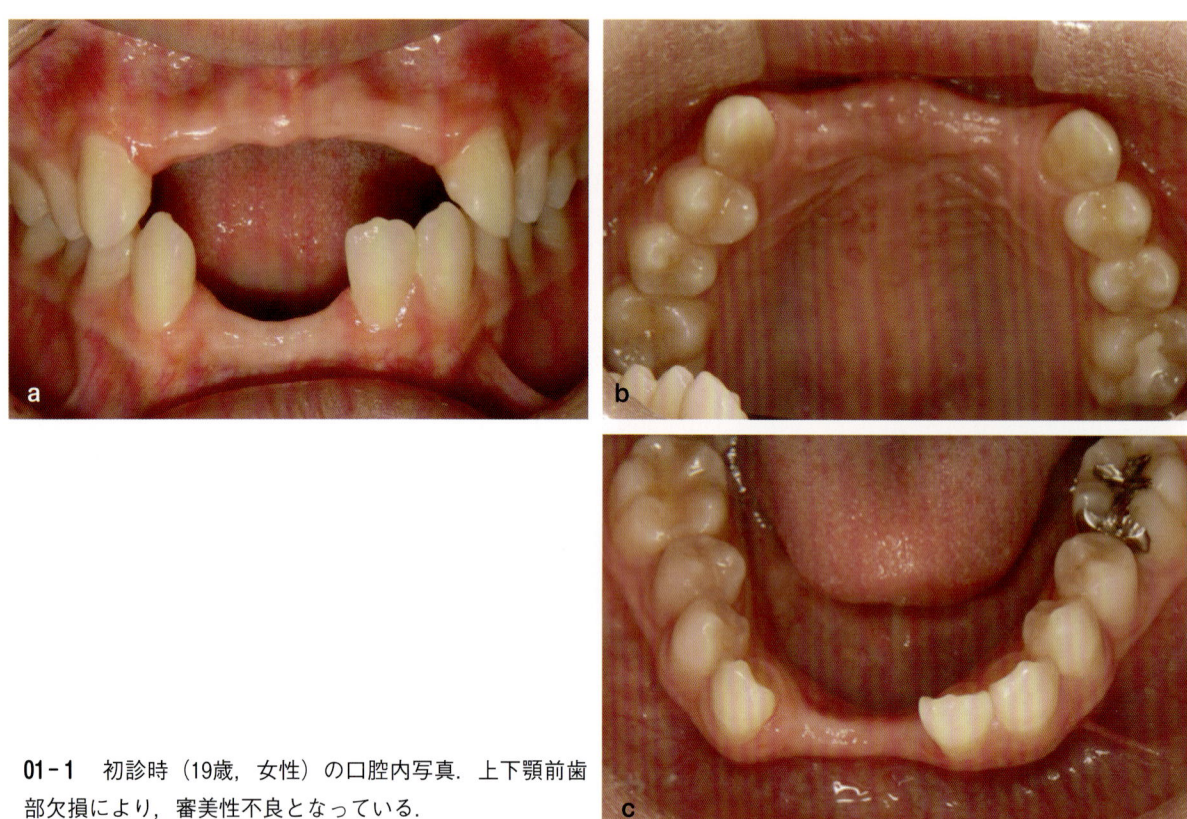

01-1 初診時（19歳，女性）の口腔内写真．上下顎前歯部欠損により，審美性不良となっている．

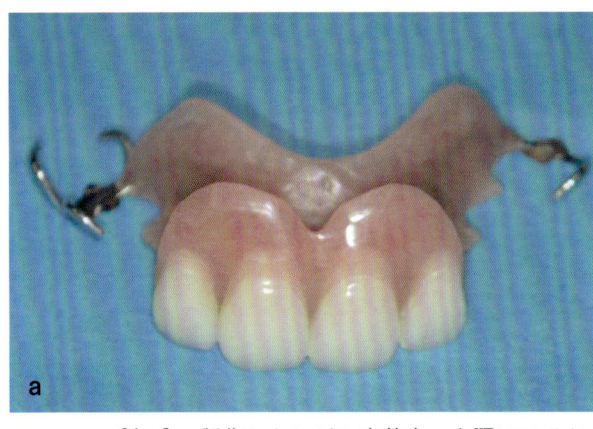
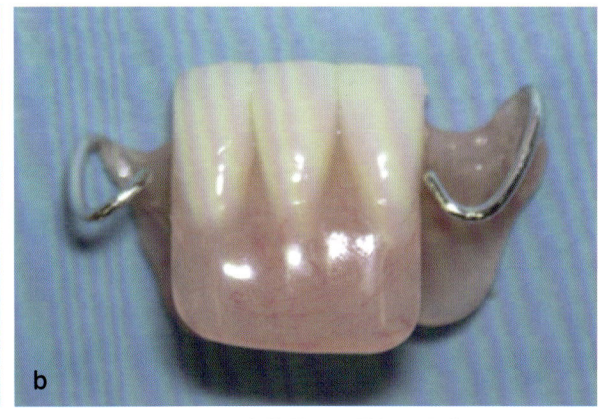

01-2 製作したレジン床義歯. 上顎はワイヤーが露出することによる審美性への影響を考慮し ⎣5̲4̲|5̲⎦ にワイヤークラスプを付与した（**a**). 下顎は，患者の「歯は削らないでほしい」という強い希望から，歯質を切削せずにワイヤーを通すことのできる ‾3̲|2̲‾ にレストなしのワイヤーの単純鈎を付与した（**b**).

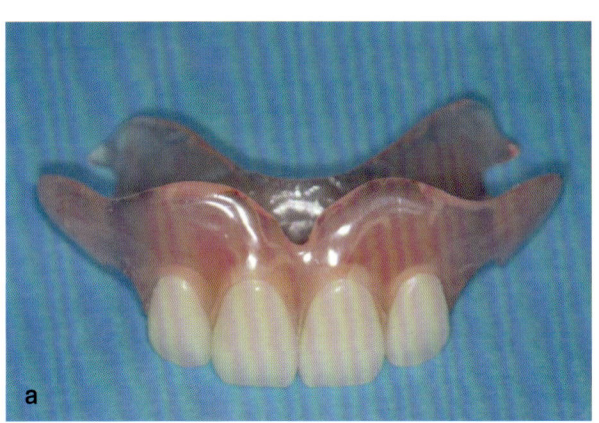
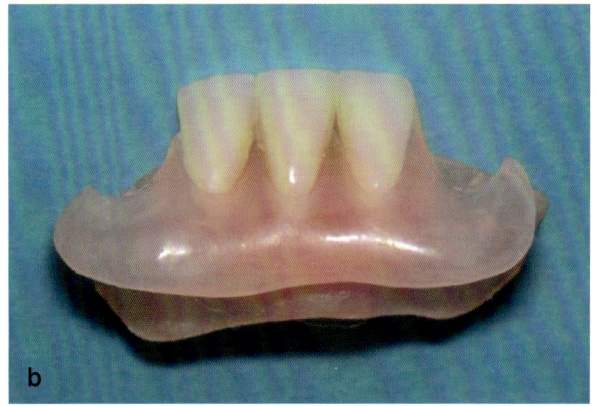

01-3 製作した金属構成要素のないノンメタルクラスプデンチャー.

患者：19歳，女性.

主訴：上下顎前歯部欠損に対するインプラント治療を希望.

現病歴・現症：2007年1月に意識喪失し，挿管管理されていたが，痙攣発作を繰り返し上下顎前歯部を外傷性脱臼，抜歯となった. 同年6月，紹介により当科来院.

設計・治療の要点：患者はインプラント治療を希望していたが，年齢的にまだ若いこと，骨欠損が著しく大規模な骨造成が必要であることなどの理由から，まずは可撤性の義歯で審美性の回復を図ることとした（**01-1**）.

　　まず歯周基本治療と並行し，レジン床義歯を装着した（**01-2**）. しかしな

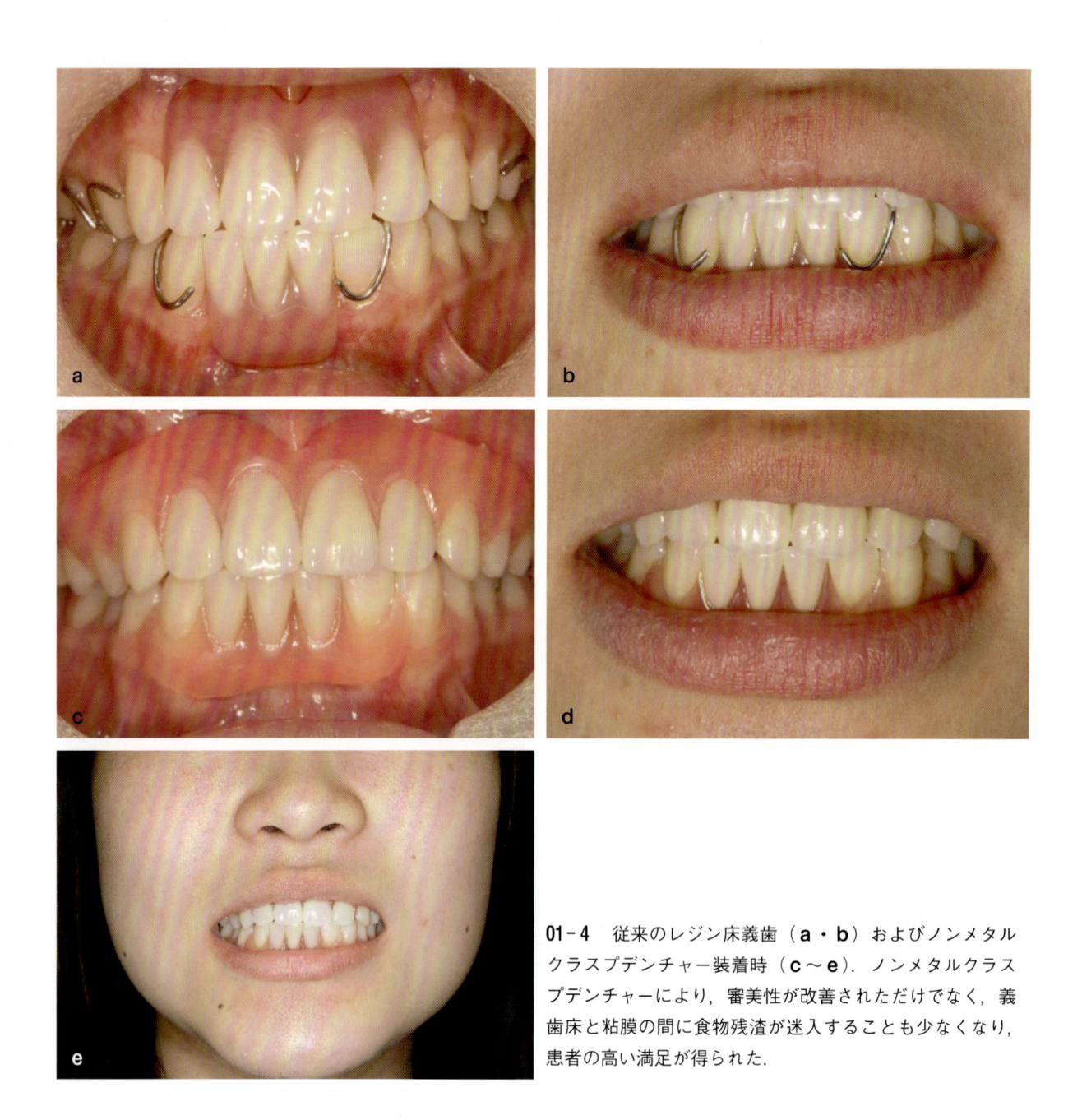

01-4 従来のレジン床義歯（**a・b**）およびノンメタルクラスプデンチャー装着時（**c〜e**）．ノンメタルクラスプデンチャーにより，審美性が改善されただけでなく，義歯床と粘膜の間に食物残渣が迷入することも少なくなり，患者の高い満足が得られた．

がら，3|2 のワイヤークラスプによる審美不良の訴えがあったため，上下顎に金属構成要素のないノンメタルクラスプデンチャー（バルプラスト）を製作した（**01-3・4**）．装着 8 カ月後には義歯表面の劣化が認められ（**01-5**），約 2 年後には暫間軟質裏装材によるリラインを行った．その後，メインテナンスを続けながら（**01-6**），約 5 年後にインプラント治療を行った（**01-7**）．

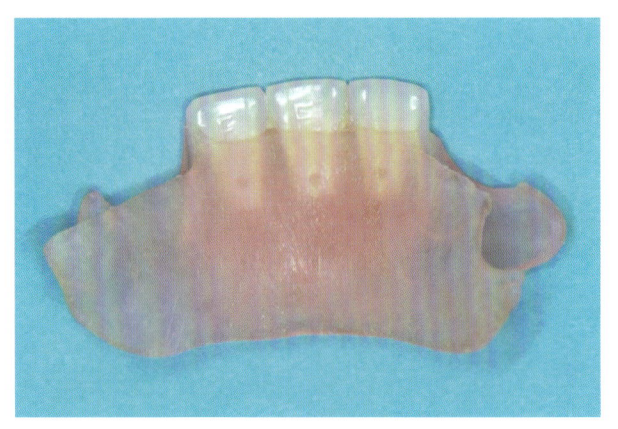

01-5 装着8カ月後には舌側表面の劣化が認められた．食塊の接触により表面は粗糙になっていた（バルプラスト）．

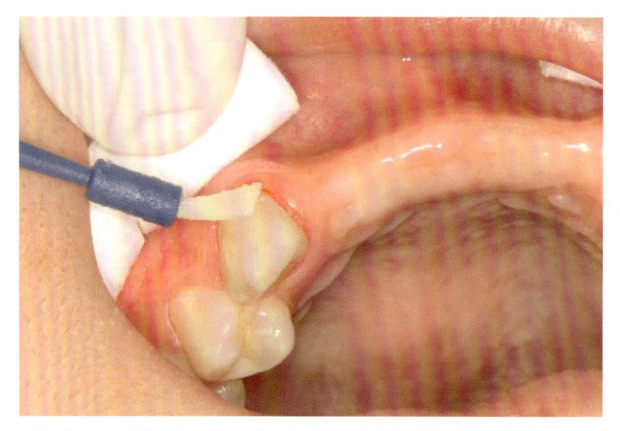

01-6 レジンクラスプにより支台歯周囲が広い範囲で不潔域となるため，本症例では，支台歯の歯面レジンコーティングを行うことにより，う蝕リスクを低減させた．

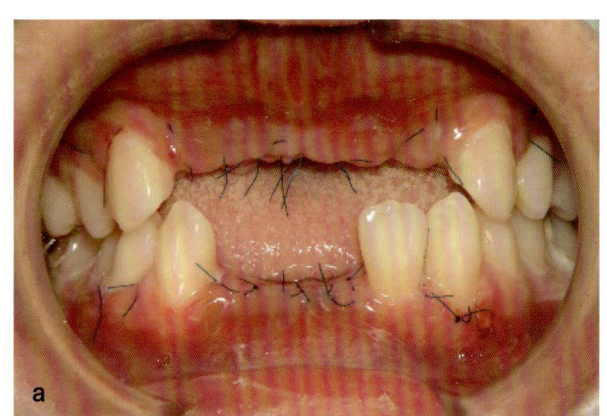

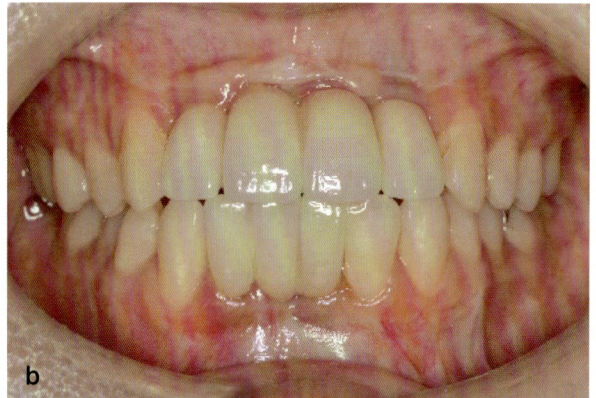

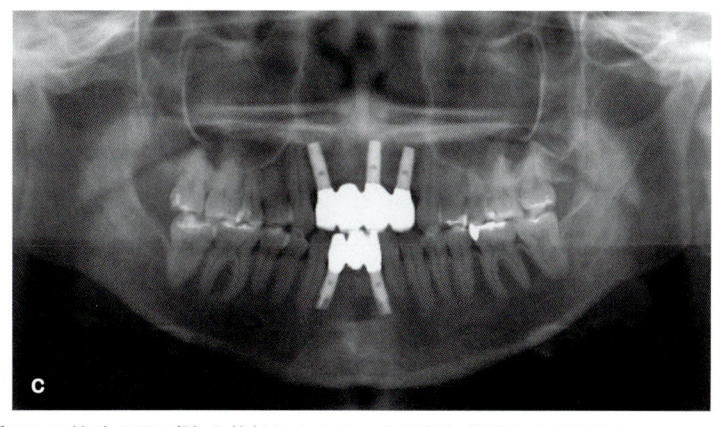

01-7 5年経過後の24歳時に，インプラント治療を再び強く希望したため，上下顎に腸骨からPCBM（海綿骨骨髄細片）移植後，インプラント埋入，固定性補綴を行った．現在，結合組織移植によるさらなる審美性の改善を検討している．ノンメタルクラスプデンチャーを使用した5年間，患者は20代前半の女性でもあり，本義歯の審美的効果はQOLの向上に大きく寄与したと思われる．

CASE 02 大きいアンダーカット部に レジンクラスプを応用した症例

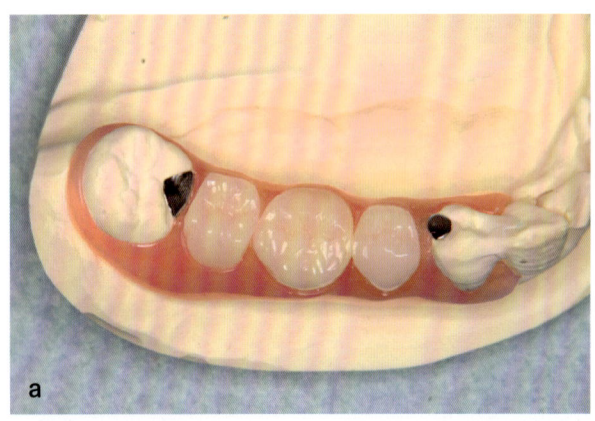

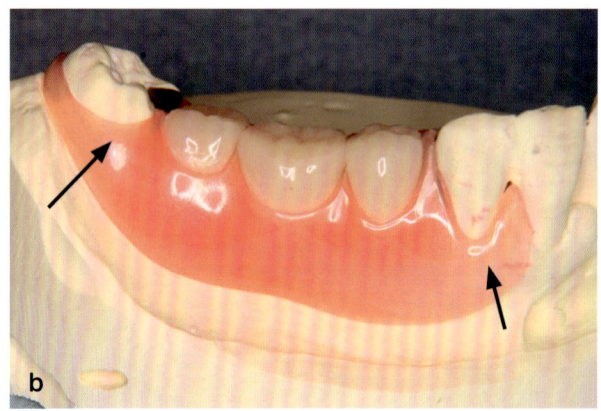

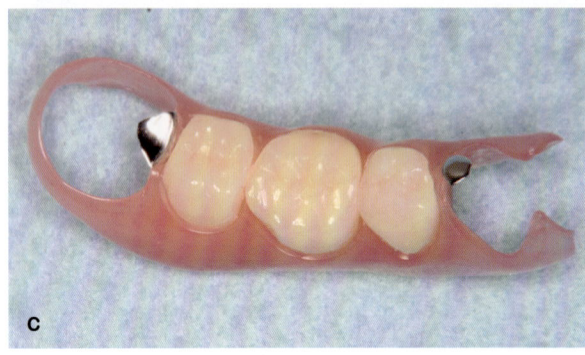

02-1 ⎾84⏌にメタルレストを付与したノンメタルクラスプデンチャー（バルプラスト）．⎾4⏌は3面4隅角を，⎾8⏌はループ状のレジンクラスプとしたが，適合も良好であった（矢印）．

患者：63歳，女性．

主訴：審美不良および咀嚼困難．

現病歴・現症：顎関節の習慣性脱臼の既往を有している．上顎には通常のレジン床義歯が装着されているが，メタルクラスプは後方に設置されており審美性に問題はない．下顎義歯を製作するにあたり，メタルクラスプが見えないことを希望した．

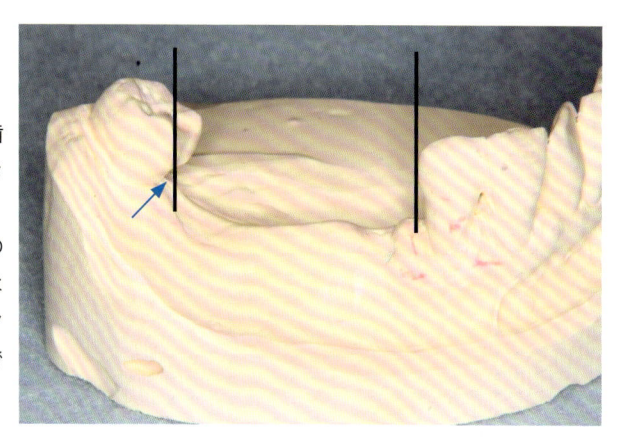

02-2　着脱方向とアンダーカット量．下顎の最後方臼歯は近心傾斜していることが多く，ブロックアウト量は大きくなる．

パーシャルデンチャーでは，食物残渣の侵入は患者からのクレームが多い事象のひとつであるが，歯冠修正だけでは解決が難しい．弾性の大きいバルプラストでは，レジンクラスプによりアンダーカット部を頬舌的に塞ぐことができ，同部への食物の侵入を防止できる．

> **POINT**
>
> レジンクラスプによってアンダーカットを頬舌側から塞ぐことで，食物残渣の侵入を防ぐ．

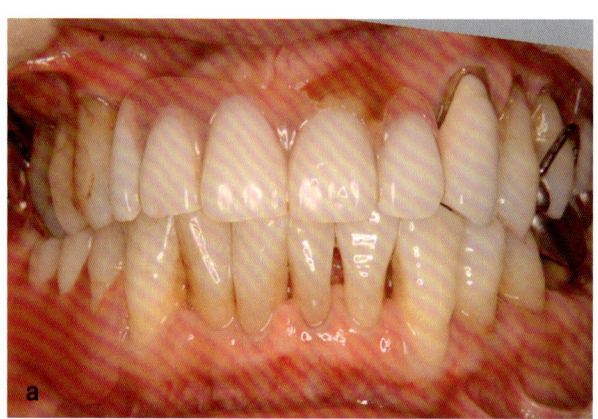 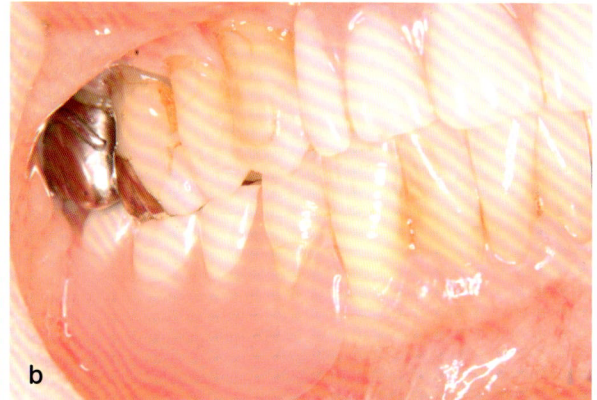

a　　　　　　b

02-3　義歯装着時の口腔内．適合も審美性も良好で，食物残渣の侵入もなく，患者の高い満足が得られた．

設計・治療の要点：7̅6̅5̅|欠損のため，4̅|にクラスプを設計せざるを得ないが，メタルクラスプを設置すると審美的に劣る．8̅|は著しく近心傾斜しておりアンダーカット量も大きいことから，食物残渣の侵入が惹起される．レジンクラスプであればアンダーカット部を頬舌的に塞ぐことができるため，同部への食物の侵入を防止できる（**02-1～3**）．

CASE 03 アセタルクラスプを応用した症例

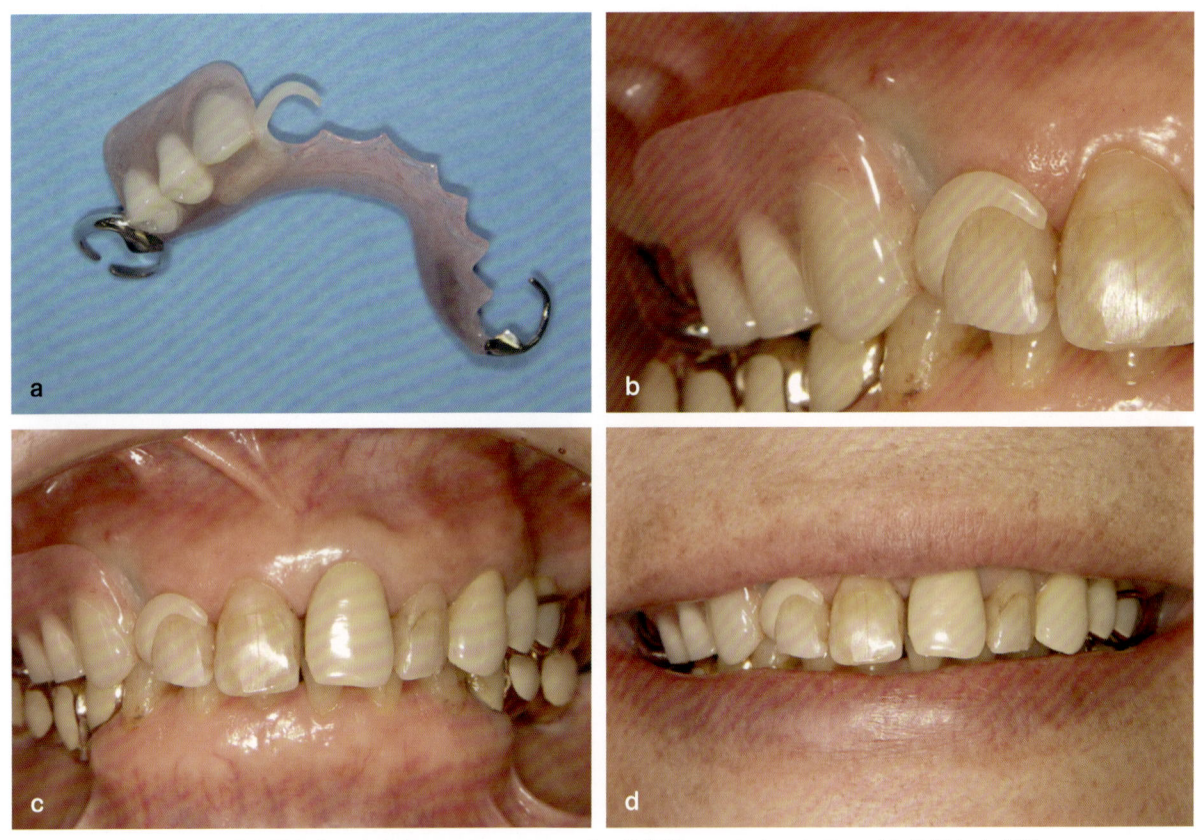

03-1 上顎中間欠損で臼歯部にメタルクラスプ，前歯部にアセタルクラスプを使用した症例．アセタルクラスプは歯冠色のレジンクラスプで，耐久性に優れ，またモノマーを含んでいないため生体適合性も高いと言われている．アセタルクラスプのシェードは多数あるが残存歯と色調を合わせるのが難しく，通常のノンメタルクラスプデンチャーと比較して審美性に劣ることが多い．

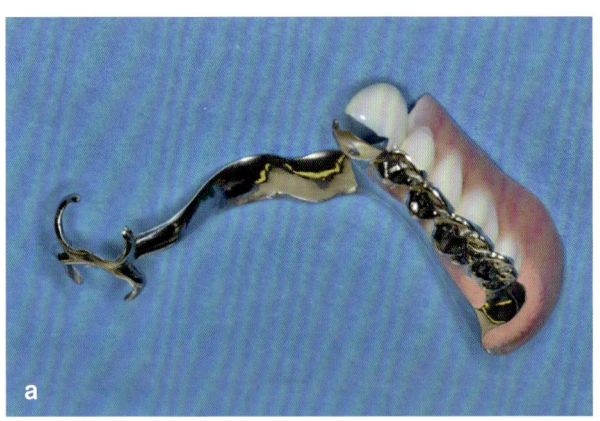
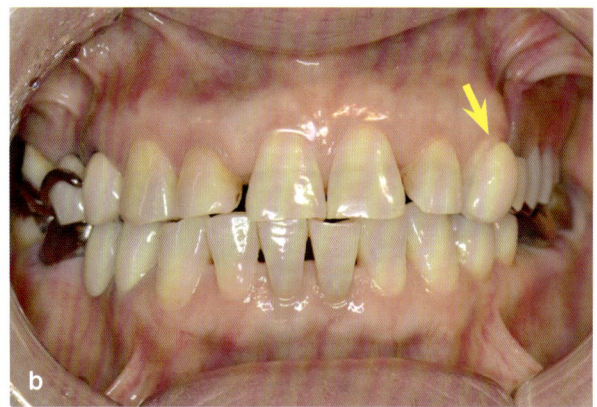

03-2 別症例. アセタルクラスプを鉤腕形態ではなく，広い面積で犬歯唇側を被覆させたほうが目立ちにくくなる（**b**矢印）.

患者：64歳，女性.

主訴：審美不良および咀嚼困難.

現病歴・現症：下顎臼歯部はインプラント固定性補綴を行ったが，<u>543</u>｜欠損部の骨吸収は大きく，骨造成を希望されなかったため，可撤性義歯で補綴することとした．ただし，欠損側隣在歯である<u>2</u>｜へのメタルクラスプの設置は嫌厭された.

設計・治療の要点：上顎3歯欠損に対して，両側性のパーシャルデンチャーを製作した（**03-1**）．臼歯部にはメタルのエーカースクラスプと単純鉤を設計し，確実な支持と維持を得るようにした．レジンアップによって残存歯と床を連続的に接触させ，把持の向上を目指した．支台歯の<u>2</u>｜はバルプラスト等でレジンクラスプを設計するとアーム部の異物感が懸念されるため，アセタルクラスプを設計した．アセタルクラスプは歯冠上に設置されるため，異物感は少ない．しかし，アセタルクラスプは歯冠色であっても残存歯と色調を調和させにくく，維持力の調整も難しい．審美面からは鉤腕を細くしたいが，維持力の発現のためにはある程度の厚みと幅が必要となる（アセタルクラスプの臨床例は**CASE13**にも提示した）.

    03-2に，アセタルクラプを鉤腕形態ではなく広い面積で被覆させた別症例を示す.

CASE 04
レジンクラスプを応用した CAD/CAMデンチャー症例

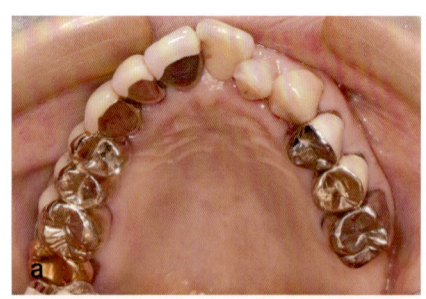

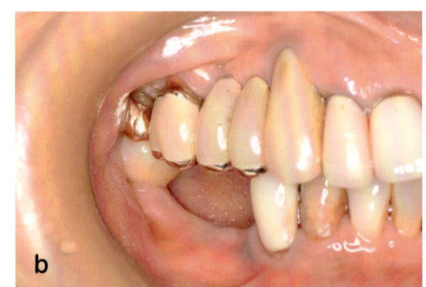

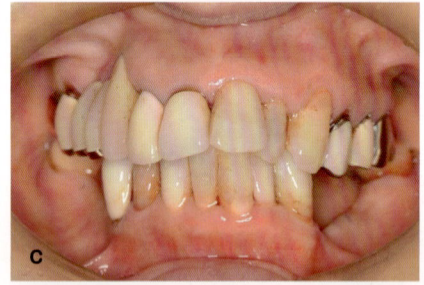

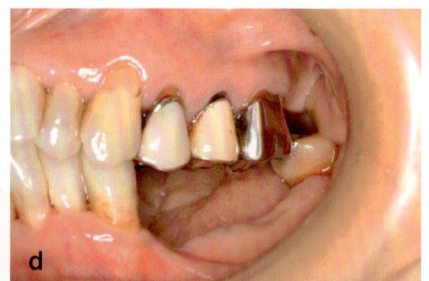

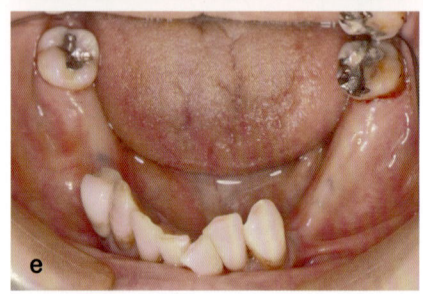

04-1　初診時の口腔内写真. 約2年前に製作したレジン床義歯は|3部のメタルクラスプが審美性を阻害するため, 使用していない.

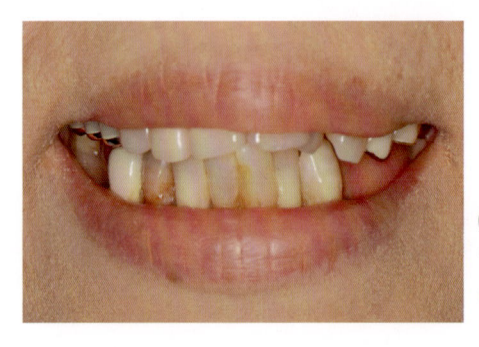

04-2　4|部はサベイラインを含む歯頸部が口唇に隠れていたが, |3部は口唇からサベイライン付近が露出していた.

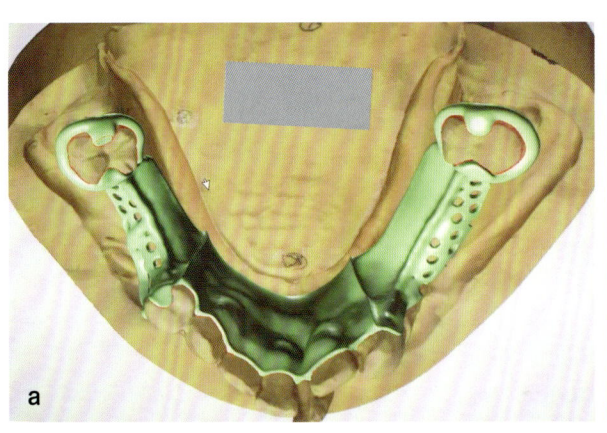 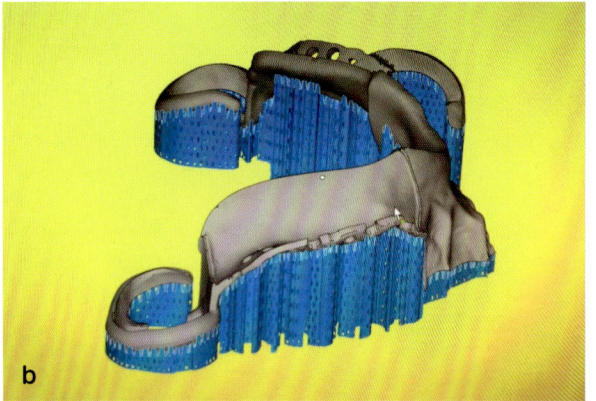

04 - 3 CAD によるフレームワークデザイン.

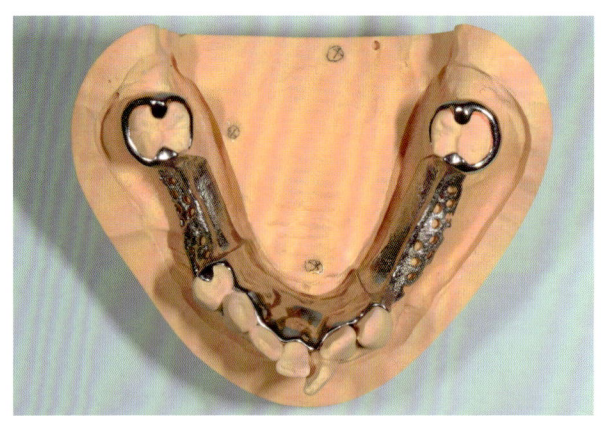

04 - 4 チタン合金を用いて Selective Laser Melting（SLM）法による積層造形により製作したフレームワーク.

患者：63歳，女性.

主訴：咀嚼困難，メタルクラスプによる審美障害.

現病歴・現症：下顎は両側性中間欠損で歯槽骨の高さ，幅は十分である．約2年前に製作したレジン床義歯は⎡3部のメタルクラスプが審美性を阻害し，現在使用していない（**04 - 1**）．全身的に特記すべき事項はない.

設計・治療の要点：レジンクラスプは支台歯のみならず辺縁歯肉も広く覆うことから自浄性が妨げられるため，審美性に影響しない大臼歯部の支台装置は近遠心レストを付与したリングクラスプを選定した．審美性に影響する小臼歯，犬歯部はスマイルラインを考慮しクラスプの種類と外形を決定した．4⎤右側小臼歯部はサベイラインを含む歯頸部が口唇に隠れるため，遠心レストを付与したバータイプのクラスプを選択した．⎡3部は口唇からサベイライン付近が露

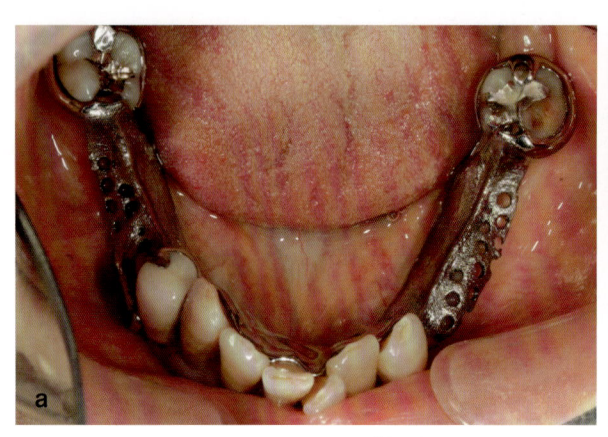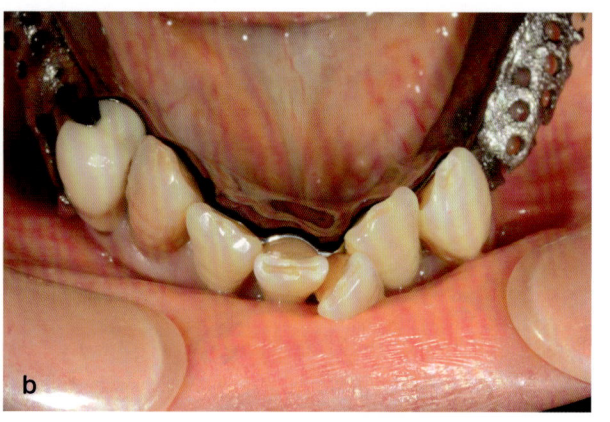

04 - 5 フレームワークの口腔内での適合状態.

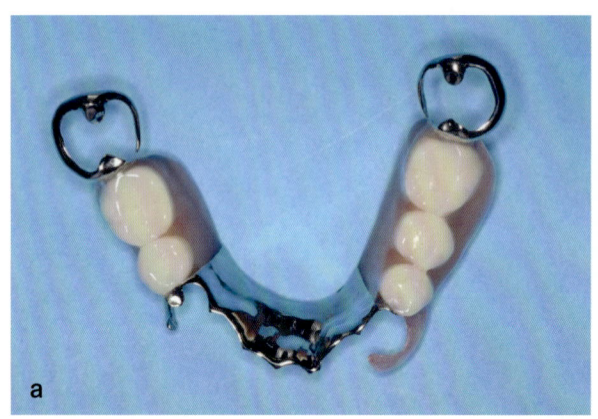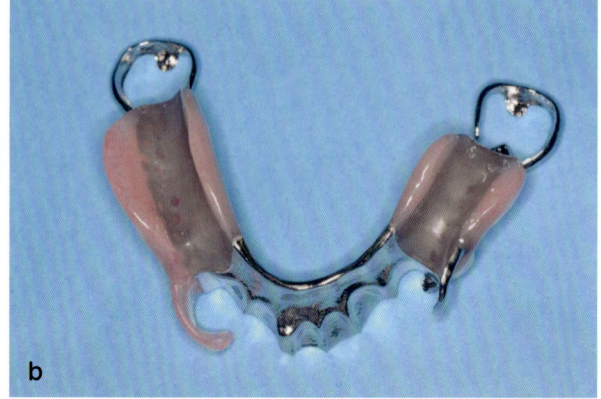

04 - 6 新義歯の咬合面観と基底面観.

出していたため，レジンクラスプ（バイオ・プラスト）を応用した（**04 - 2**）. 患者の審美的要求からレジンクラスプを適用するため，義歯の回転・沈下を可及的に抑制し，う蝕や歯周病の予防も可能にするため，メタルレストや隣接面板を欠損側の両側に設定した.

フレームワークのデザインは CAD により行った（**04 - 3**）. CAD では着脱方向を設定すれば自動的にデジタルサベイングおよびブロックアウトが行われる. 着脱方向の変更にも対応し，三次元的設計・描記も可能であることから，アナログ設計に比較して非常に効率的である.

フレームワークは3Dデータをもとに，チタン合金を用いて Selective Laser Melting（SLM）法による積層造形により製作した（**04 - 4**）. CAD/CAM 技術を適用した積層造形法は，高強度かつ高精度の補綴装置の製作が可

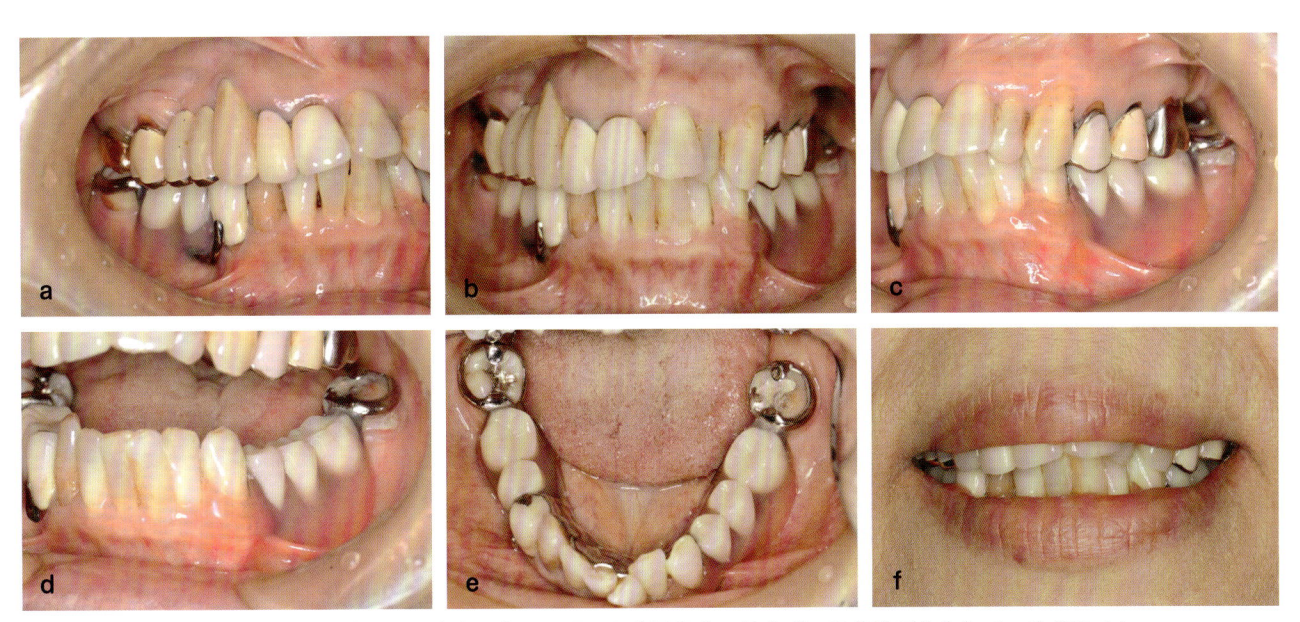

04-7 新義歯装着時の口腔内写真. 口唇から金属部分は見えず, 審美性が向上しているだけでなく, 咀嚼機能の改善もなされた.

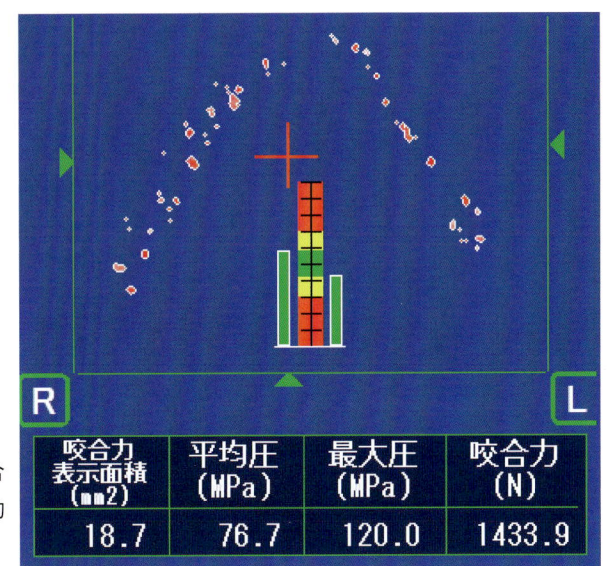

04-8 デンタルプレスケール（ジーシー社）による咬合検査. 左右側の咬合のバランスはよく, 咬合力の総和は約1,400Nであった.

咬合力 表示面積 （mm2）	平均圧 （MPa）	最大圧 （MPa）	咬合力 （N）
18.7	76.7	120.0	1433.9

能になり（**04-5**）, 装着後の良好な経過が期待される（**04-6・7**）. また, 義歯修理や再製作時に旧義歯のデータが蓄積されているため, 患者負担の減少も可能になると思われる.

　現在, 1年が経過しレジンクラスプならびに義歯の破損もなく, 良好な維持力が得られている. 咬合力, 咬合接触面積が増加し咀嚼機能の向上と患者の高い満足が得られた（**04-8**）.

レジンクラスプを試適し，
審美性を事前に確認した症例

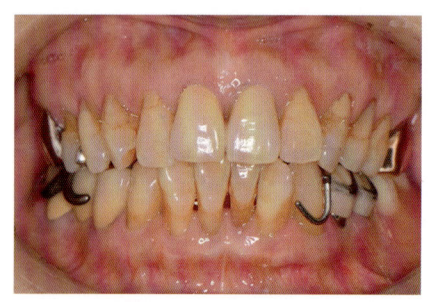

05−1　口腔内写真.

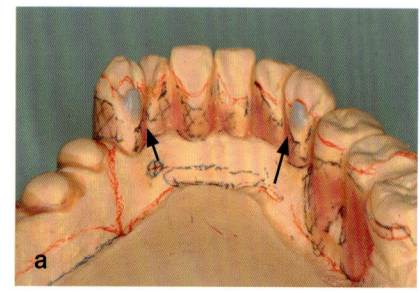

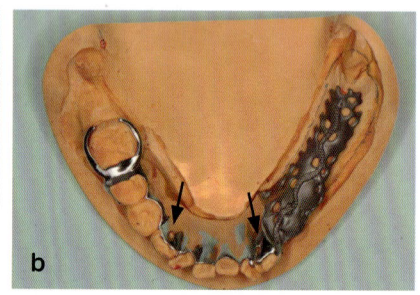

05−2　支持の向上を目的に犬歯にはシンギュラムレストを設置するため，作業用模型上であらかじめワックスアップを行い，義歯完成後にコンポジットレジンを築盛した（**a**矢印）. **b**矢印のようにフレームワークにコンポジットレジンを流し込むための穴をあらかじめ設置しておく.

患者：69歳，女性.

主訴：審美性の改善.

現病歴・現症：4〜7 の片側遊離端欠損義歯. 約半年前に 45 をコーピングとし，増歯修理を行った. 患者はもともと審美性の改善を求めており，ノンメタルクラスプデンチャーの製作を希望していた（**05−1**）.

設計・治療の要点：本症例は対合歯までの距離が十分にあるため，レジンクラスプの設置には有利であった. 間接支台装置の役割を求めて大連結子にはリンガルプレートを設計し，金属の見えにくい 65 にはメタルで双子鉤を設計した. また，支持の向上を目的に犬歯にはシンギュラムレストを設置するため，作業用模型上であらかじめワックスアップを行い，義歯完成後にコンポジットレジンでレストシートを付与した（**05−2**）.
　　フレームワークにパターンレジンでレジンクラスプ確認用パーツを製作し，こ

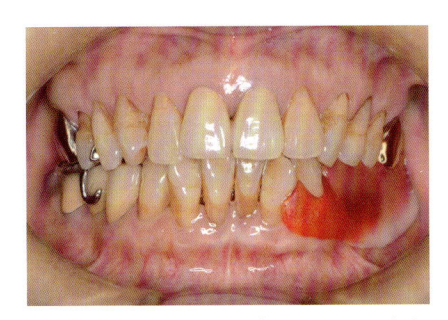

05-3　レジンクラスプのパーツを試適し、異物感や審美性の確認を行った。

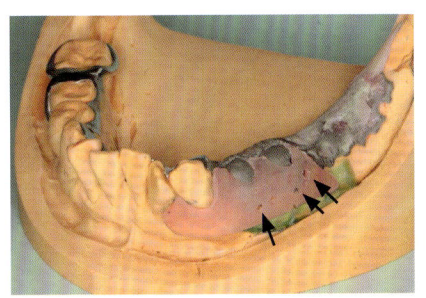

05-4　レジンクラスプの鉤脚に保持孔を設置して（矢印）機械的な維持を得るとともに、専用の接着材を塗布してフレームワークに組み込んだ。

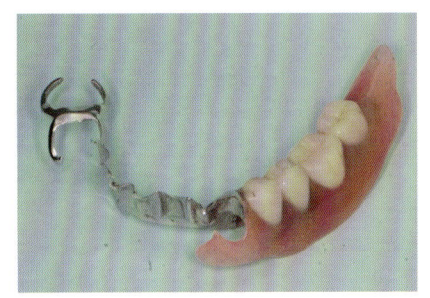

05-5　通法どおり人工歯排列、ワックスアップを行い、流し込みレジンを填入して完成させた。

POINT

レジンクラスプの鉤脚に保持孔を設置して機械的な維持も図る。

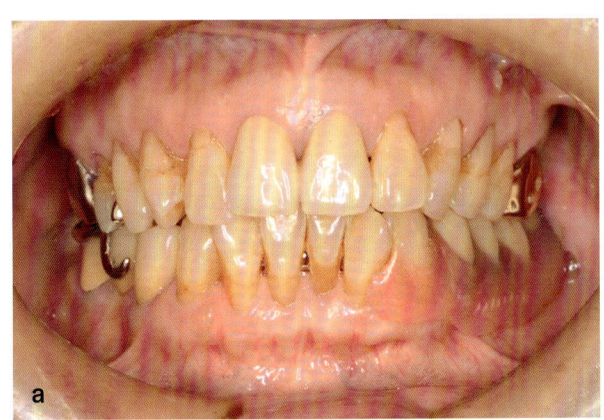

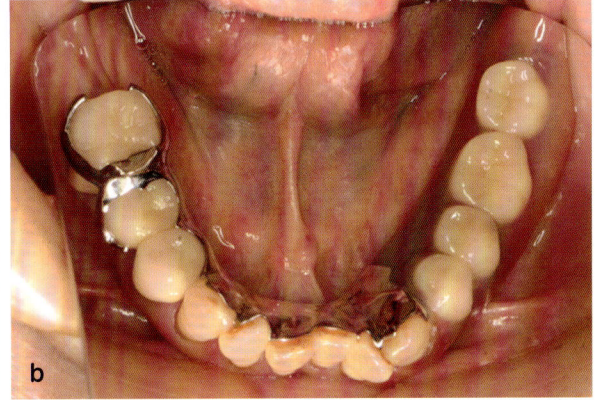

05-6　完成義歯装着時の口腔内写真。

れを組み込んで患者の口腔内で試適を行った（**05-3**）。試適ではフレームワークの適合性だけでなく、レジンクラスプ部の異物感や審美性の確認を行った。フレームワークはアルミナサンドブラスト処理後、メタルプライマーにて接着処理を行い、レジンクラスプ（バイオ・プラスト）の鉤脚に保持孔を設置して機械的な維持を得るとともに、専用の接着材を塗布してフレームワークに組み込んだ（**05-4**）。通法どおり人工歯排列、ワックスアップを行い、流し込みレジンを填入して完成させた（**05-5・6**）。

CASE
06

遊離端欠損を片側設計とした症例

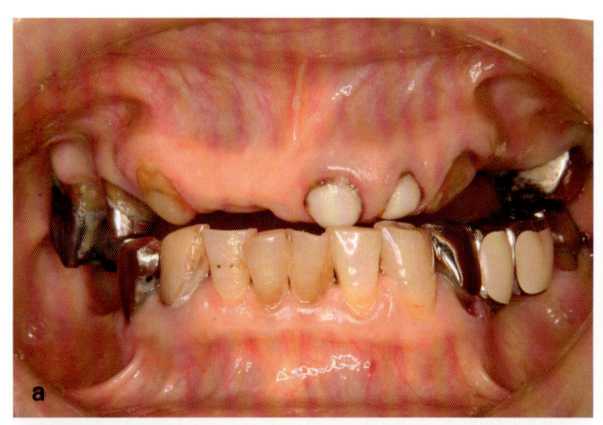
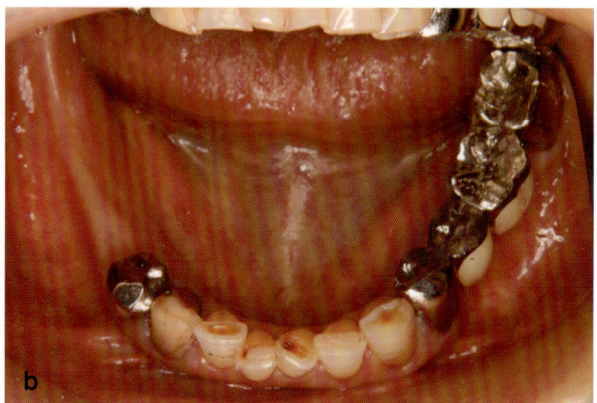
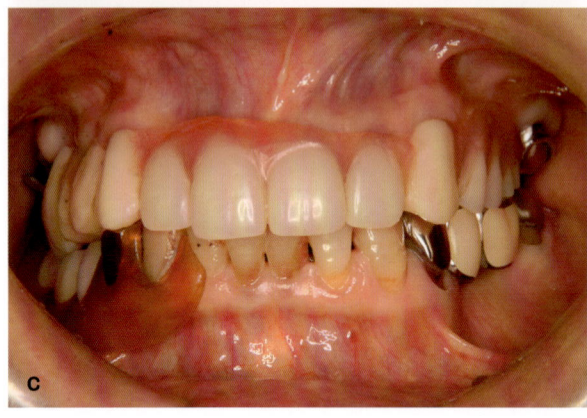

06-1 片側遊離端欠損に装着されたノンメタルクラスプデンチャー（バルプラスト）. 装着から約5年が経過している.

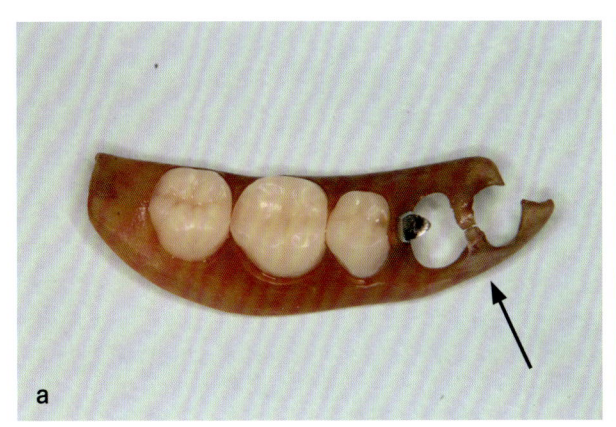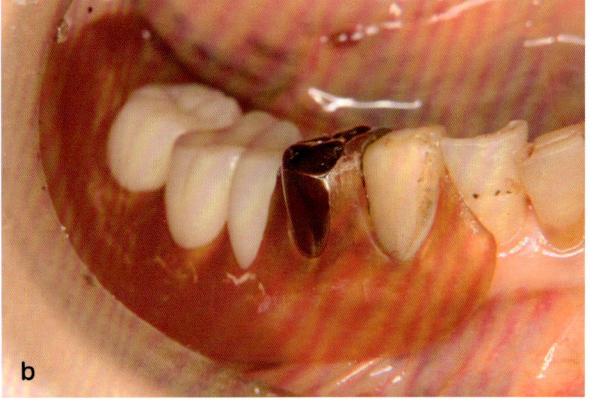

06-2 変色や一部に亀裂が認められるが（**a** 矢印），維持力や適合に問題はなく，現在も使用されている．顎堤の疼痛や咀嚼障害もない．4̄ には遠心メタルレストが設置されている．

患者：76歳，女性．

主訴：上顎義歯の破折．

現病歴・現症：上顎義歯は約6年前に製作し，上顎残存歯がコーピングになるたびに増歯修理を繰り返した．7̄6̄5̄ 欠損のノンメタルクラスプデンチャーは約5年前に製作した．患者の審美性と装着感に対する強い希望で，4̄ にメタルレストを設置した片側性の義歯設計とした．注意深く経過観察を続けているが，現在まで問題なく使用されている（**06-1・2**）．

　本症例では約5年間問題なく使用されているが，本来の片側遊離端3歯欠損の基本的設計は両側性である．臼歯部3歯以上の連続欠損は，もちろん両側性義歯が原則であるが，本症例では対合歯が 6̄ の1歯で 5̄ はコーピングであることから，例外的に製作した．

メタルクラスプの破折に
レジンクラスプで対応した症例

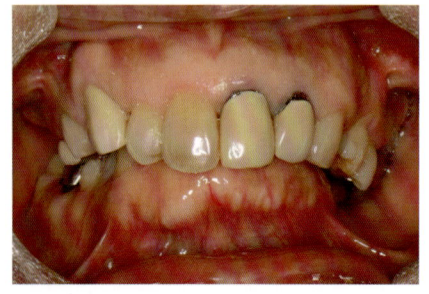

07-1 初診時の口腔内写真. 著しい過蓋咬合を呈している.

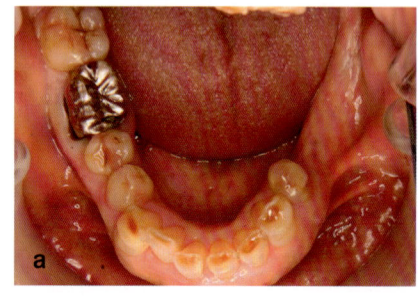

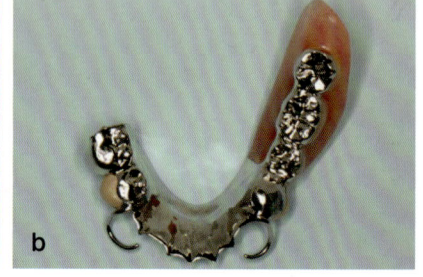

07-2 下顎の口腔内所見および下顎金属床義歯. 5〜7 片側遊離端欠損. 歯列弓も狭窄しており, 残存歯は舌側に傾斜しているため, 頬側のアンダーカットは小さい. 残存歯上にキャップクラスプを設計して支持・把持を求めるとともに, 維持力の向上を目指した.

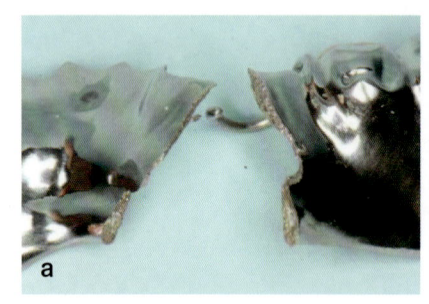

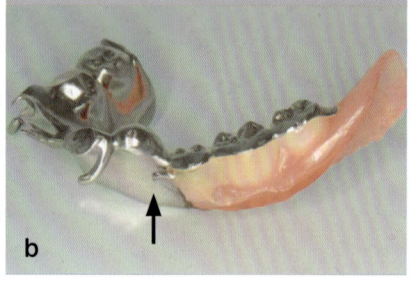

07-3 破折したリンガルプレート (**a**) とメタルクラスプ (**b**). 装着約 1 年 6 カ月後にはコバルトクロム合金で製作されたリンガルプレートが破折, その後メタルクラスプも破折を繰り返した. リンガルプレートはレーザー溶接修理を行い, メタルクラスプも追加修理を行った.

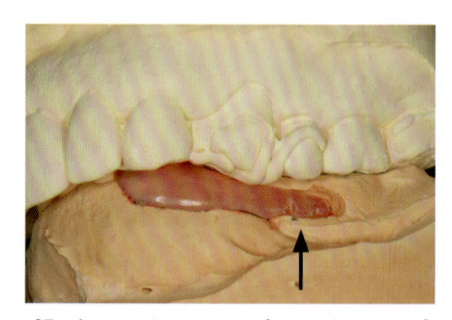

07-4 レジンクラスプにはバイオ・プラストを用い, 接着処理を行った後, 鉤脚を床の中に埋め込んだ (矢印). 追加修理のため, 義歯の深い部分に埋入することができず, 鉤脚の脱離が心配された.

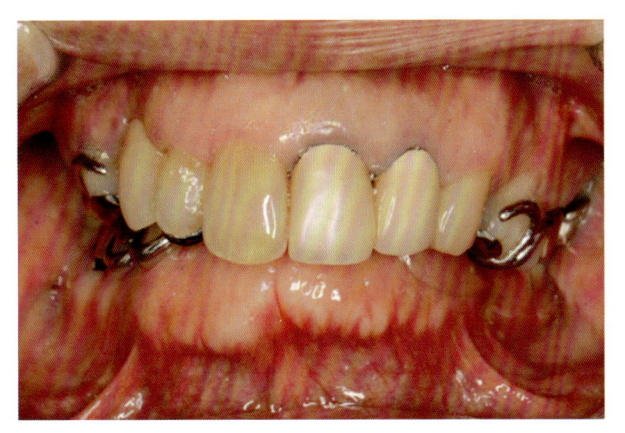

07-5　装着されていた金属床義歯は支持・把持ともに問題がないと思われ，レジンクラスプの維持力の長期持続が期待された.

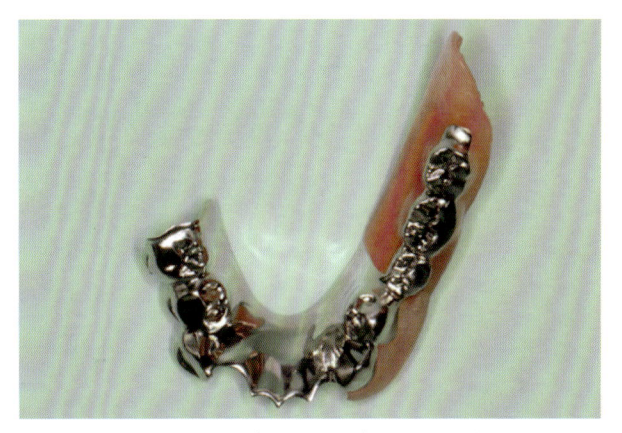

07-6　レジンクラスプにより審美的にも改善されたことで，患者の満足が得られた. 装着から約4年が経過しているが，現在のところ大きなトラブルは生じていない.

患者：56歳，男性.

主訴：顎堤粘膜の咀嚼時疼痛.

現病歴・現症：567 片側遊離端欠損で，上下顎にレジン床義歯を装着していたが，咀嚼時疼痛と破折のため使用を中止した. 著しい過蓋咬合のため，咬合挙上が必要である（**07-1**）. 接客業のため，できれば金属が目立たないことを希望している.

設計・治療の要点：前歯部で1～2mmの挙上量を確保し，支持・把持・維持を考慮したコバルトクロム合金による上下顎金属床義歯を製作した. 上顎金属床義歯は装着8年経過後の現在も問題なく使用されているが，下顎の金属床義歯（**07-2**）は装着3年までに大連結子およびメタルクラスプの破折がそれぞれ3回生じ（**07-3**），顎堤の咀嚼時疼痛も時折認めた. 大連結子およびメタルクラスプの破折に対しては，その都度レーザー溶接修理等を行った. メタルクラスプの破折防止と患者の要望である審美性向上を考慮して，欠損側の 34 のクラスプをレジンクラスプに置き換えることにした. 審美性，装着感の向上が認められ，現在もこの状態で使用されている（**07-4～6**）.

CASE 08 把持効果の高いフレームワークにレジンクラスプを併用し，審美性も獲得した症例

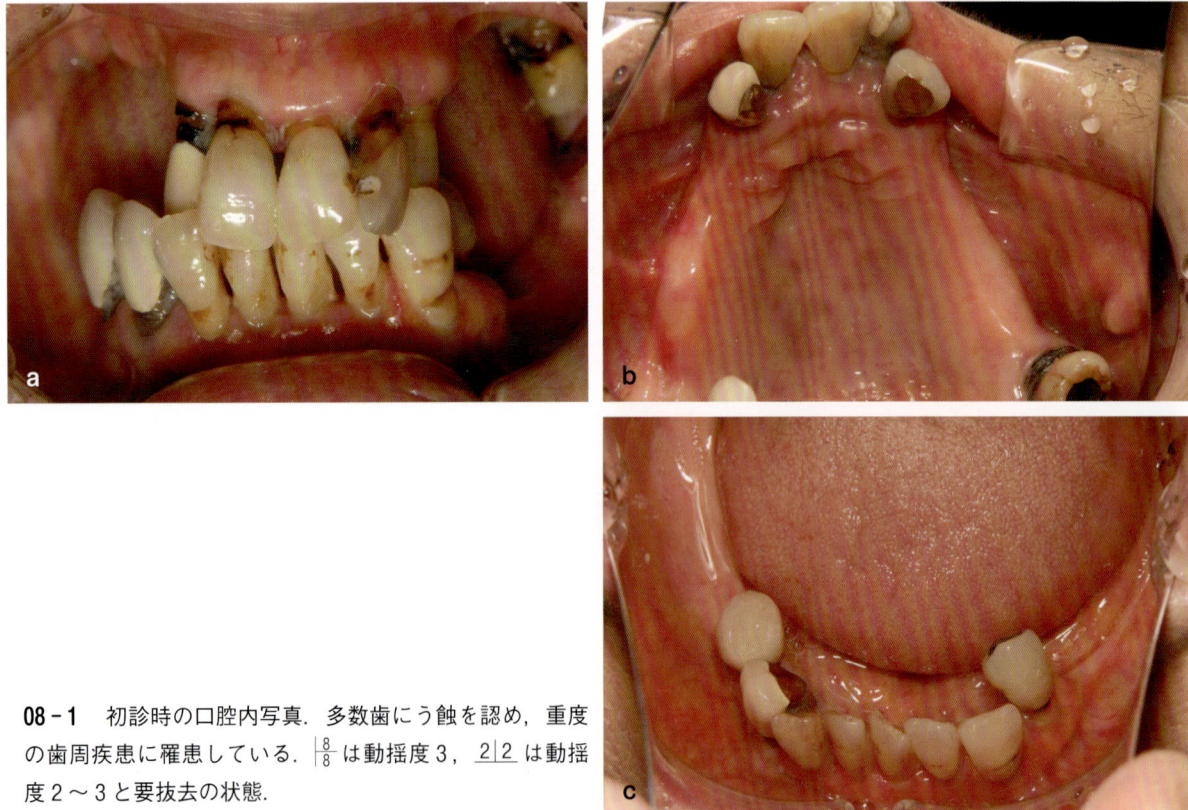

08-1　初診時の口腔内写真．多数歯にう蝕を認め，重度の歯周疾患に罹患している．$\frac{8}{8}$は動揺度3，$\underline{2|2}$は動揺度2〜3と要抜去の状態．

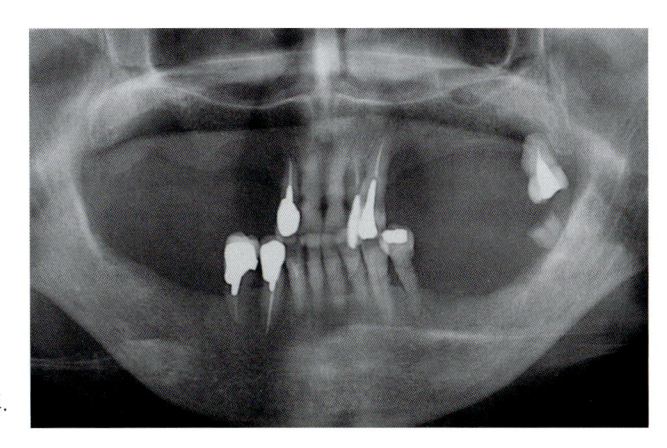

08-2 初診時のパノラマエックス線写真.

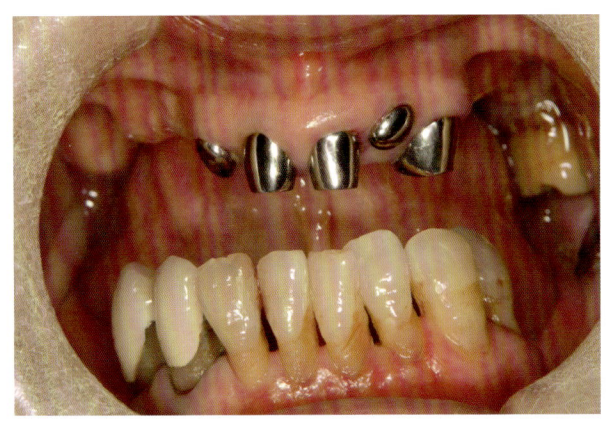

08-3 初期治療として徹底的に歯周治療を行い，動揺の大きな上顎前歯はやむなくコーピングとマグネットアタッチメントを装着した.

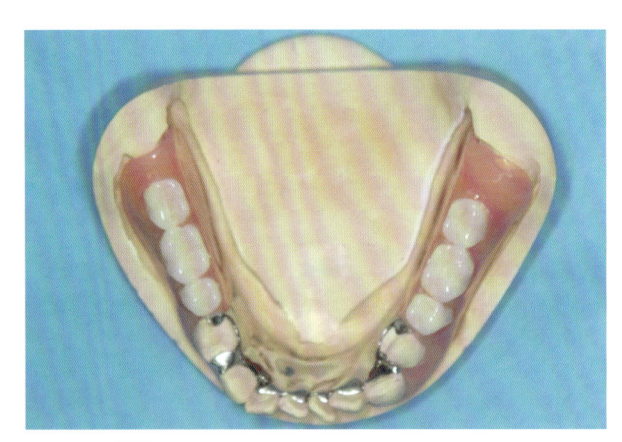

08-4 43 にエンブレジャーフックを付与したリンガルプレートを設計した. 純チタンフレームワークにより，義歯の動揺を抑制した.

POINT

エンブレジャーフックや把持効果の高いフレームワークにより，義歯の動揺を抑制する.

患者：56歳，女性.

主訴：審美不良と咀嚼困難.

現病歴・現症：母親の介護のため，長期にわたり口腔内を放置した.

インプラント治療を希望して紹介来院したが，約10年前から関節リウマチを患っており，骨量も十分でないためパーシャルデンチャーによる欠損補綴を行うこととした（**08-1・2**）.

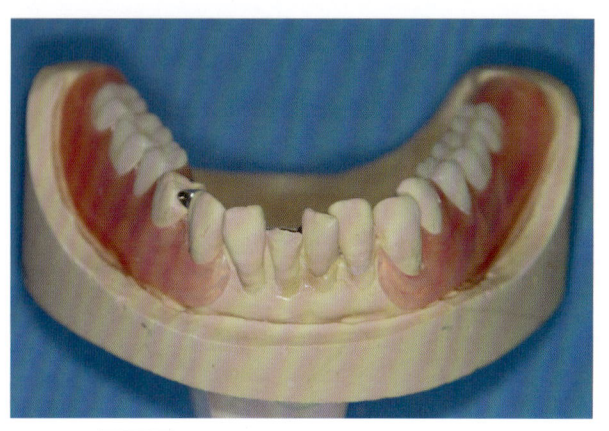

08-5 $\overline{43|34}$ の唇頬側にはポリアミド（バルプラスト）のレジンクラスプを設置した.

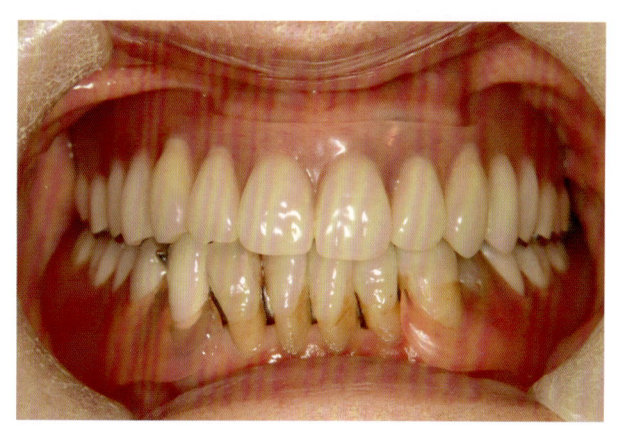

08-6 義歯装着直後より，審美性と機能の向上に患者は高い満足を示した.

設計・治療の要点：患者の強い希望から要抜去歯もすべて保存することとし，初期治療として徹底的に歯周治療を行った．動揺の大きな上顎前歯はやむなくコーピングとマグネットアタッチメントを装着し，$\underline{8}$ にリングクラスプを設置したチタン床義歯を装着した（**08-3**）.

下顎は舌側傾斜の著しい $\overline{4|4}$ に対して，プレパレーションガイドを使用してエナメル質内で厳密なガイドプレーンを形成し，着脱方向の規制と高い把持効果を期待した．また，$\overline{43|}$ にエンブレジャーフックを付与したリンガルプレートにより義歯動揺の抑制を図った（**08-4**）.

把持効果の高いチタンフレームワークの設計により義歯の動揺を抑制するとともに，$\overline{43|34}$ の唇頬側にはレジンクラスプ（バルプラスト）を設置し，審美性の向上に努めた（**08-5・6**）.

義歯装着から約5年後に $\overline{8|}$ が，約6年6カ月後に $\underline{2}$ が自然脱落した．また装着から約3年後と約5年後の2回にわたり，$\overline{43|}$ の周囲歯肉にわずかな腫脹が認められたが，リリーフとブラッシング指導の励行により寛解した．現在，初診より9年4カ月が経過するが，周囲歯肉も健全で良好な機能を維持している（**08-7・8**）.

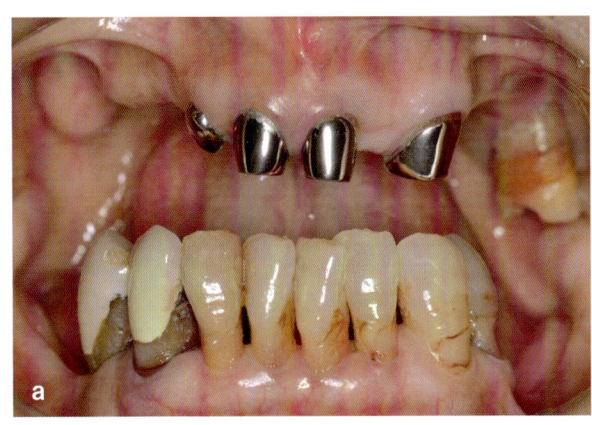
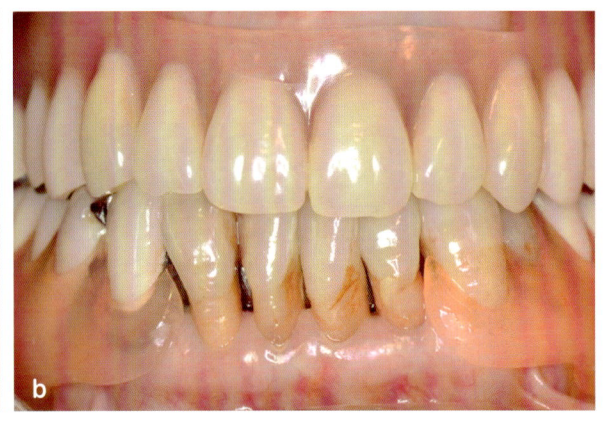
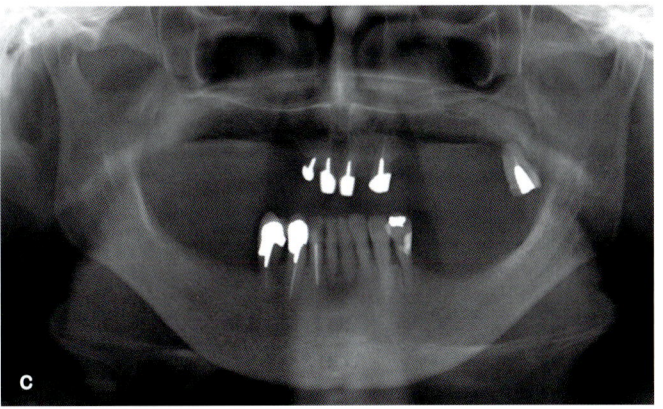

08-7 初診より9年4カ月経過時. 周囲歯肉も健全で良好な機能を維持している.

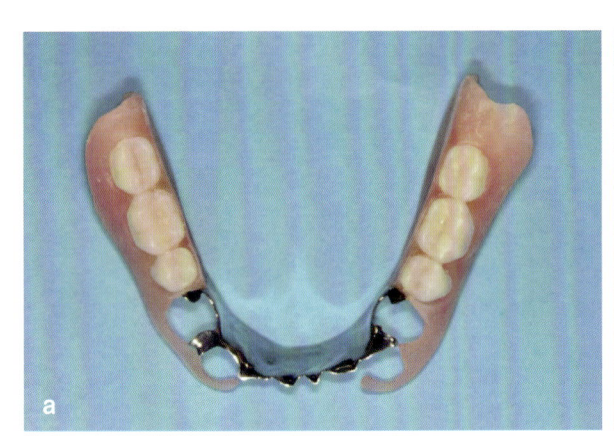
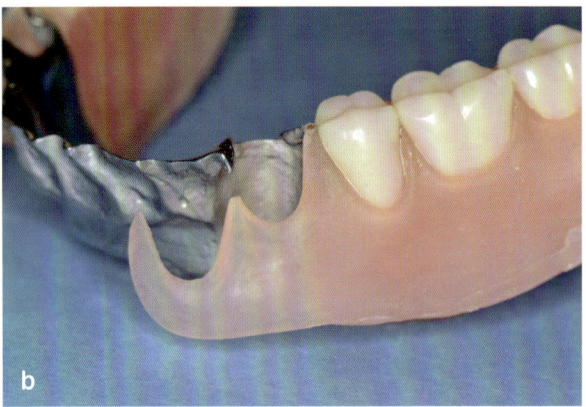

08-8 初診時より9年4カ月後の義歯. リラインを1度行ったが, レジンクラスプの維持力低下は認められない.

CASE 09 セカンドデンチャーとしての活用

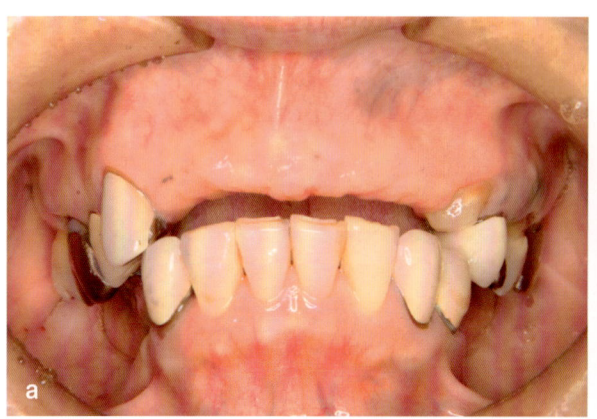

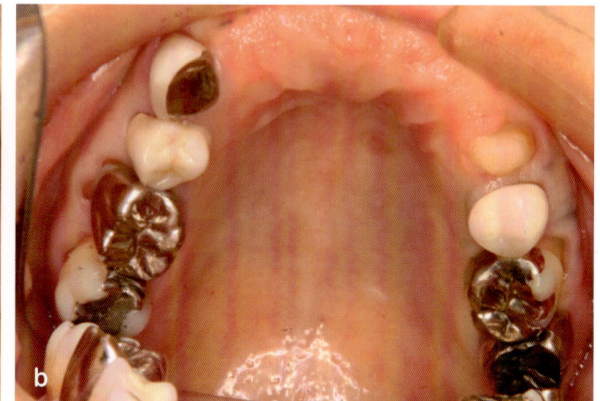

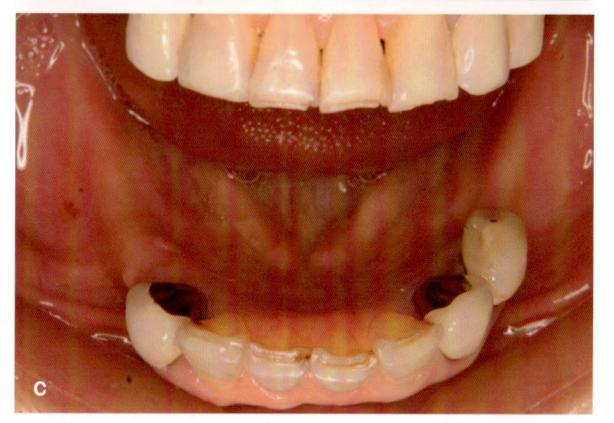

09-1 上顎は前方遊離端欠損，下顎は両側遊離端欠損で，Eichner 分類 B4 である．口腔清掃状態は良好で，残存歯は動揺もなく，歯周ポケットの深さも ⌊4 を除いて 2 mm である．

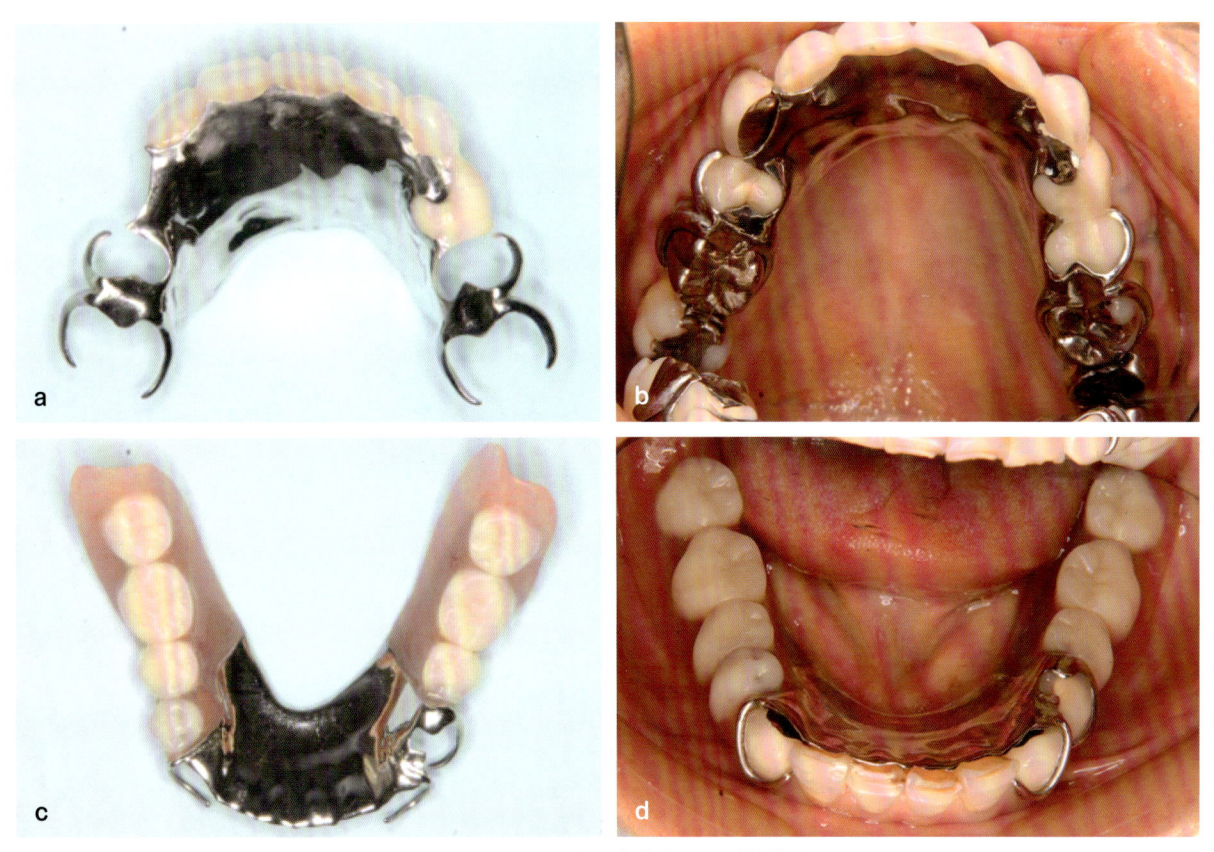

09-2　上下顎の金属床義歯および装着時.

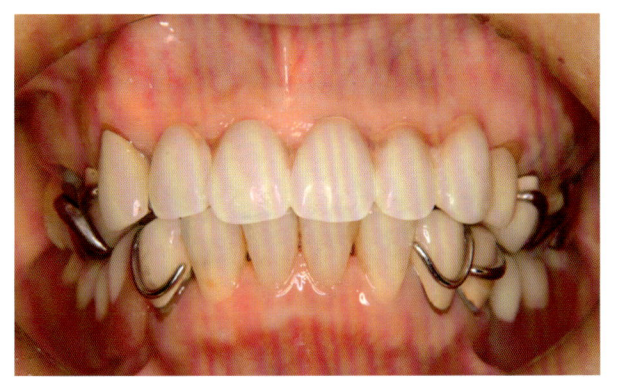

09-3　金属床義歯装着時.　3|3 のメタルクラスプが審美性を悪化させている.

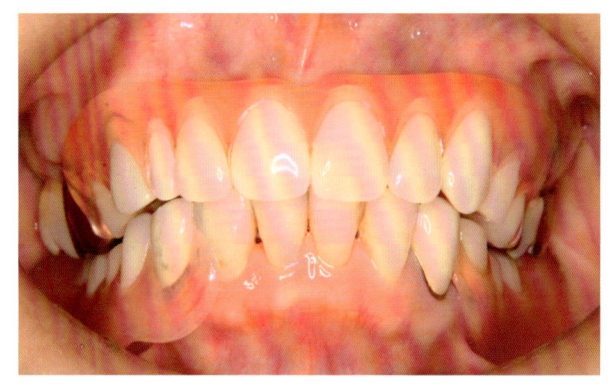

09-4　ノンメタルクラスプデンチャー（バルプラスト）装着時.

症例：73歳，女性.

主訴：義歯の不適合.

現病歴・現症：約7年前に上下顎ともに金属床義歯を再製作した．その後，コーピングおよび抜歯により修理を行っている．口腔清掃状態は良好で，残存歯は動揺もなく，歯周ポケットの深さも 4| を除いて2mmである（**09-1**）．上顎は前方遊離端欠損，下顎は両側遊離端欠損で，Eichner分類B4である.

117

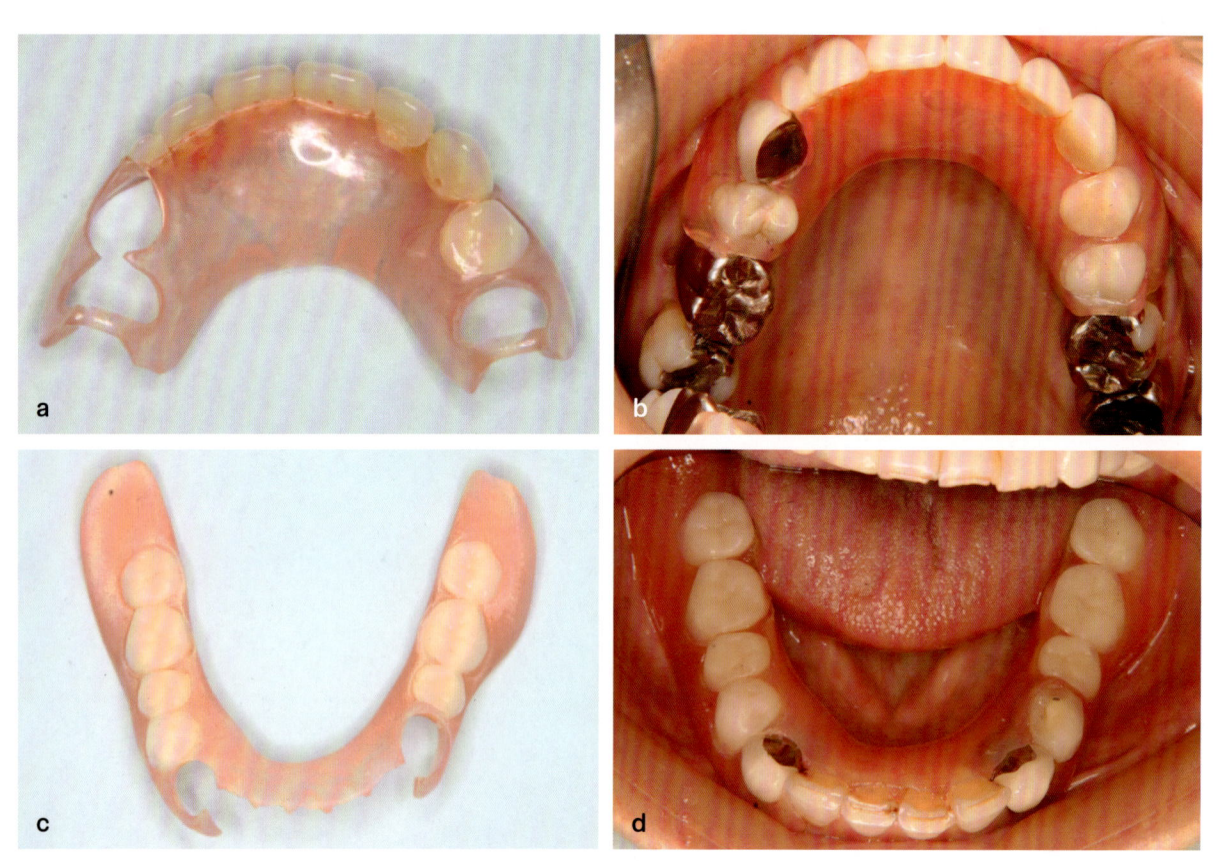

09 - 5 上下顎ノンメタルクラスプデンチャーの装着状態.

表09 - 1　咀嚼能率判定表

		金属床義歯	バルプラスト			金属床義歯	バルプラスト
1	スープ	○	○	5	サラミ	○	○
2	おかゆ	○	○	5	フランスパン	△	△
2	プリン	○	○	5	らっきょう	○	○
3	豆腐	○	○	5	ビフテキ		
3	ご飯	○	○	5	とり貝		
3	煮魚	○	○	5	クラゲの酢の物	○	○
4	ビスケット	○	○	6	雑煮	○	○
4	かまぼこ	○	○	6	ピーナッツ	○	○
4	こんにゃく	○	○	6	堅焼きせんべい	△	△
4	イカの刺身	○	○	6	生あわび	△	△
4	ソーセージ	○	○	6	古たくあん	○	○

○：咀嚼できる　△：食べにくい　×：食べられない　空欄：好きではない

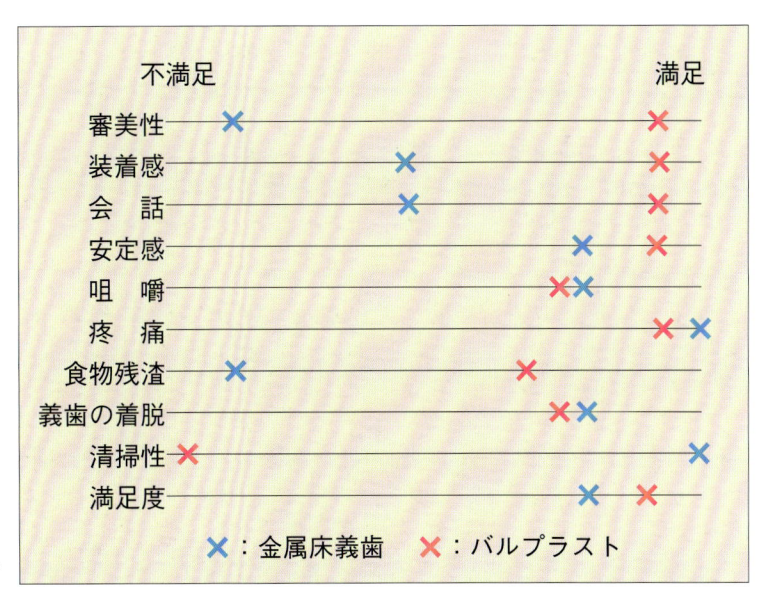

09-6 患者満足度（VAS）.

設計・治療の要点：QOL 向上のため，日常的に使用する金属床義歯（**09-2・3**）以外に，セカンドデンチャーとしてノンメタルクラスプデンチャー（バルプラスト，**09-4・5**）を約12年前より上下顎に装着している．

　患者は出かける時は外出用義歯としてノンメタルクラスプデンチャーを使用し，自宅では金属床義歯を使用している．4｜ がコーピングになった約2年前に上顎のノンメタルクラスプデンチャーは増歯修理とともに改床した．下顎は約7年前に再製作している．上下顎ともメタルレストがなく剛性も不足しているが，外出先での食事も問題がなく，患者の意向により本設計のままになっている（**09-5**）．

　本症例で金属床義歯とノンメタルクラスプデンチャーについてアンケート調査を行ったところ，咀嚼能率判定表では両義歯とも同様の結果を示し，患者満足度では明らかにノンメタルクラスプデンチャーのほうが評価は高かった（**表09-1，09-6**）．笛木ら[1]はノンメタルクラスプデンチャーは審美性に関する患者満足度と口腔関連 QOL が高く，義歯の使用状況とトラブルの発生状況に関して，メタルクラスプデンチャーよりも劣っているとは言えない，と報告している．

　症例によってはノンメタルクラスプデンチャーは欠損補綴の一選択肢として考えられ，本症例のように2つの義歯を使い分けることは，患者の QOL 向上のためにも重要であり，これからの補綴治療におけるひとつの方向性を示唆するものと思われる．

インプラント埋入前の即時義歯

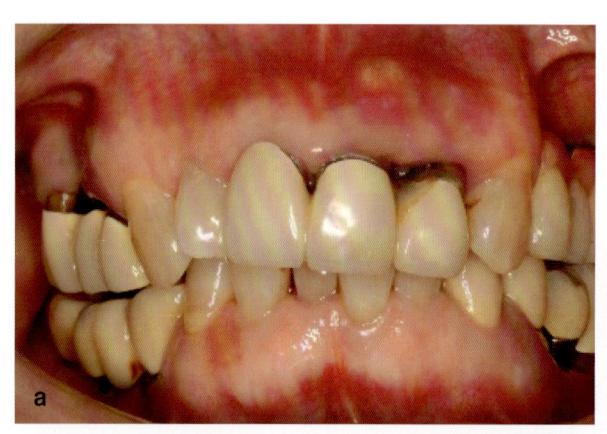
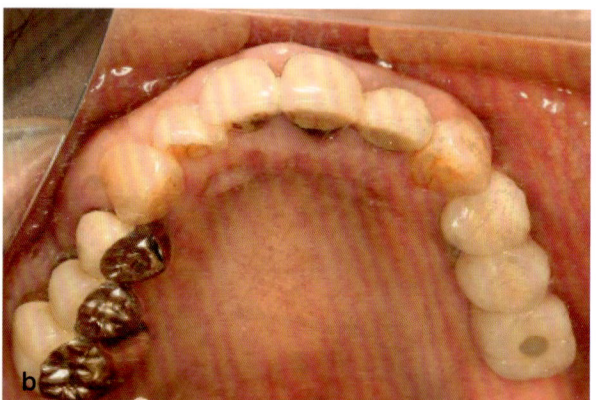

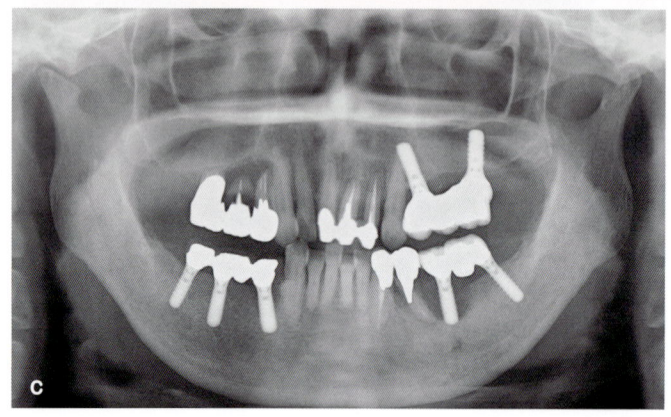

10 - 1　初診時の口腔内写真とパノラマエックス線写真.

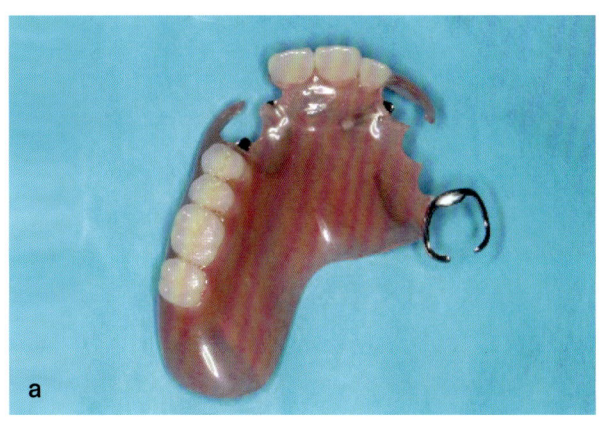
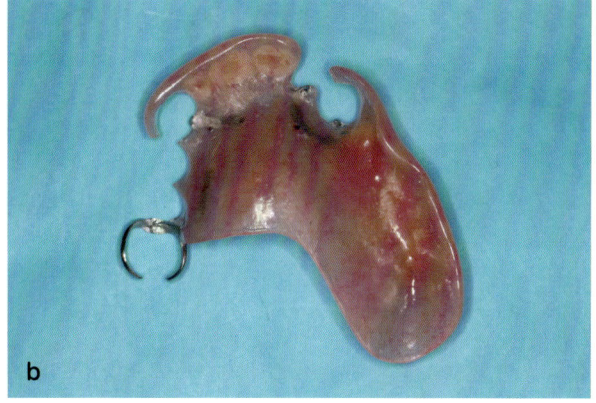

10 - 2　義歯の研磨面と粘膜面.

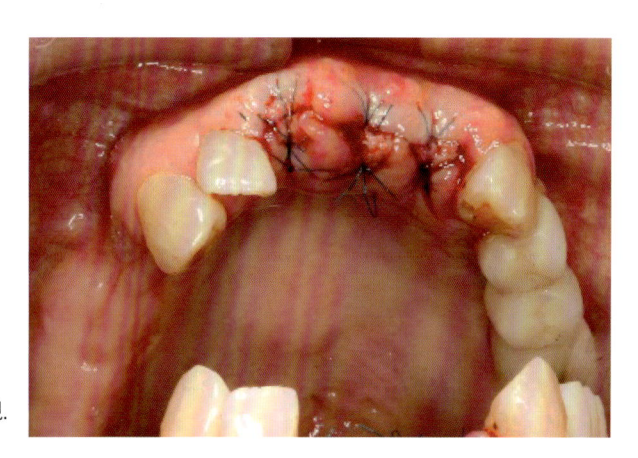

10 - 3　抜歯後，義歯装着前の咬合面観.

症例：57歳，女性.

主訴：上顎右側臼歯部の動揺による咀嚼困難および審美不良.

現病歴・現症：前歯部歯肉退縮および臼歯部の動揺が認められた（**10 - 1**）. ⎣6541⎤12 は慢性辺縁性歯周炎により保存不可能と診断された．抜歯後の補綴として，患者はインプラント治療を希望している.

設計・治療の要点：インプラント治療に先立って即時義歯を製作することにした．即時義歯の製作にあたり，患者はメタルクラスプが見えないことを希望したため，ノンメタルクラスプデンチャーを選択．まず，上顎右側臼歯部の抜歯を行い，⎣1⎤12 抜歯直後に即時義歯を装着した（**10 - 2 〜 4**）．即時義歯では早期のリラインが必要であり，ポリエステル系の熱可塑性樹脂はレジンとの接着が良好なため[2]，本症例ではエステショットブライトを選択した.

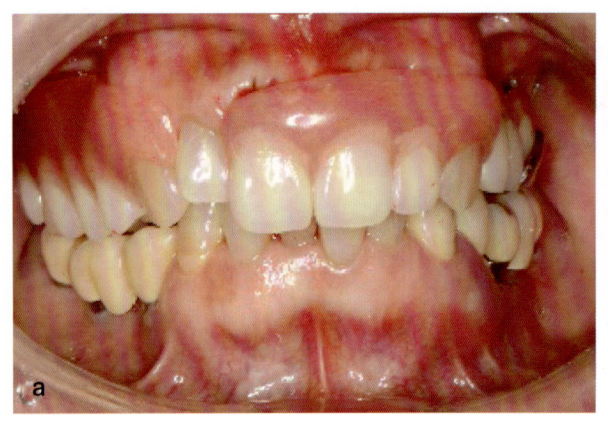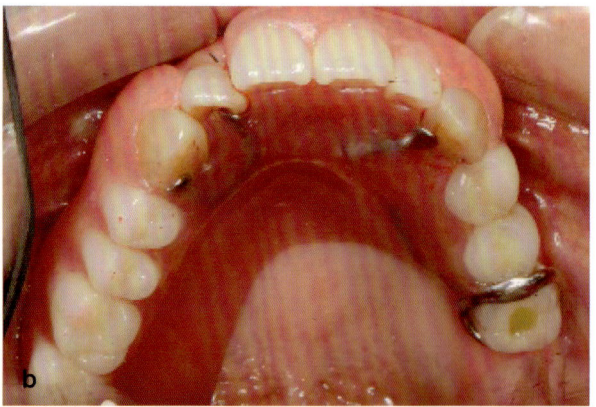

10-4　新義歯装着時の正面観と咬合面観.

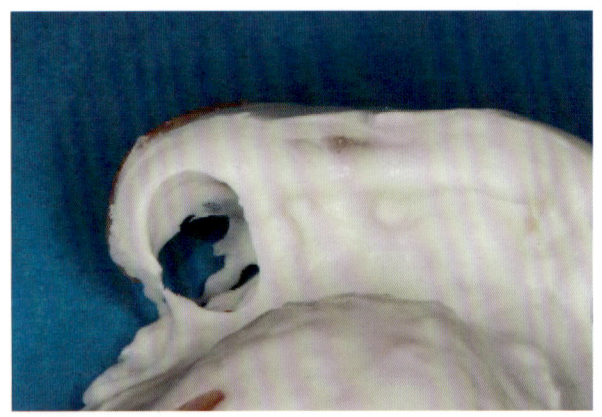

10-5　義歯装着から1カ月後のフィットチェッカーによる適合試験. 前歯部の適合不良が確認できる.

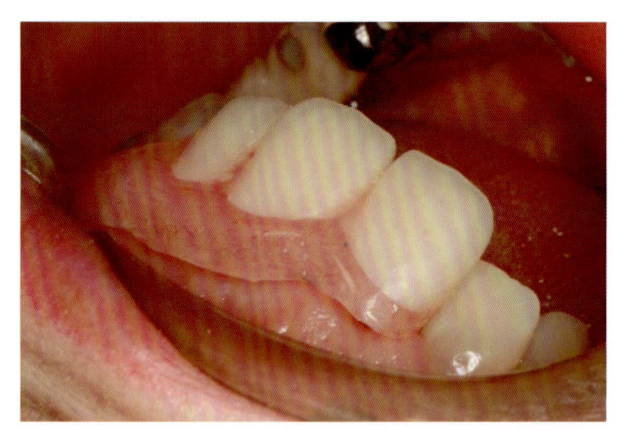

10-6　肉眼でも抜歯窩の吸収による適合不良を確認できる.

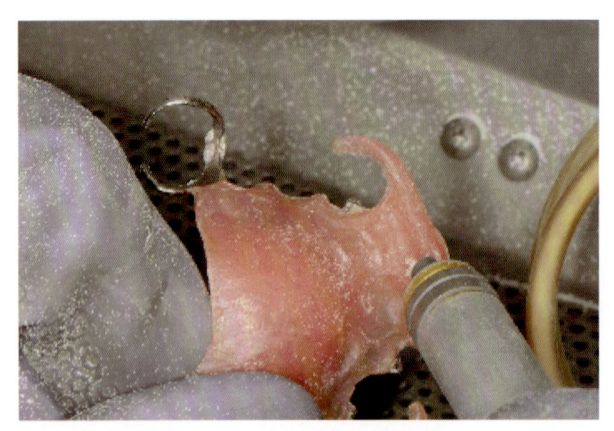

10-7　粘膜面を一層削合して新鮮面を露出し, アルミナサンドブラストによる表面処理を行った.

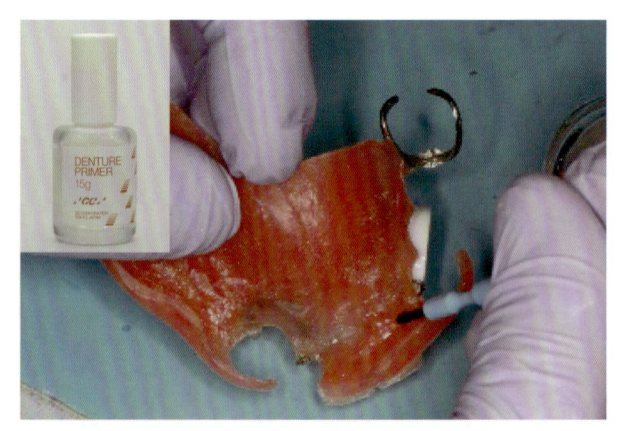

10-8　レジンプライマー (デンチャープライマー／ジーシー社) を塗布する.

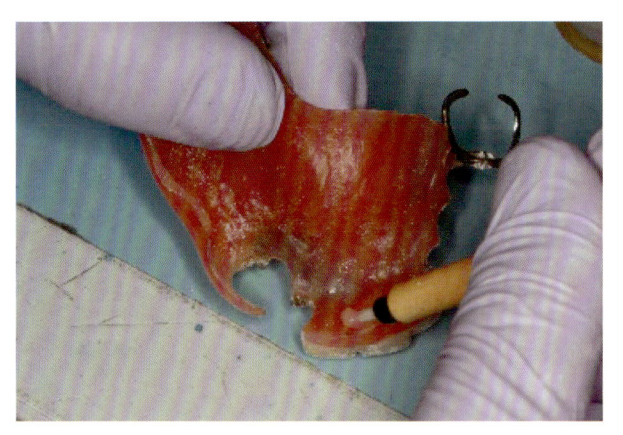

10-9 抜歯窩の不適合部位を即時重合レジンを用いて再適合を図った.

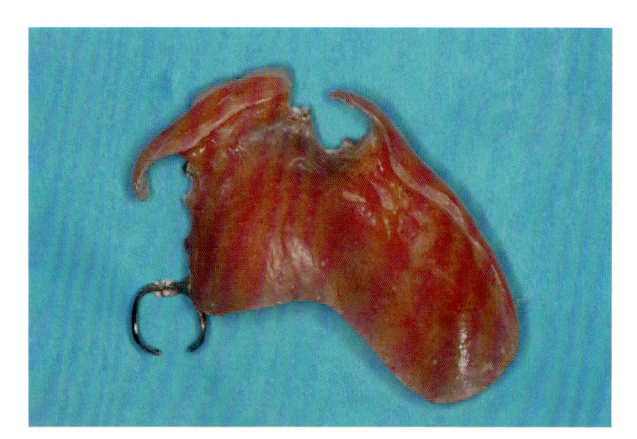

10-10 リライン後の義歯粘膜面.

POINT

ポリエステル系のノンメタルクラスプデンチャーであれば，即時重合レジンによるリラインも可能.

　義歯の設計としては，76541|12 欠損となるため，3|3 にクラスプを設計せざるを得ない．しかし，メタルクラスプは審美的に劣るため，3|3 にメタルレストとレジンクラスプを設置し，間接支台装置として |6 にエーカースクラスプを設計した．義歯装着1カ月後には適合不良のため，直接リラインを行った（**10-5～10**）．

　本症例では，インプラント治療前の暫間義歯としてノンメタルクラスプデンチャーを用いた．抜歯直後の即時義歯，さらにインプラント埋入後の暫間義歯としても使用することを考慮したため，レジンとの接着性が良好なポリエステル系を選択した．リラインから1カ月後も，レジンクラスプ内面と即時重合レジンとの接着は良好であった．

CASE 11 インプラントパーシャルデンチャー

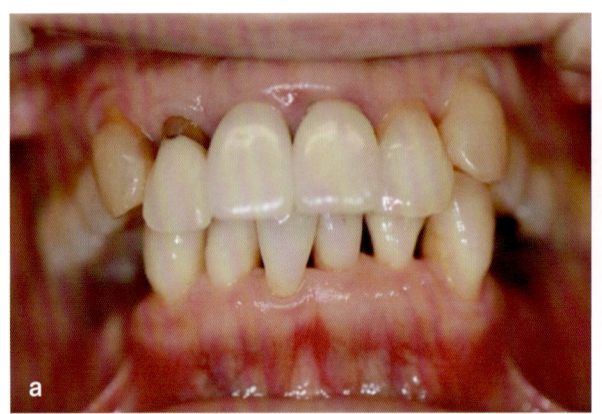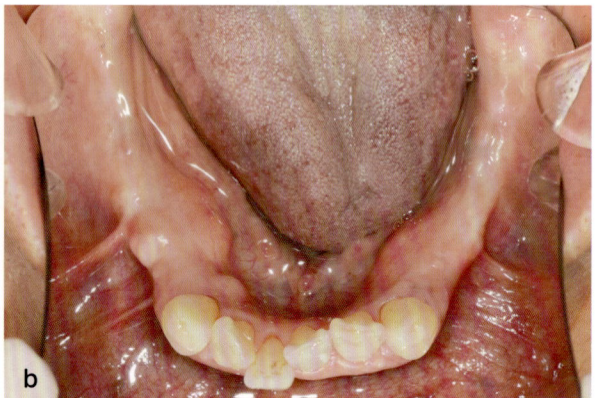

11-1　初診時の口腔内写真.

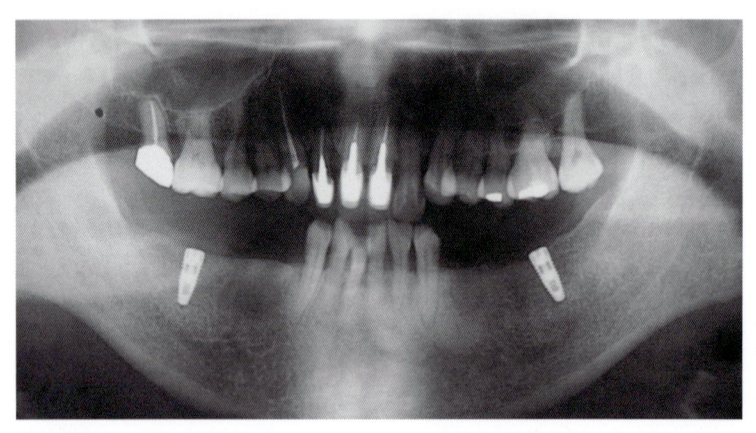

11-2　インプラント埋入後のパノラマエックス線写真.

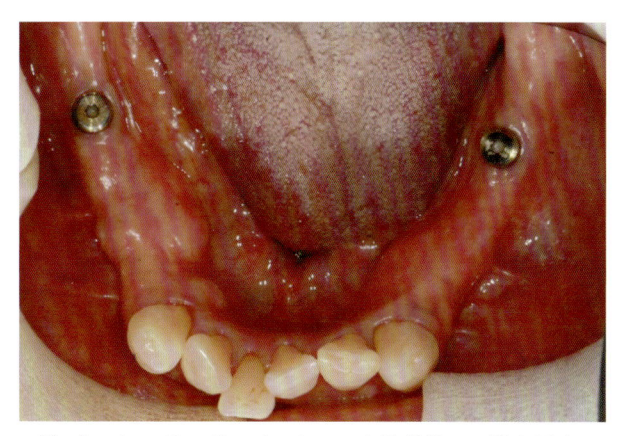

11-3　ヒーリングアバットメント装着後の口腔内写真.

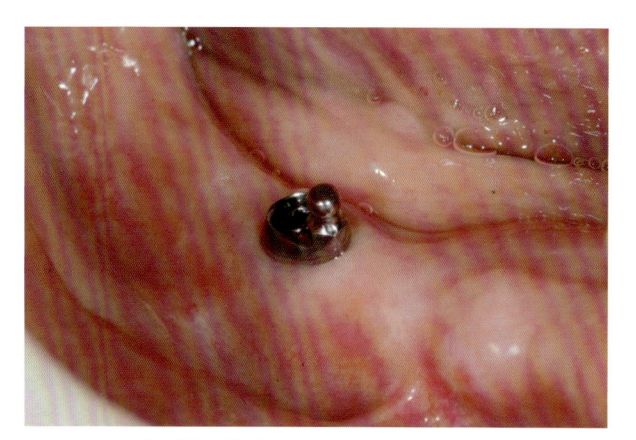

11-4　緩圧性ボールアタッチメントの装着.

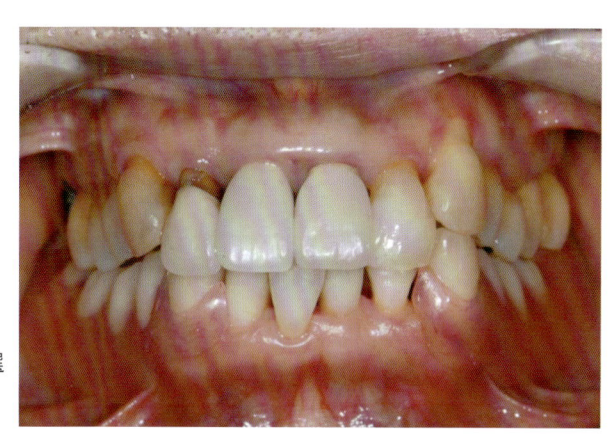

11-5　審美性を考慮し，3|3 部にレジンクラスプを選択，連結装置はリンガルプレートを適用した.

症例：63歳，女性.

主訴：咀嚼困難とメタルクラスプによる審美不良.

現病歴・現症：下顎は両側遊離端欠損で著明な骨隆起が存在する．約5年前に装着されたレジン床義歯は3|3部のメタルクラスプが目立つとともに，義歯床面積が小さく咀嚼時に疼痛が認められた．歯槽骨の高さ，幅は十分である（**11-1**）．全身的に特記すべき事項はない.

設計・治療の要点：義歯の回転・変位を防止するため両側遊離端欠損部後方に2本のインプラントを用いたインプラントパーシャルデンチャー（IRPD）を選択した（**11-2・3**）．IRPDはインプラント埋入本数を少数に抑えられるため，解剖学的，経済的負担の軽減を図ることが可能であり，固定性に比較しメインテナンスや術後のトラブルへの対応が容易である．また，インプラント支持により義歯の動揺を抑制し，咀嚼能力の向上が図れる.

　本症例は対合歯の欠損がなく，過大な咬合力が下顎に加わると考えられたた

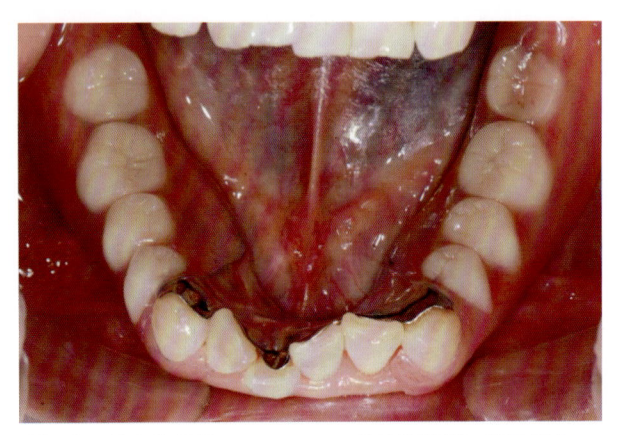

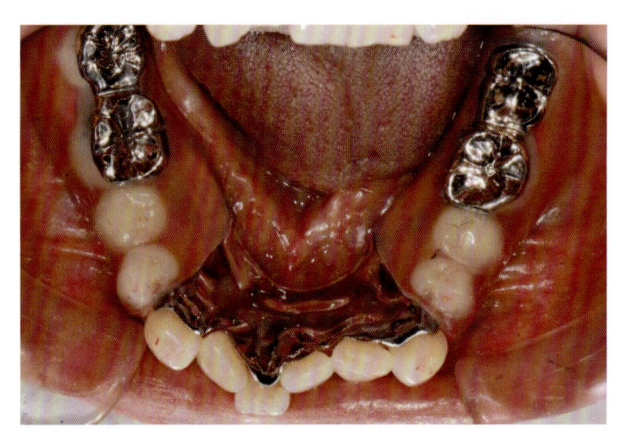

11-6 義歯装着後，フィメール部は義歯側に常温重合レジンを使用し，咬合圧下で一体化した．

11-7 人工歯の摩耗による咬合高径の低下を防止するため，大臼歯部のみメタルティースに交換した．

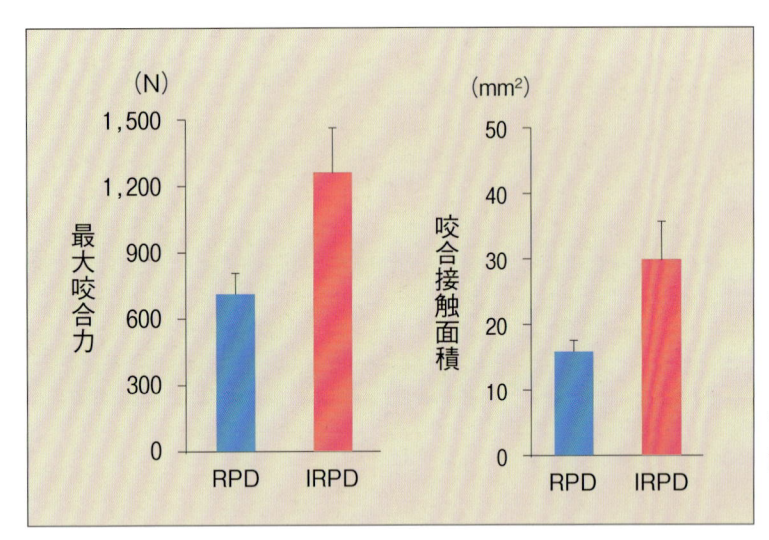

11-8 デンタルプレスケールによる咬合検査．RPD と IRPD は同じ新義歯だが，RPD はアタッチメント装着前，IRPD はアタッチメント装着後．

め，最大被圧変位量（0.3mm）を規定した緩圧性ボールアタッチメントを用いた（**11-4**）．IRPD の設計は審美性を考慮し，3|3 部にレジンクラスプ（エステショット）を選択，連結装置はリンガルプレートを適用することで把持効果を向上させた（**11-5・6**）．人工歯の摩耗による咬合高径の低下を防止するため，大臼歯部のみメタルティースに交換した（**11-7**）．

　現在，装着から約 7 年が経過しているが，インプラント周囲骨の吸収，アタッチメントや義歯の破損もなく，良好な維持力が得られている．審美領域にはレジンクラスプを用い，緩圧性ボールアタッチメントを適用した IRPD により，咬合力，咬合接触面積が増加し，咀嚼機能の向上と患者の高い満足が得られた（**11-8**）．

ノンメタルクラスプデンチャーの国内外の評価

　ノンメタルクラスプデンチャーは，1953年に米国で産声を上げた．ナイロンを素材としメタルフリーの本義歯は，「フレキシブルデンチャー」と呼称され，瞬く間に普及することになる．米国では保険診療がないため，一般的な金属床義歯を装着できない低所得患者を対象に主として適用されてきた．現状においても非常に多数のフレキシブルデンチャーが臨床応用されている．対して，米国を含む歯科先進国の補綴専門医たちは，設計原則を遵守し金属構成要素を用いた従来型金属床義歯を支持しており，一般的な欠損症例に対するフレキシブルデンチャーの補綴学的評価は決して高くない．

　わが国でも，2009年の薬事承認をきっかけに急速に普及する．しかし，症例数の増加とともに問題点も指摘されるようになり，（公社）日本補綴歯科学会では専門医のコンセンサス会議により，安易な使用に対して強く警鐘を鳴らした．その後，フレキシブルデンチャーはメタルクラスプのみをレジンクラスプに代え，それ以外の義歯構成要素はすべて従来の義歯設計どおりに製作する，という独自の進化を遂げることになる．維持部のみを歯肉色の熱可塑性樹脂で製作するというユニークな術式も誕生した．さらに2013年に，同学会はポジションペーパーを発行し，金属構成要素のないフレキシブルデンチャーと，設計原則に基づいた基本構造に歯肉色のレジンクラスプを併用した義歯の両者を「ノンメタルクラスプデンチャー」と命名するとともに，前者を「剛性のない」，後者を「剛性のある」に区分し，適応症の明確化と注意点を指摘した（詳しくは **Q1** 参照）．

　一方，この10年間で多数のノンメタルクラスプデンチャー用樹脂が開発，製品化されていることは，わが国における本義歯の需要の著しい伸びを物語っている．単純な術式や自費診療というだけでなく，審美や装着感に関する患者満足感の高さが，多くの臨床医が支持する大きな理由であろう．最近になって，ノンメタルクラスプデンチャーに関する基礎的，臨床的研究が少しずつ報告されるようになり，熱可塑性樹脂の材料学的性質，クラスプの設計や患者満足度に関する実態が徐々に明らかとなってきている．しかしながら，本義歯の修理，調整やレジンクラスプの歯周組織に及ぼす影響，長期予後に関しては未だ不明な点も多く残されており，科学的検証に基づいた補綴学的評価を正確に下すことができない現状にある．

CASE
12

同一患者に装着した大小2種の ノンメタルクラスプデンチャーと金属構造義歯

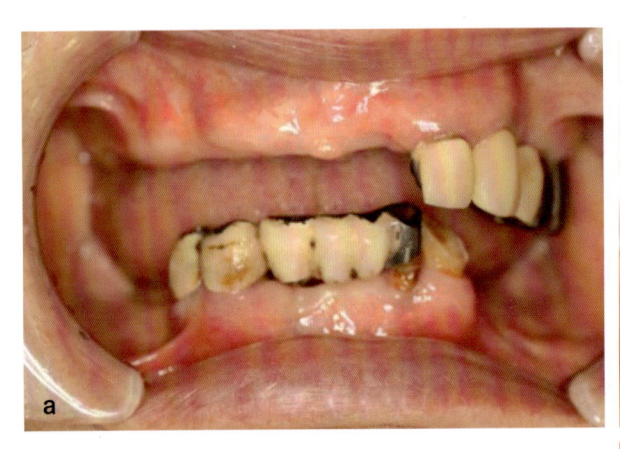

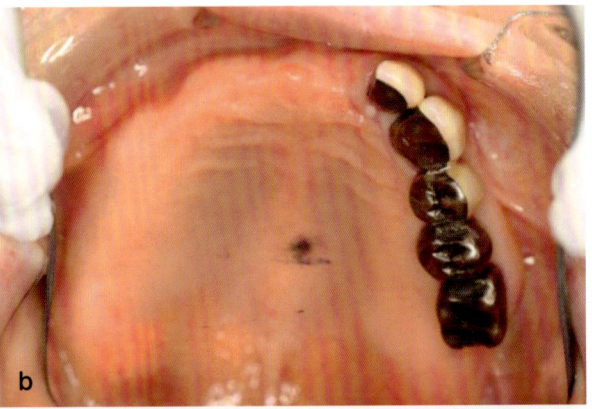

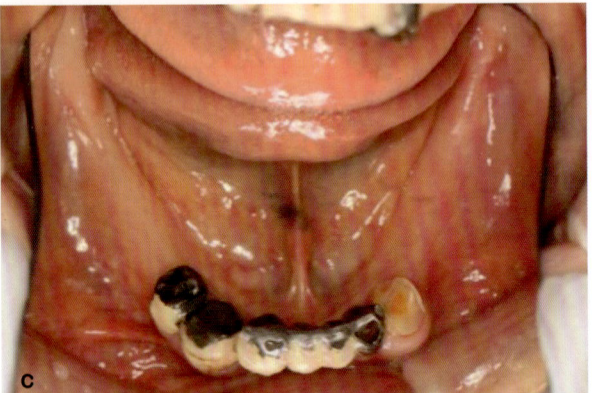

12-1 初診時の口腔内写真. 臼歯部の咬合支持を喪失しており, 唯一の咬合接触部位 3| には咬耗が認められ, 準すれ違い咬合を呈していた.

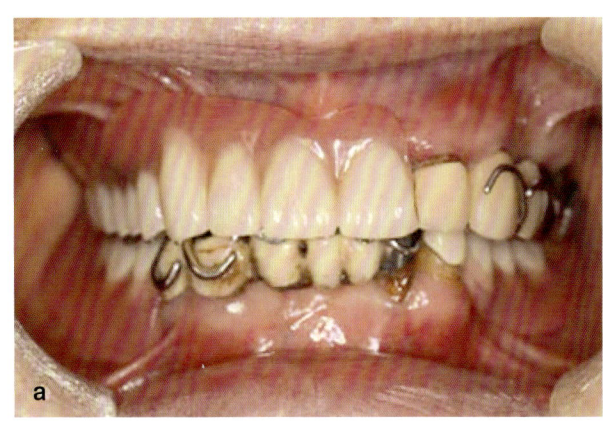
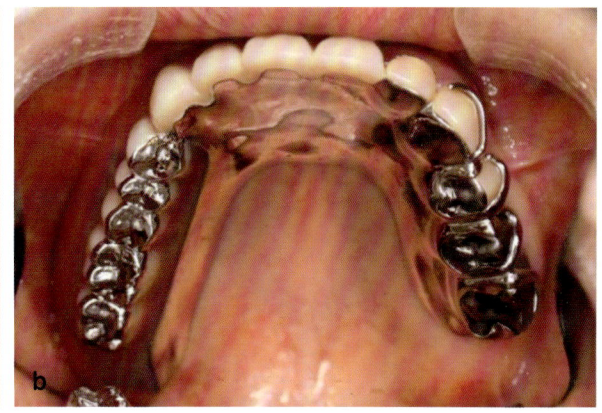
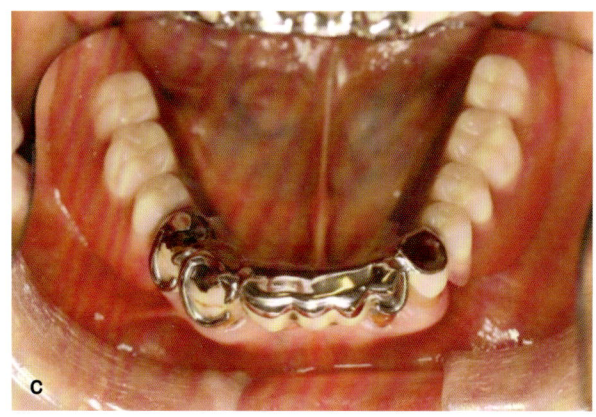

12 - 2 MBD（金属構造義歯）．常時使用を目的として製作した金属構造義歯．すれ違い咬合に対応するため抗回転能および最大限の歯根膜支持を求め，残存歯にはアンレーレストおよび切縁レストを設計した．また，咬合の長期安定を目的とし，上顎咬合面はメタルとした．

症例：71歳，女性．

主訴：審美不良および咀嚼困難．

現病歴・現症：装着感がよい義歯と宣伝されていたノンメタルクラスプデンチャーを知り，製作を希望していたが，臼歯部の咬合支持が喪失していたことから，非適応症であると診断した（**12 - 1**）．

設計・治療の要点：本症例には，日常的に使用する金属構造義歯（MBD，**12 - 2**），外出用としてノンメタルクラスプデンチャー（NMCD 大，**12 - 3**），さらに患者の希望により審美性回復と装着感のみを目的とした無口蓋型のノンメタルクラスプデンチャー（NMCD 小，**12 - 4**）の計3種類を製作，装着した．

　いずれの義歯も使用可能となったところで，機能評価を行った．評価項目は，①咀嚼能率（篩分法，食塊形成試験），②最大咬合力（デンタルプレスケール），③摂取可能食品試験（咬度表），④アンケート（VAS）である．咀嚼能率試験では篩分法において（公社）日本補綴歯科学会の定める基準値以上であったのは MBD のみであったが，NMCD 大と NMCD 小との間に有意差は

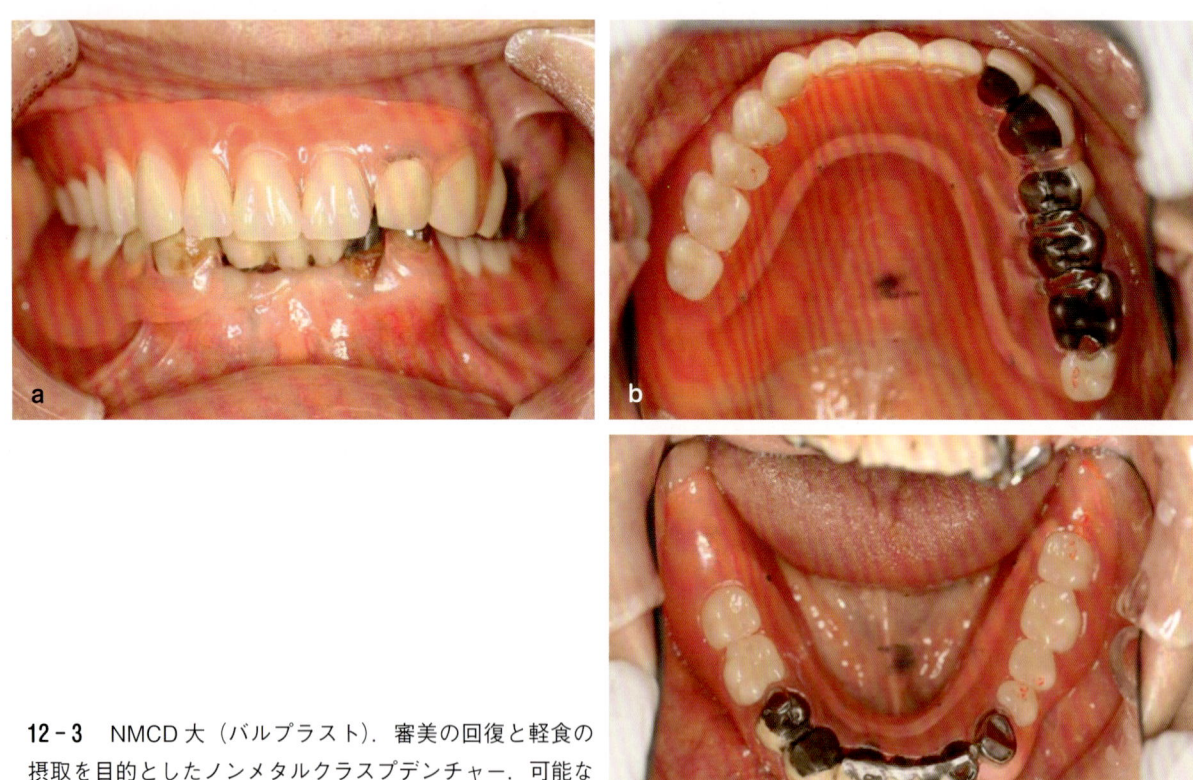

12-3 NMCD 大（バルプラスト）．審美の回復と軽食の摂取を目的としたノンメタルクラスプデンチャー．可能な限り床面積を広くし，上下顎に補強線を埋入した．

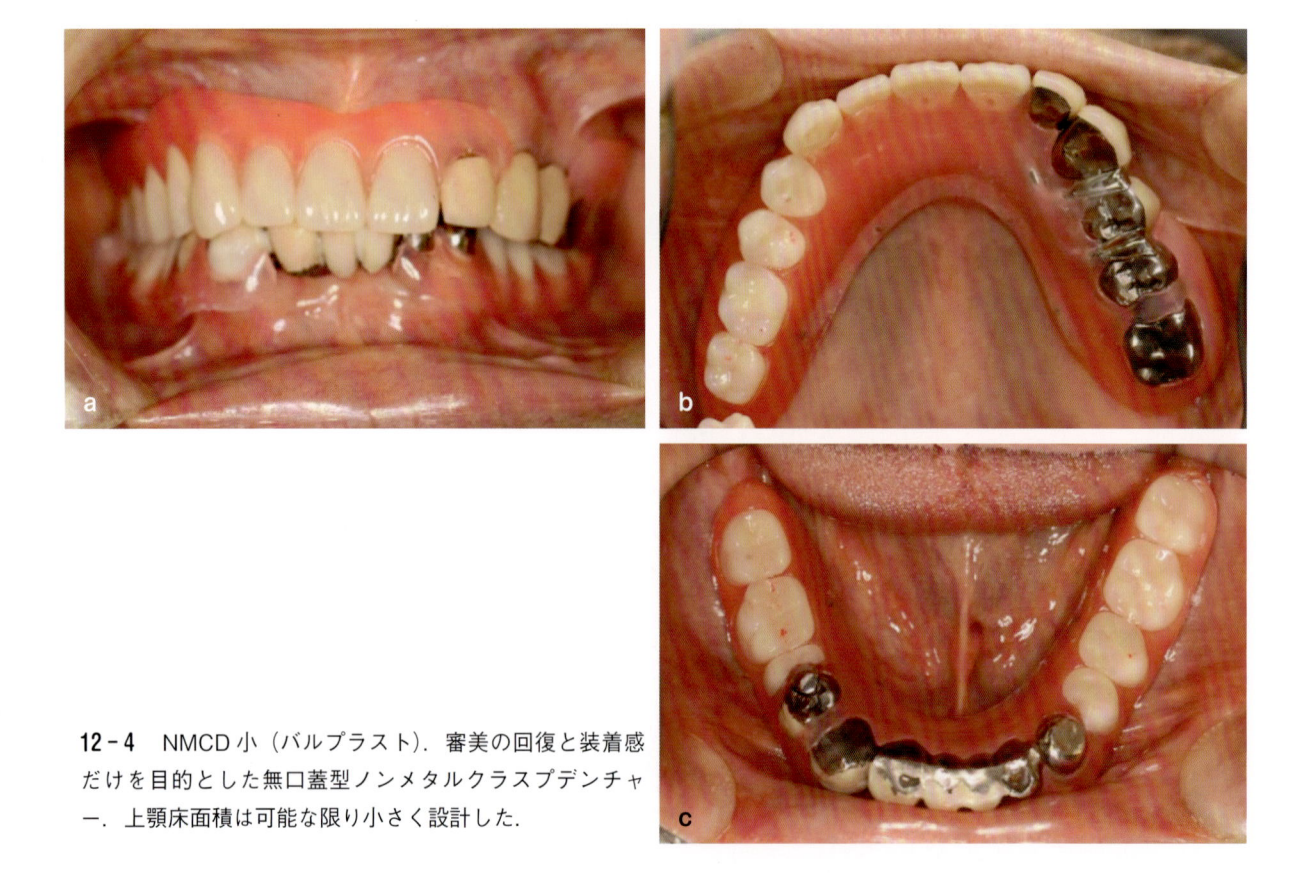

12-4 NMCD 小（バルプラスト）．審美の回復と装着感だけを目的とした無口蓋型ノンメタルクラスプデンチャー．上顎床面積は可能な限り小さく設計した．

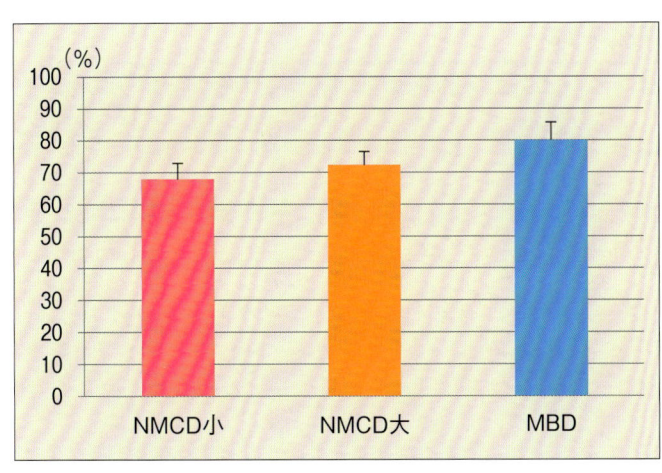

12-5 咀嚼能率（ピーナッツを用いた篩分法）.
基準値：77.77〜81.65%（（公社）日本補綴歯科学会咀嚼障害評価
法のガイドラインより）.
　NMCD：ノンメタルクラスプデンチャー
　MBD：金属構造義歯

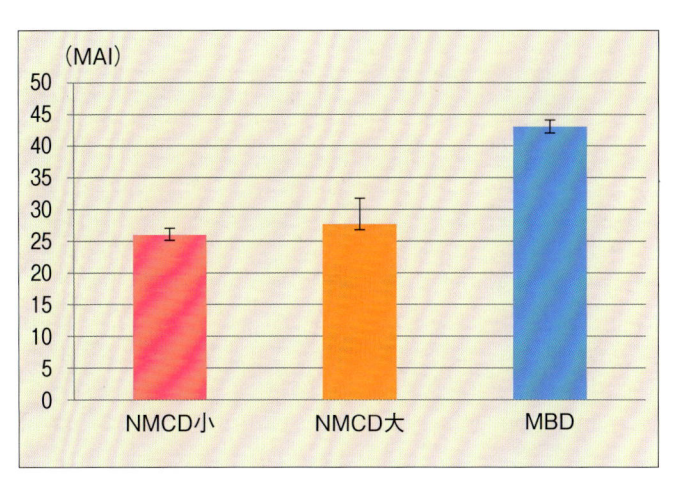

12-6 咀嚼能力（ワックスキューブを用いた食塊形成試験）.

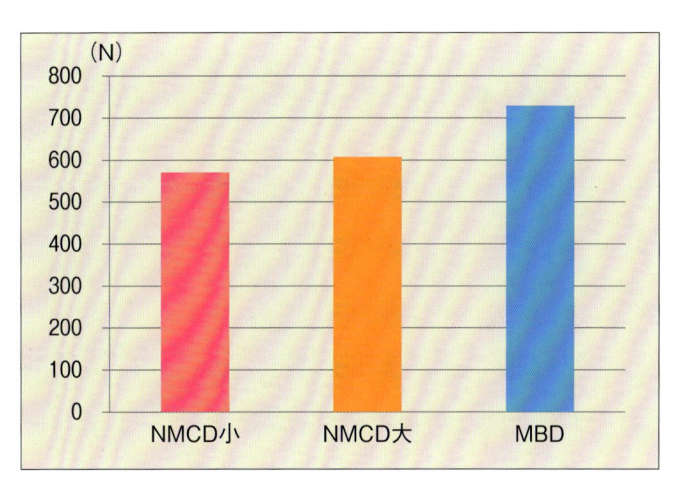

12-7 最大咬合力（デンタルプレスケール）.

認められなかった（**12-5**）．MBD は食塊形成試験や最大咬合力では最も優れ
ており（**12-6・7**），摂取可能食品も最も多かった（**表12-1**）．

　VAS によるアンケート調査では，食事や痛みなど咀嚼機能に関することは
MBD が優れ，装着感や発音などはノンメタルクラスプデンチャーのほうが優
れていた．

　ライフスタイルに合わせて義歯を使い分けることによって，総合評価ではす
べての義歯で患者の高い満足が得られていた（**12-8**）．

　本症例は装着から 6 年 9 カ月が経過しているが，残存諸組織にも変化はな
く，良好な経過が得られている．

表12-1 咀嚼能率判定表

		NMCD小	NMCD大	MBD			NMCD小	NMCD大	MBD
1	スープ	○	○	○	5	サラミ			
2	おかゆ	○	○	○	5	フランスパン	×	×	△
2	プリン	○	○	○	5	らっきょう			
3	豆腐	○	○	○	5	ビフテキ	×	△	○
3	ご飯	○	○	○	5	とり貝	×	×	○
3	煮魚	○	○	○	5	クラゲの酢の物	×	×	○
4	ビスケット	○	○	○	6	雑煮	△	△	△
4	かまぼこ	○	○	○	6	ピーナッツ	○	○	○
4	こんにゃく	○	○	○	6	堅焼きせんべい	×	×	○
4	イカの刺身	○	○	○	6	生あわび	×	×	×
4	ソーセージ	○	○	○	6	古たくあん	△	△	○

○：咀嚼できる　△：食べにくい　×：食べられない　空欄：好きではない

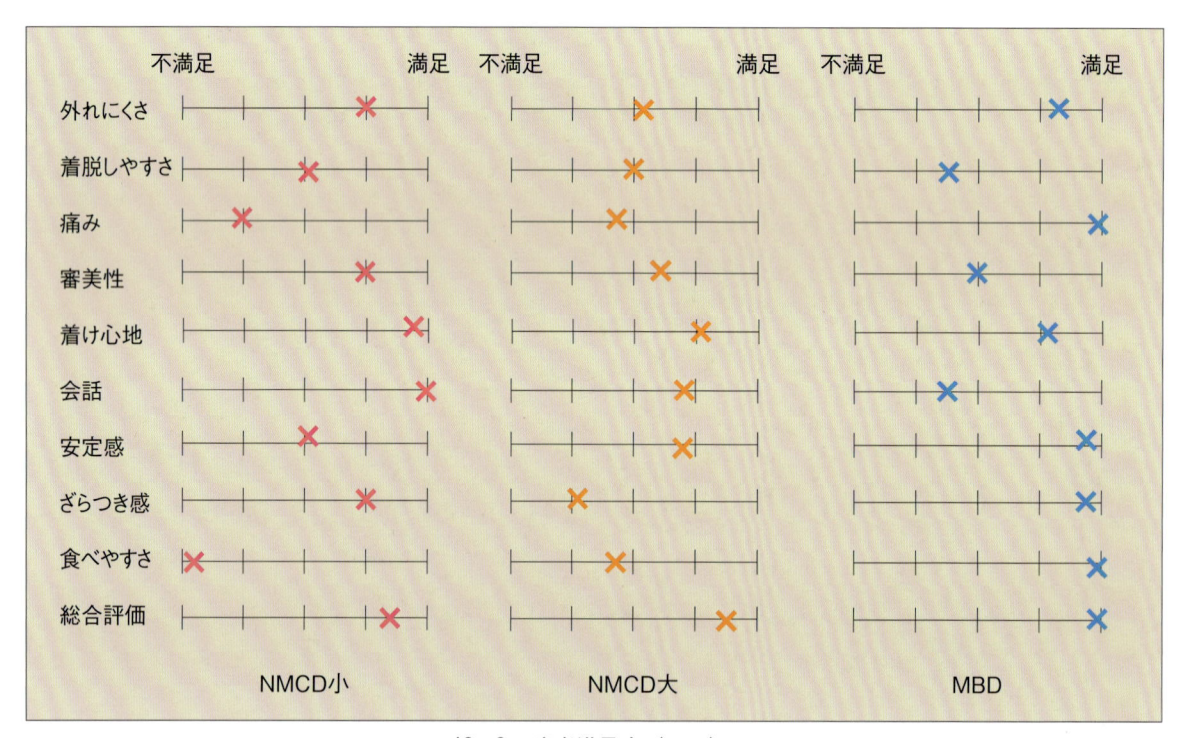

12-8　患者満足度（VAS）.

COLUMN

リテーナー型義歯とは

　咬合挙上や顎位の修正は，顎関節や咀嚼筋群に何らかの影響を与える可能性がある．現在これらの診断には，主にパノラマエックス線装置を用いた顎関節部の四分画撮影，治療用義歯の装着や筋電図等による検査を併用している．樹脂プレート製リテーナー型義歯は，このような症例の治療用，診断用義歯として有用な補綴装置である．筆者らは低位咬合や過蓋咬合の症例にリテーナー型義歯を装着し，挙上量や咬合関係の診断を行った後，最終的にキャップクラスプ等を支台装置とした金属床義歯を製作することが多い．

　このリテーナー型義歯はデュランプラス（ショイデンタル社）またはスプリント（山八歯材工業社，厚さ1.5〜2.0mm）を用いて製作する．製作方法は

①通法どおり印象採得，咬合採得，咬合器装着を行う．

②ノンメタルクラスプデンチャーと同様に，熱可塑性樹脂の辺縁を歯冠部アンダーカットに延長することで維持を得る．床は義歯の設計と同様の形態にする．

③不必要なアンダーカット部は石膏でブロックアウトし，樹脂プレートを熱可塑性樹脂加圧成型器（ミニスターＳscan／モリタ社）で模型に圧接成型する．超音波カッター（ラボソニックカッター／ナカニシ社）でトリミングし，レジンプライマー（ジーシー社）を塗布した後，直接常温重合レジンを筆積みして人工歯排列，歯肉形成を行う．

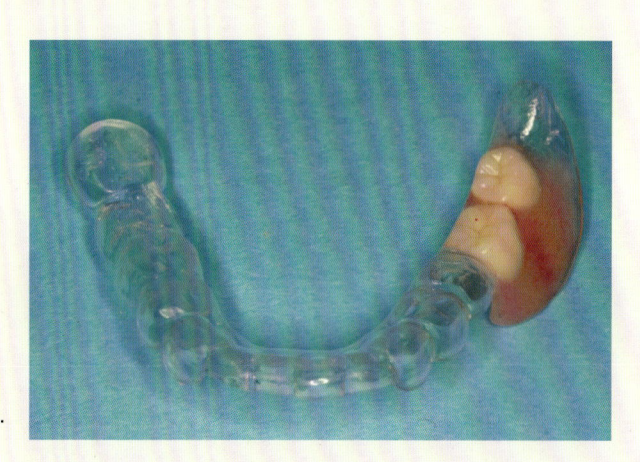

リテーナー型義歯.

　このリテーナー型義歯は，製作が容易で，咬合を保持すると同時に動揺歯の二次固定効果も有する．また，透明で支台装置が必要ないため審美性にも優れ，口腔内でも常温重合レジンを用いて調整が可能である．しかし，咬合力が強い症例では早期に咬合面より破折が生じ，診断に必要な治療期間が得られないこともある．

CASE 13 アセタルクラスプを応用したパーシャルデンチャー

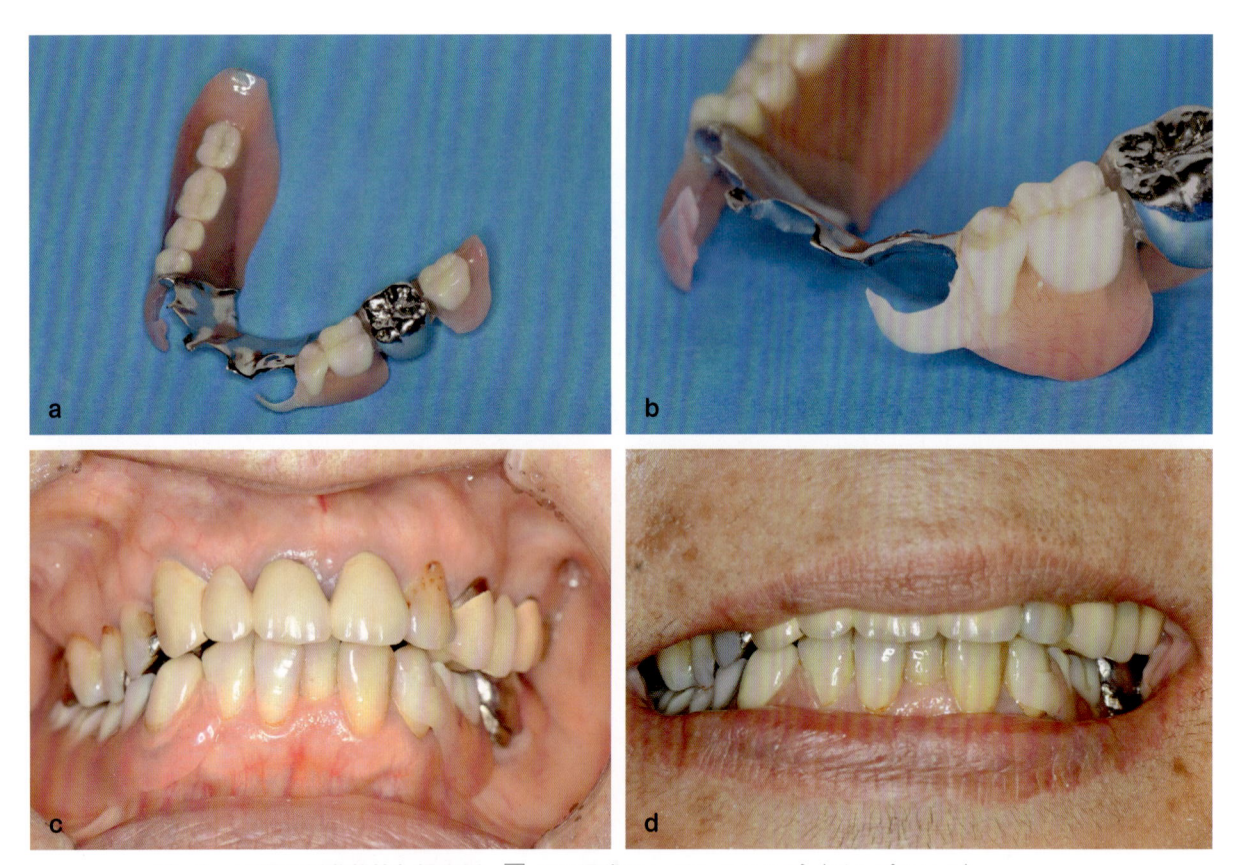

13-1 下顎両側遊離端欠損症例. ⎡3⎤ には通常のレジンクラスプ（バルプラスト），
⎡3⎤ にはアセタルクラスプを設置.

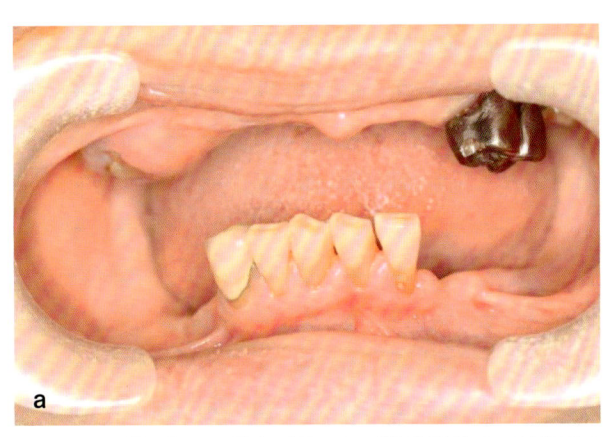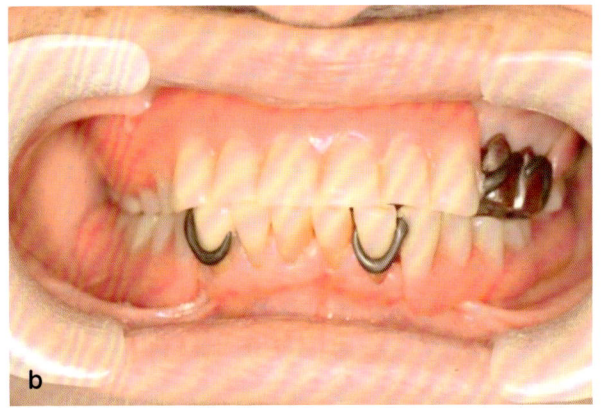

13-2 口腔内所見および義歯装着時. 装着時から前歯部のメタルクラスプが気になっており, 変色も認められる.

　従来の歯肉色レジンクラスプとクラスプ形態をした歯冠色アセタルクラスプを比較すると, 審美的にはレジンクラスプのほうが勝っている (**13-1**). アセタルクラスプはビタシェード16種, 歯肉色3種, ホワイトニング色3種の色調を有しているが, 実際には残存歯との色調を調和させにくい.

　アセタルクラスプでは通常の細い鉤腕形態よりも幅を広く設定し, 歯冠を覆う形態にすることで審美性がやや改善される (**03-2**参照).

患者：72歳, 女性.

主訴：義歯の不安定および審美不良.

現病歴・現症：歯周疾患もあり下顎前歯はかなり前方に傾斜している. 約5年前にレジン床のメタルクラスプデンチャーを装着したが, 残存歯の抜歯等により義歯修理を繰り返していた (**13-2**).

設計・治療の要点：下顎前歯部の審美改善のためにオーバーデンチャーによる補綴処置を提案したが, 患者は希望しなかった. このため, 下顎にはリテーナー型義歯を装着することにした (**13-3**).

　しかし, リテーナー型義歯は咬耗や破折等を生じるため, 長期間の使用は難しい. 本症例でもリテーナー型義歯の劣化により, 金属床義歯を製作することになった.

　審美性の向上のために下顎前歯全体をアセタル樹脂で覆い, アンダーカット量を0.25mm, 厚みは0.7～1.0mmで製作した (**13-4**). アセタル被覆冠の脚

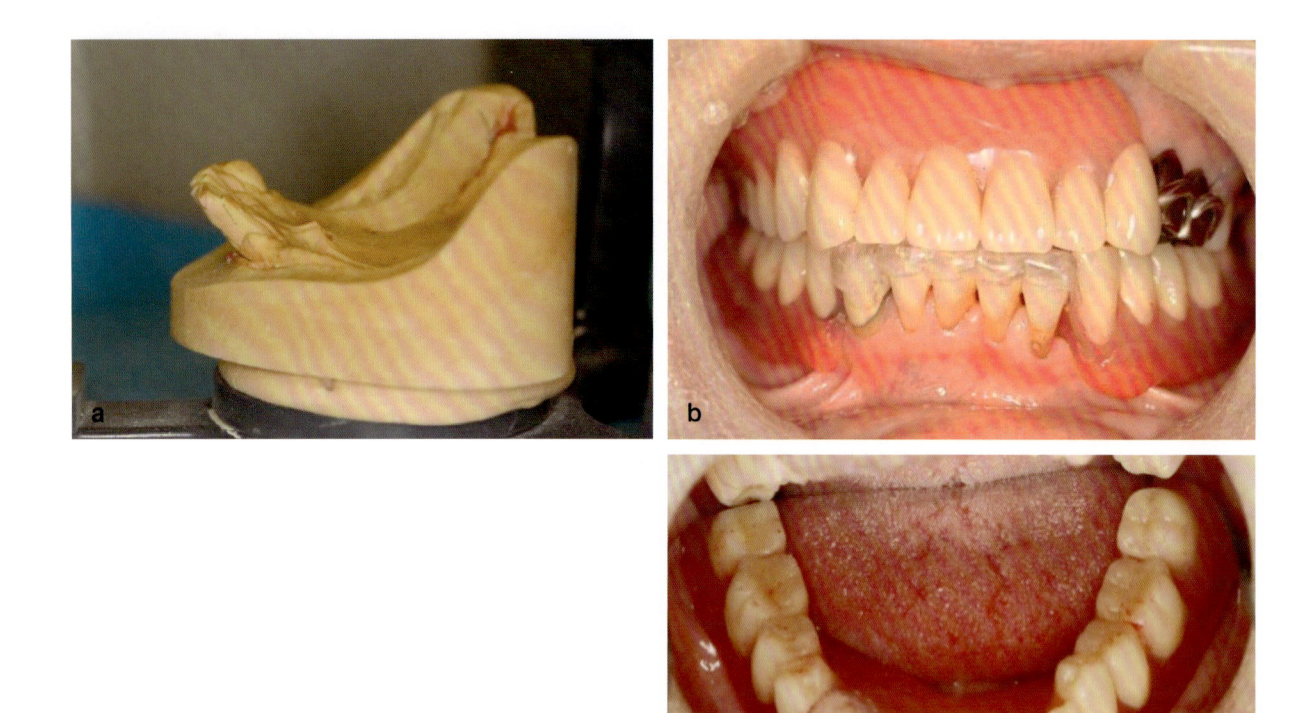

13-3 下顎前歯部はかなり前方に傾斜していたため，上顎は通常のレジン床義歯を，下顎はリテーナー型義歯を製作した．

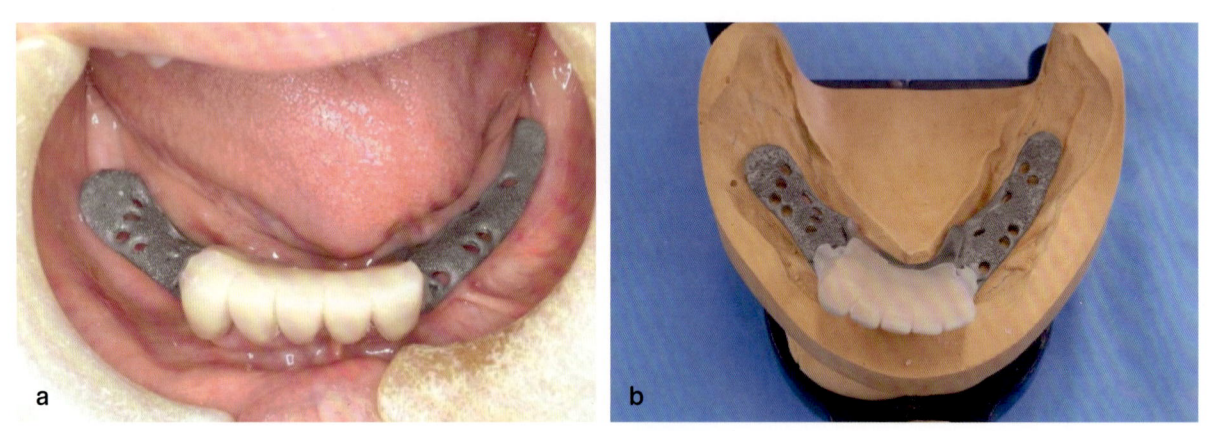

13-4 強度と審美性を考え，下顎前歯部の歯冠を取り囲むフレームワークにアセタル樹脂を築盛し，オーバーデンチャーを製作した．

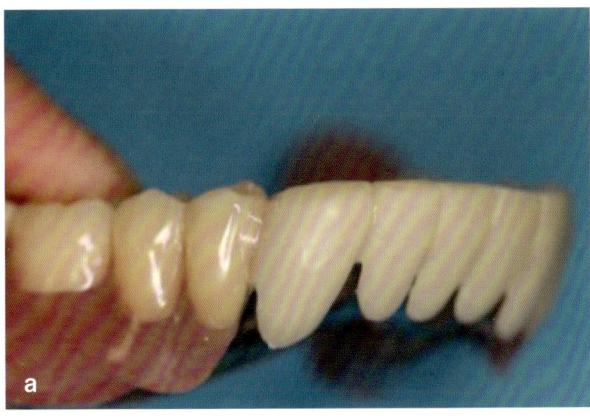

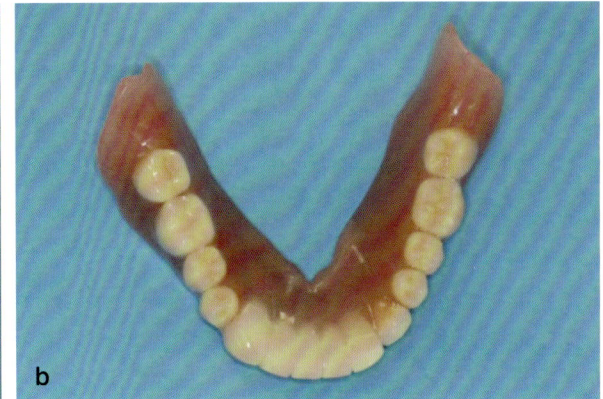

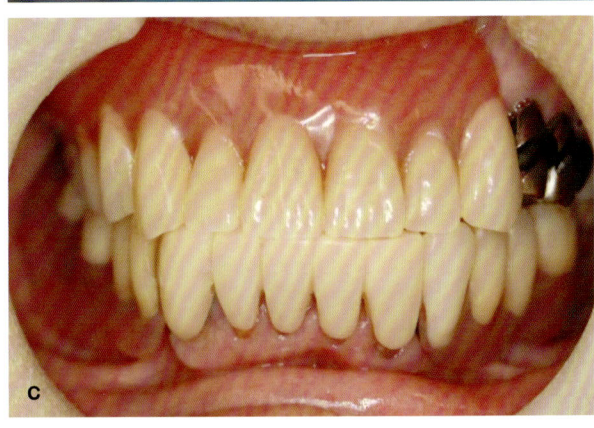

13-5 下顎前歯部は形態修正のみ行ったが，歯冠形態はほとんどそのまま保存されている．約5年間は問題なく使用していたが，下顎アセタル人工歯の咬耗により被覆部が破折したため，同部の再製作を行った．

> **POINT**
>
> 歯冠の一部にアセタルクラスプを適用すると，色調の一致は困難であるが，歯冠全体をアセタル樹脂で覆うと，審美的にも良好な結果となる．

はフレームワークと絡むように製作し，ロカテック処理（3M社．金属・ポーセレン・レジンの表面の接着面を処理するシステム）によりレジンとの接着を図った（**13-4**）．全体を覆うことによって人工歯と同等の審美性と維持が得られたが，アセタル樹脂の厚みにより使用できるアンダーカット量が左右されるため，調整が必要であった（**13-5**）．本症例のように歯冠全体をアセタル樹脂で覆った設計を行うと，審美的にも良好となる．

CASE
14

中等度歯周疾患を有していたが，
長期に良好な経過が得られた症例

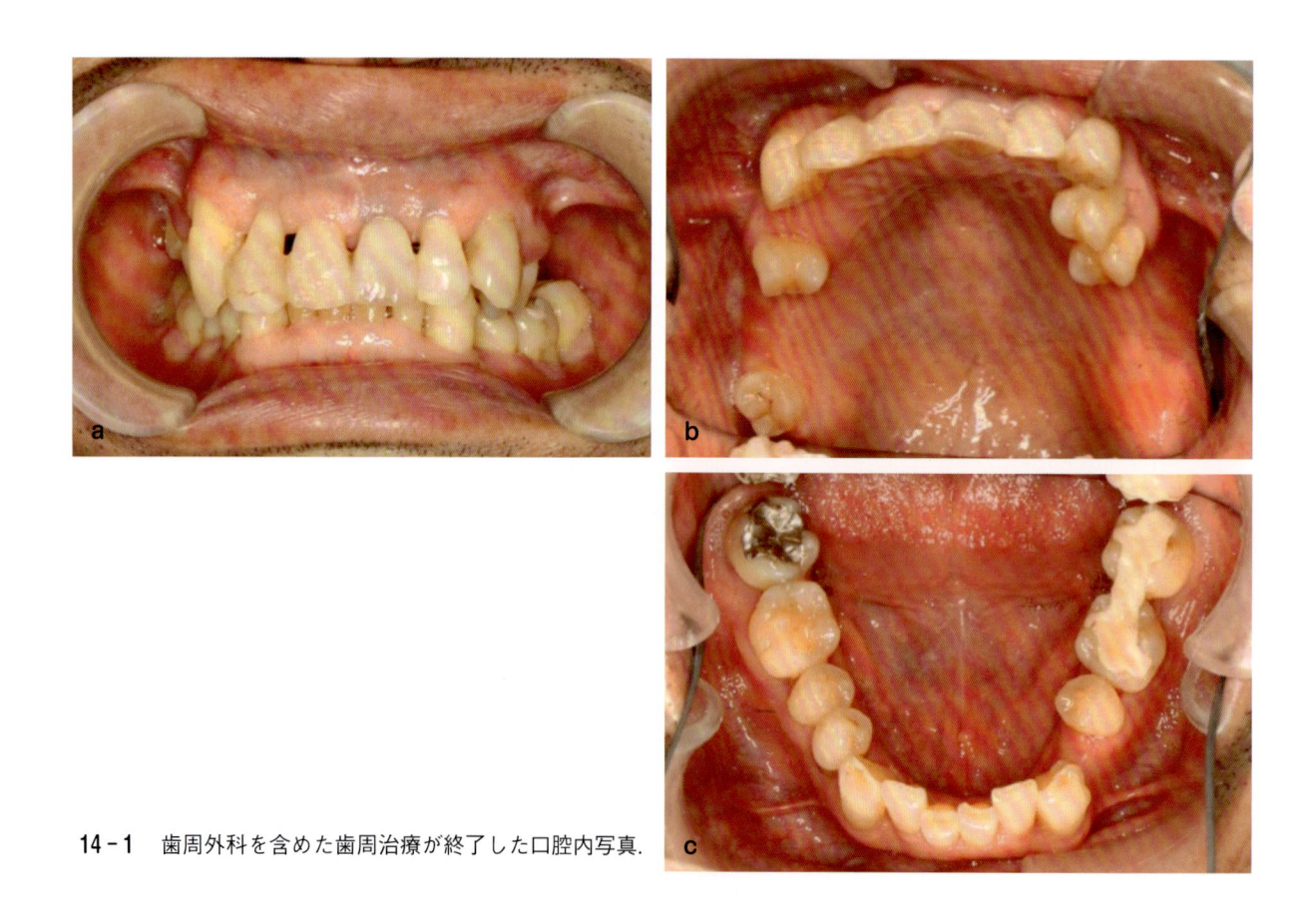

14-1 歯周外科を含めた歯周治療が終了した口腔内写真.

患者：57歳，男性.

主訴：義歯の違和感が取れない.

現病歴・現症：1年前にレジン床義歯を製作したものの，審美性と機能性に満足が得られず，義歯は使用していないとのことであった（**14-1**）.

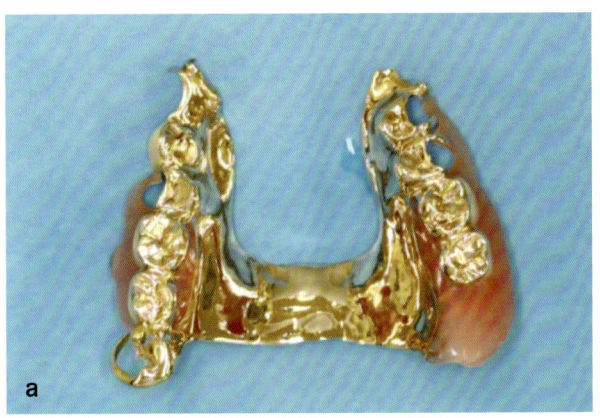

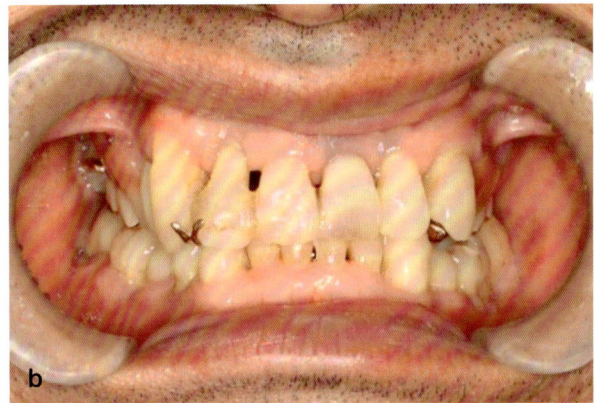

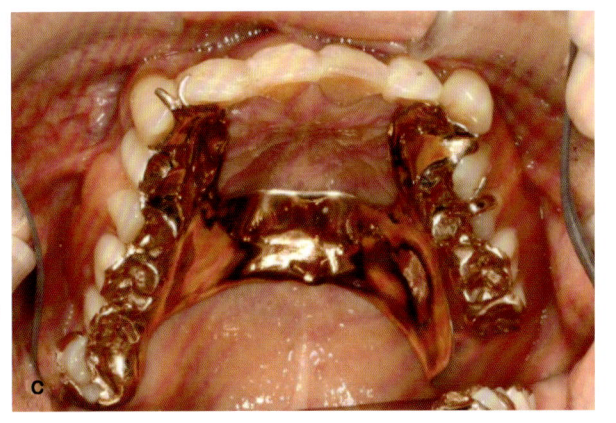

14-2　完成した新義歯と口腔内装着時．審美領域以外にはできる限り金属を使用し，義歯の剛性を向上させた．義歯の構成要素に関しては製作する前に設計やその必要性に関して説明し，同意を得た．

> **POINT**
>
> 審美領域以外はできる限り剛性の高い金属フレームワークを使用し，義歯の剛性を向上させる．

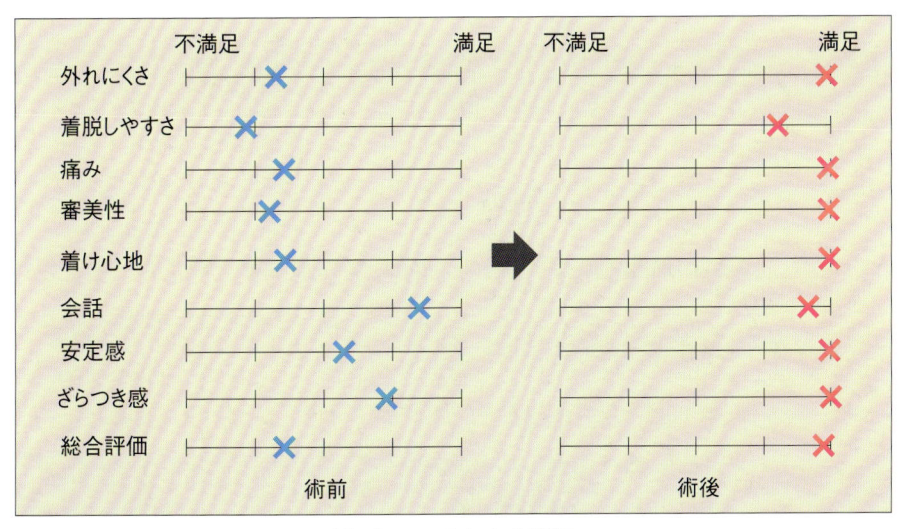

14-3　VAS による評価．

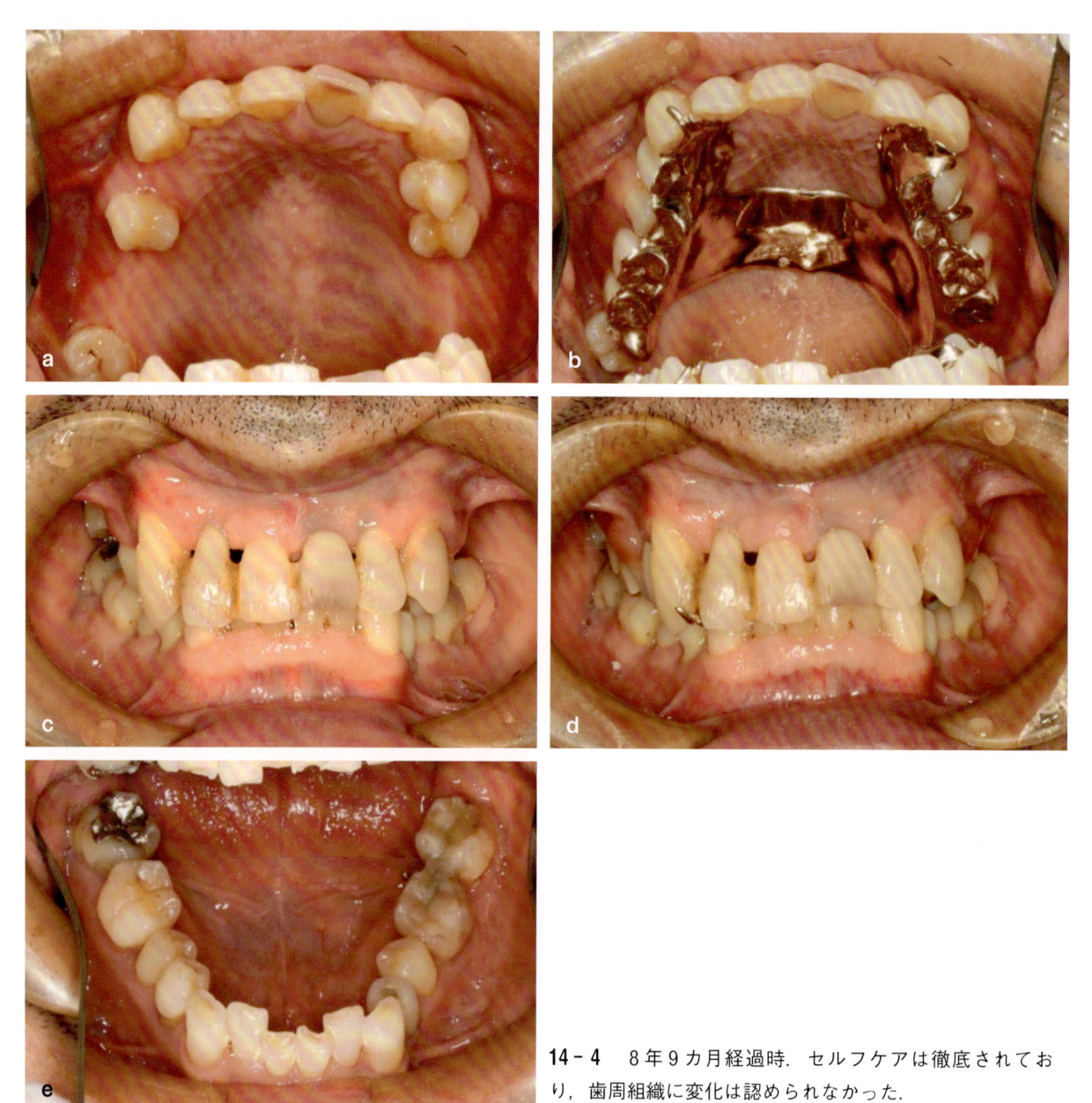

14-4　8年9カ月経過時．セルフケアは徹底されており，歯周組織に変化は認められなかった．

設計・治療の要点：上顎の欠損に対しては審美障害の改善を目的にノンメタルクラスプデンチャーを希望していたが，歯周組織の状態が不良であったため，まずはセルフケア指導や歯周外科処置を含んだ徹底的な歯周治療を行った．

　また，咬合高径の低下も認められたことから，義歯による咬合挙上と二次固定を図ることとした．義歯装着時の違和感の軽減を強く希望していたため，大連結子はパラタルストラップとし，咬合挙上と残存歯の連結や支持・把持の獲

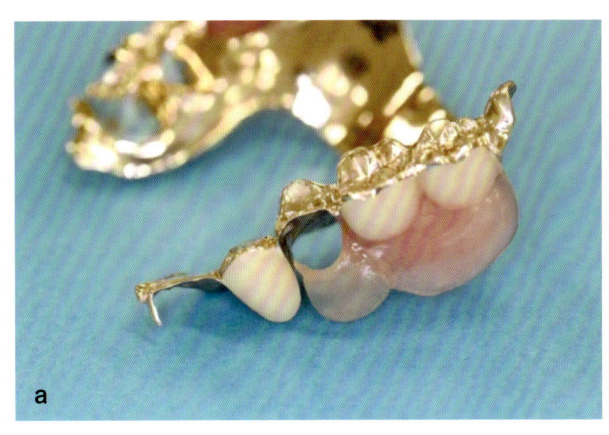

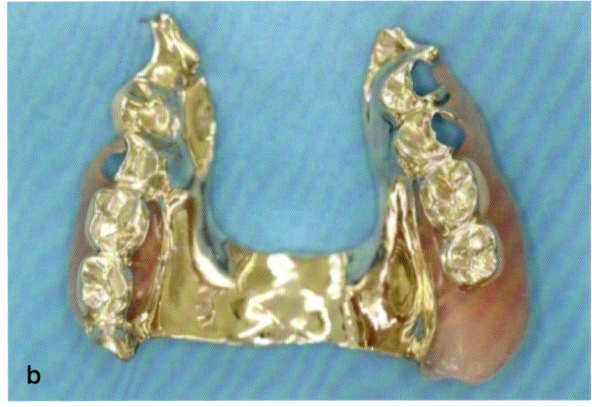

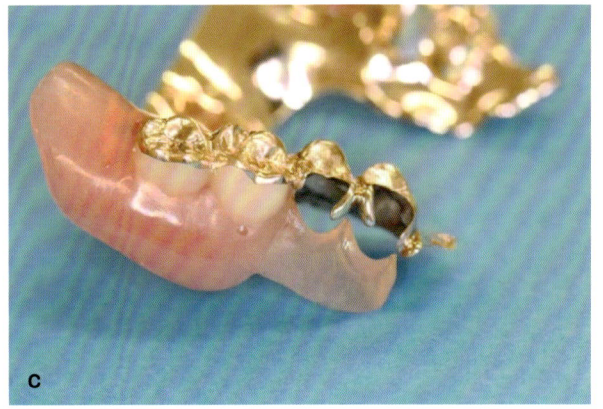

14-5 8年9カ月経過時の義歯. 義歯の維持力減衰や破損等も認められず, 良好に経過している.

得のために, 咬合面レストや審美面に配慮したフックを設置し, 維持部のみレジンクラスプ（バイオ・プラスト）を使用した金属構造義歯を製作することとした. 白金加金の二重構造フレームワークによる連結強度の向上や間接支台装置を設置することにより, 最大限に支持・把持が得られるように設計した（**14-2**）. 違和感の軽減や審美性の改善だけでなく, 咀嚼機能も飛躍的に向上したことから患者の高い満足が得られた（**14-3**）. 8年9カ月経過後も義歯破損・抜歯等の問題はなく継続使用しており, 良好な結果が得られている（**14-4・5**）.

　本症例は中等度の歯周疾患を有していたものの, 術前の徹底的な歯周治療によって良好な状態を維持している. また, 咬合支持域が存在していただけでなく, 義歯による二次固定や強固な支持, 把持を付与することによって, 良好な結果が得られていると考える.

CASE 15

咬合支持を喪失しているにもかかわらず，良好な結果が得られた症例

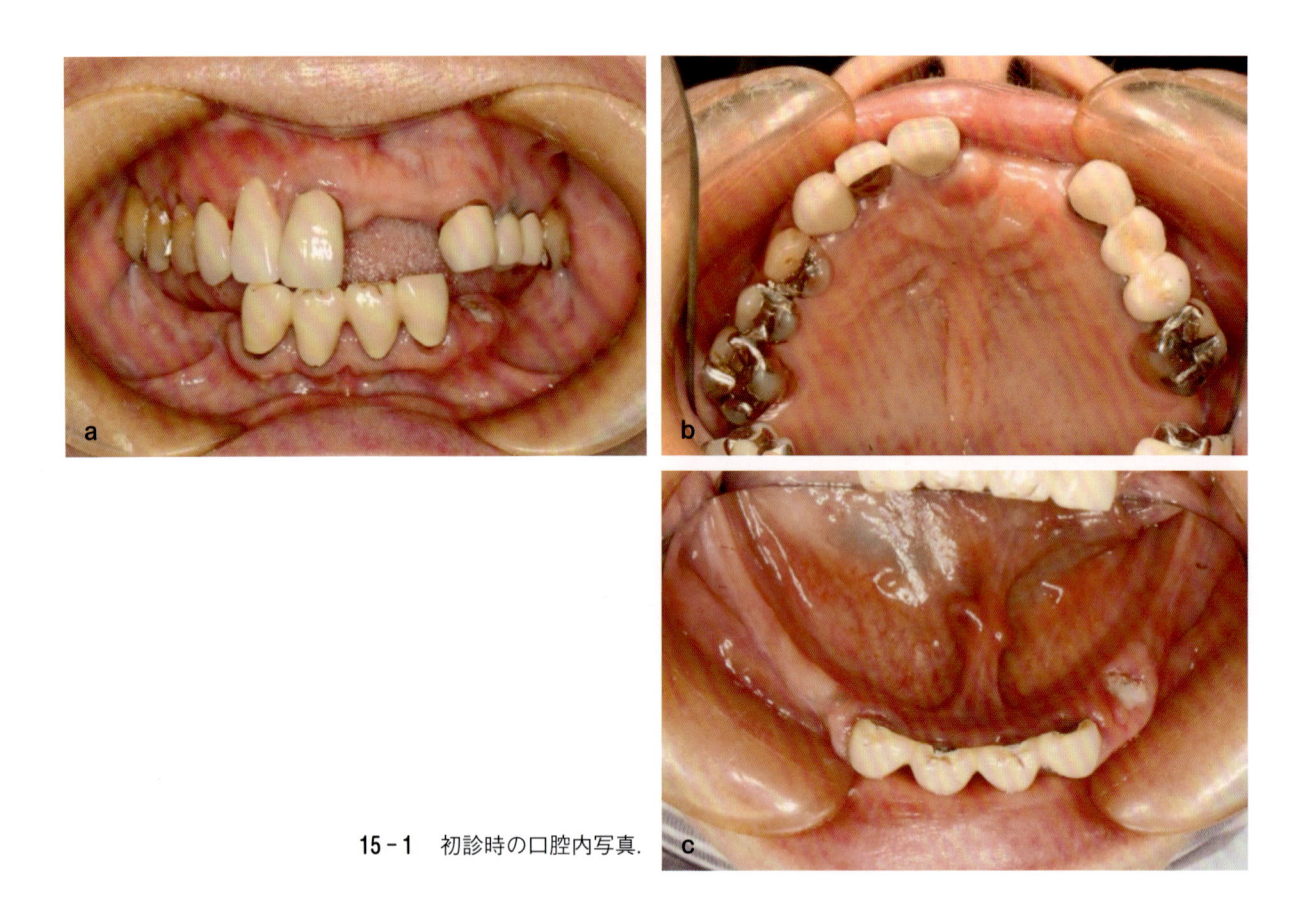

15-1　初診時の口腔内写真.

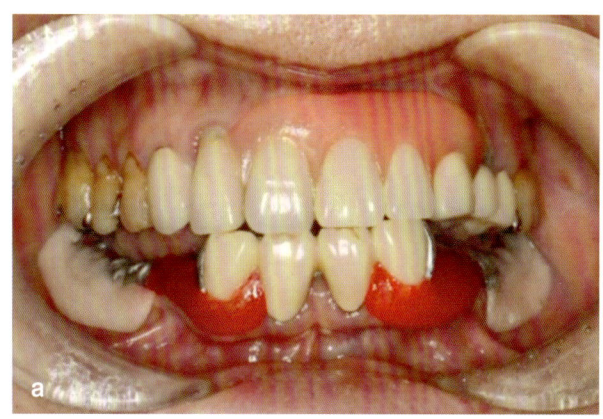

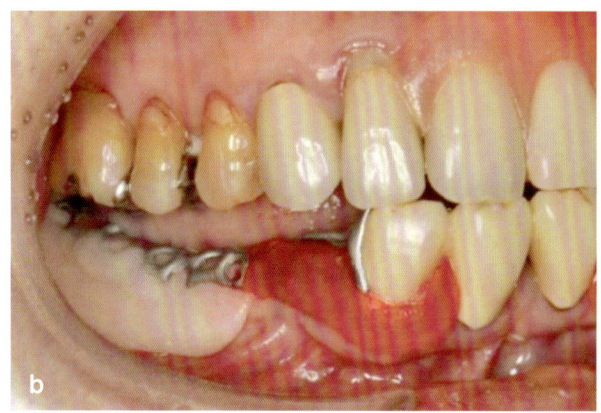
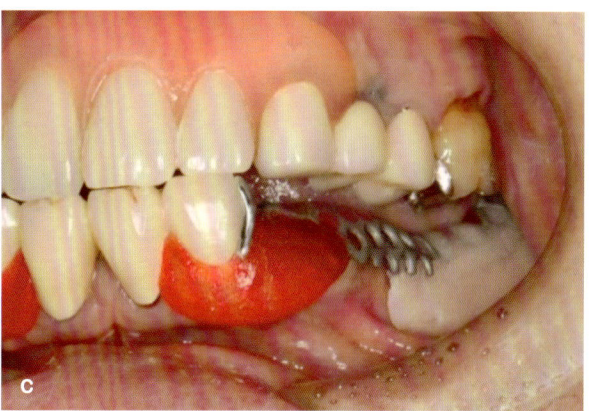

15-2　レジンクラスプ形態の確認. レジンクラスプの被覆程度と把持腕の位置を確認・形態修正した.

患者：71歳, 女性.

主訴：顎堤粘膜の咀嚼時疼痛.

現病歴・現症：2年前にレジン床義歯を製作したが, 半年前より咀嚼しにくくなり, 現在は義歯を使用せずに食事をしている. 以前からメタルクラスプによる審美不良を気にしており, 審美性と咀嚼機能に優れた義歯の製作を希望していた. 21|12 は連結固定されており, |3 は残根であった（**15-1**）.

設計・治療の要点：プラークコントロールは良好であったため, 下顎遊離端欠損にはレジンクラスプ（バイオ・プラスト）を併用した金属床義歯, 上顎の前歯部中間欠損にはノンメタルクラスプデンチャー（バルプラスト）を製作することとした. 下顎義歯の設計は, 前歯部の舌側に支持を得るためのシンギュラムレストを設置し, 下顎前歯部には連結冠が装着されていたことから, 把持の向上のために把持腕をレジンクラスプ内面に設定した（**15-2**）. 審美だけでなく, 咀嚼機能も改善したことにより患者の高い満足が得られた（**15-3・4**）.

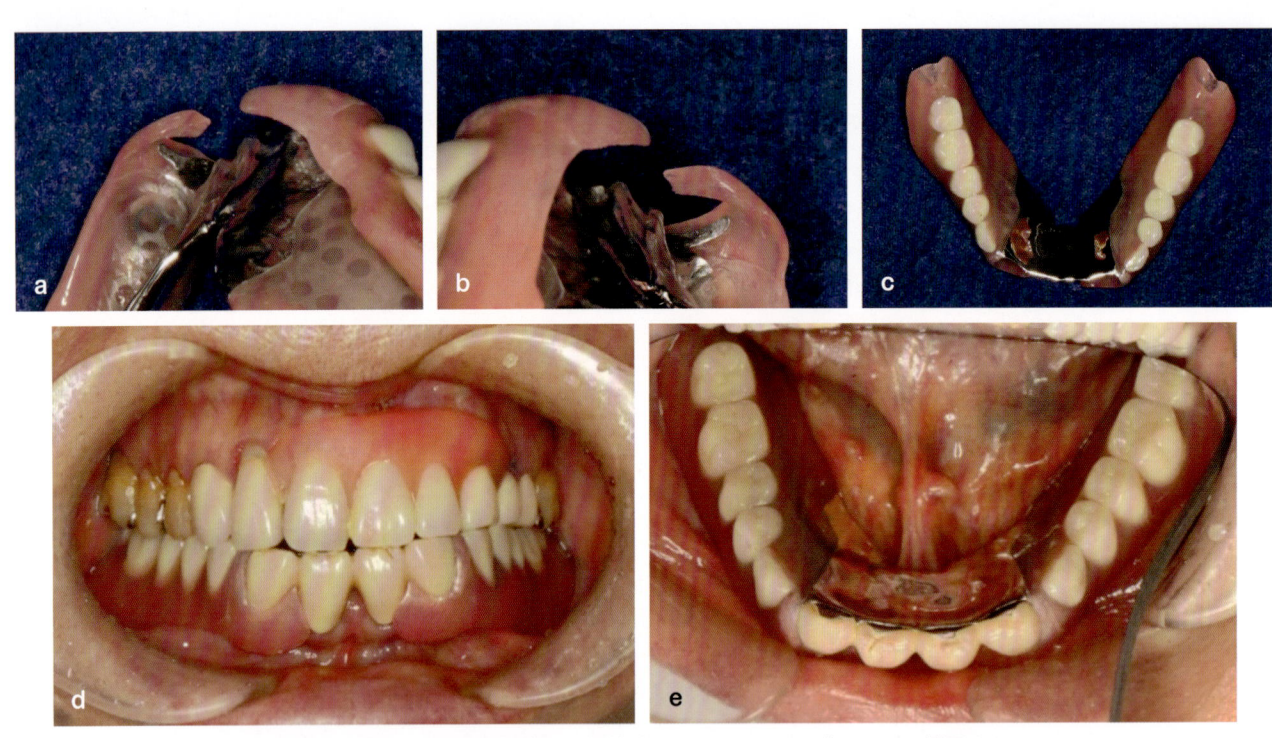

15-3 完成した義歯と新義歯装着時. 把持腕はレジンクラスプによって被覆されており, 審美障害を認めない.

POINT

把持腕をレジン内面に設定することで, 審美障害を生じずに, 確実な把持の向上を図る.

また, 義歯装着時にはレジンクラスプを唇側方向に開くようにして着脱することを指導した. 8年11カ月経過した現在でも義歯破損・残存歯の抜歯等もなく継続使用しており, 良好な結果が得られている (15-5).

咬合支持を喪失しているにもかかわらず, 良好な結果が得られた要因として, 支台歯の一次固定や強固な支持および把持を得る義歯の設計が挙げられる.

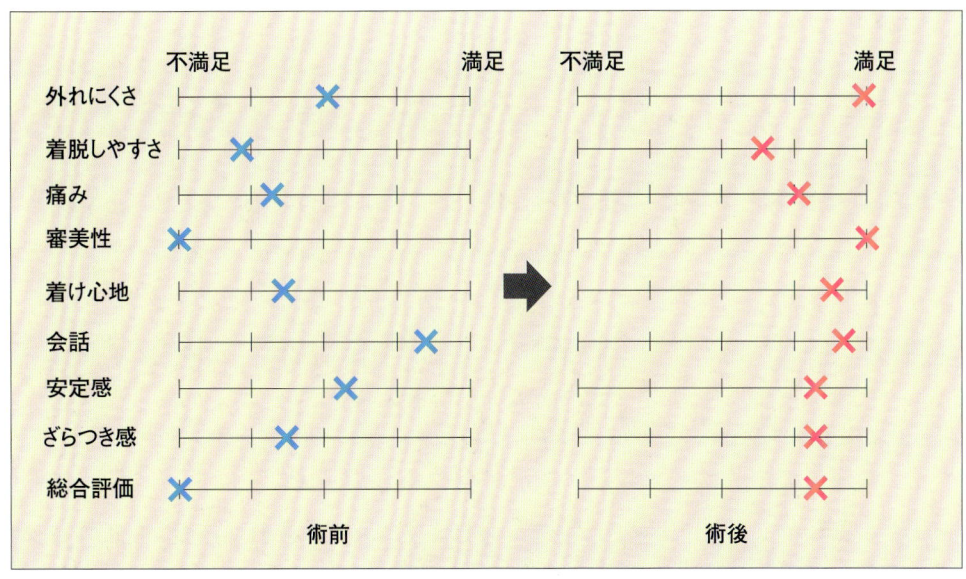

15-4　VAS による評価.

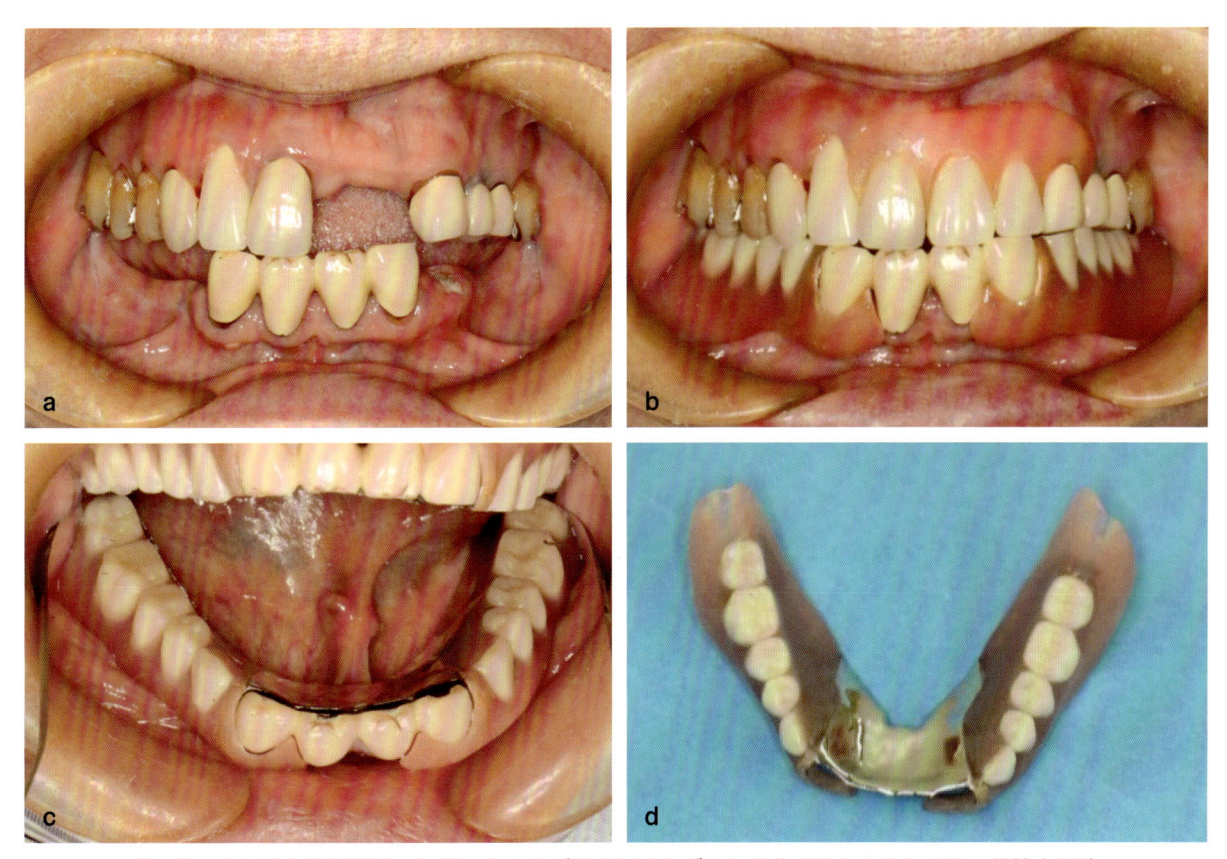

15-5　8年11カ月経過時. レジンクラスプの表面にわずかな劣化が見られるものの, 維持力の減衰は認められない. また, セルフケアの徹底により, レジンクラスプによって被覆されている残存歯歯周組織にも大きな変化は認めない.

CASE 16 粘膜支持不足により, 支台歯に過大な側方力が生じたと思われる症例

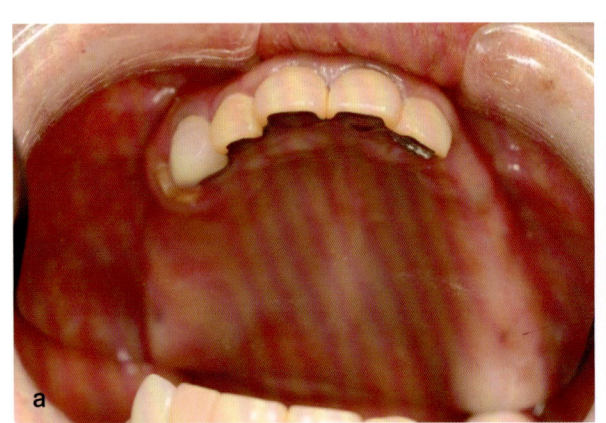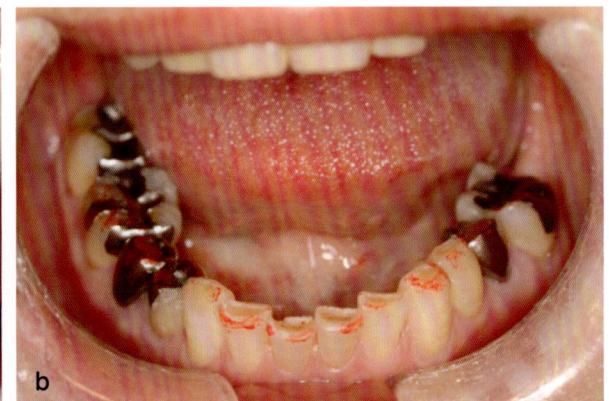

16-1 初診時の口腔内写真.

患者：69歳, 女性.

主訴：審美障害および咀嚼困難.

現病歴・現症：審美性と装着感を重視してノンメタルクラスプデンチャーを希望していたが, 咬合支持が喪失していることから, 非適応症であると診断した（**16-1**）.

設計・治療の要点：初診時, 顎位が不安定であった. 咬合位の安定および適切な咬合高径を診断するために診断用義歯としてリテーナー型義歯を装着した（**16-2**）. 約6カ月間, リテーナー型義歯を使用し, 顎関節や咀嚼に問題がないことを確認した. 最終補綴装置は残存歯に支持・把持を求めるためにメタルアップとし, 審美性を考慮したレジンクラスプ（バイオプラスト, ポリアミド系）を使用した金属床義歯を製作することとした. また, 口蓋の形態は患者の

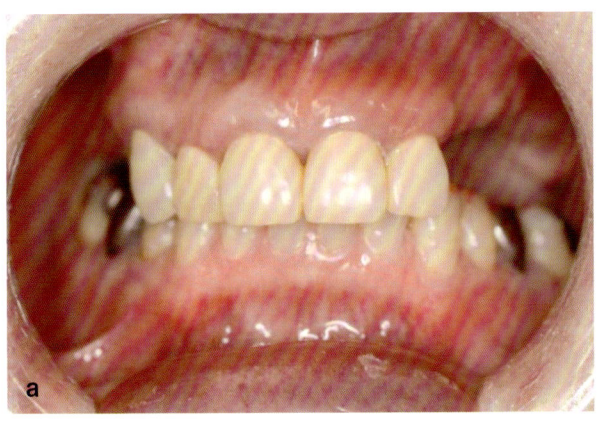

咬合高径 57.5mm
（術者による誘導時）

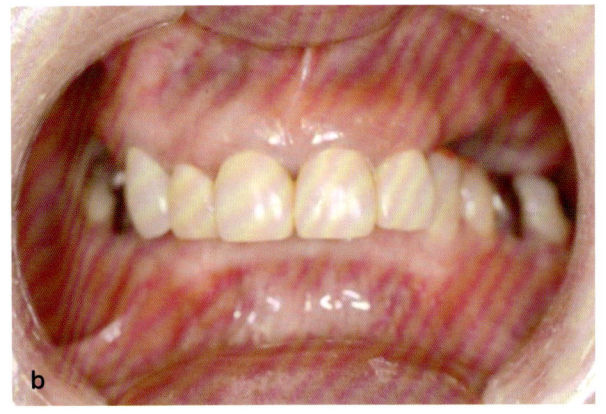

咬合高径 54.5mm

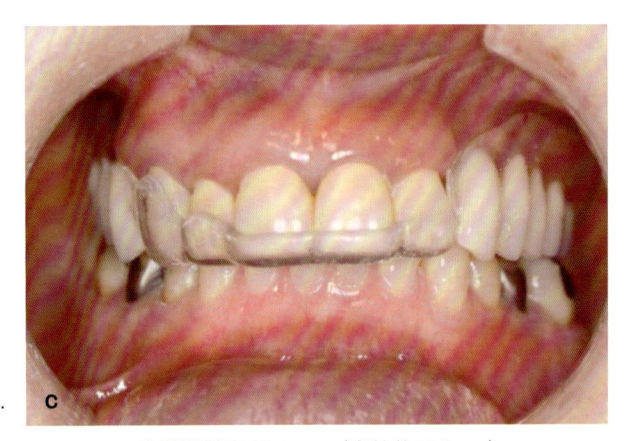

16 - 2　リテーナー型義歯による咬合高径の確認.

診断用義歯 59.1mm （安静位61.2mm）

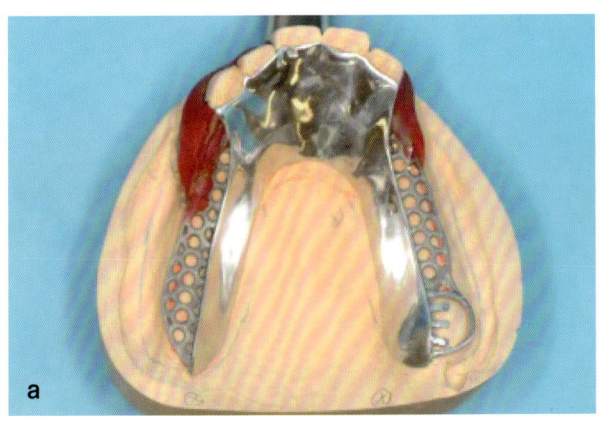

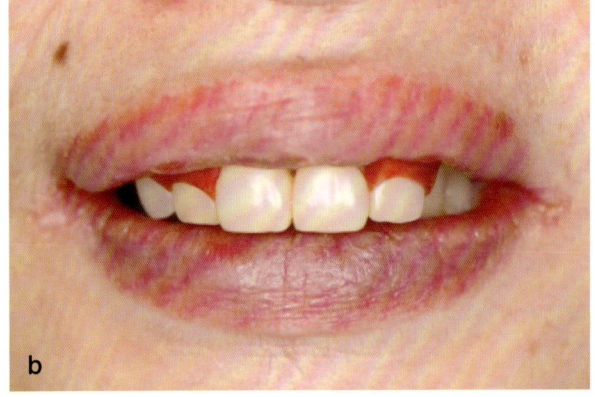

16 - 3　レジンクラスプ形態を再現したパターンレジンをフレームワークに付与し，口腔内で確認した.

147

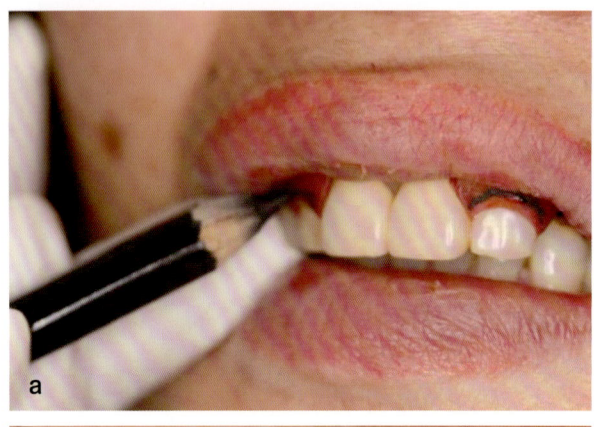
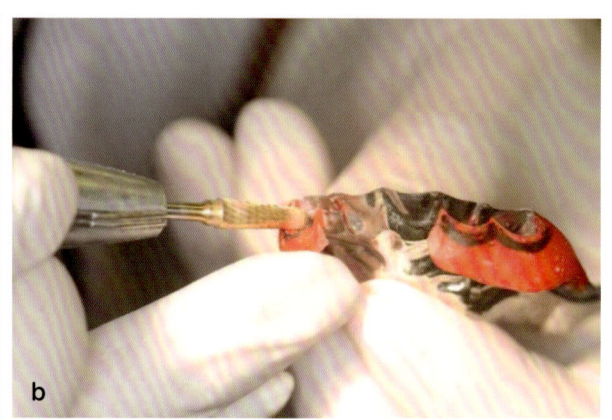
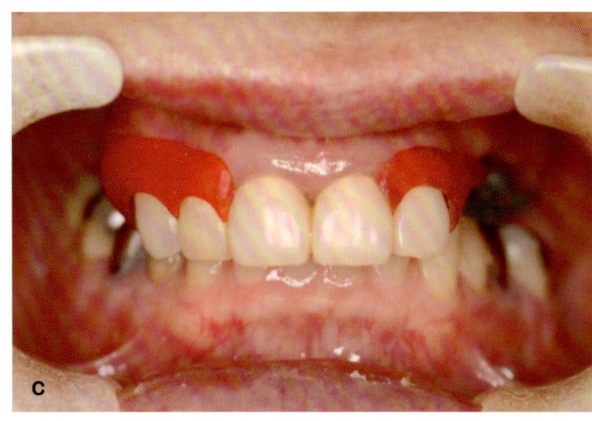

16-4 患者と確認しながら，レジンクラスプ被覆エリア
を調整した．

強い希望により馬蹄形とした．フレームワーク試適時にパターンレジンでレジ
ンクラスプ形態を再現し，支台歯の被覆エリアを確認，調整を行った（**16-
3・4**）．射出成形によって製作したレジンクラスプとフレームワークをアクリ
ルレジンにて一体化し，完成した．

　患者に十分な確認をしながら，レジンクラスプの形態を調整したことによ
り，審美的な満足が得られただけでなく，診断用リテーナー型義歯を6カ月間
にわたり装着したことによって，装着時の違和感を軽減できたと考えられた
（**16-5**）．約3カ月に1回のメインテナンスを行い，何度か口腔清掃状態の不
良は認めたものの，おおむね良好な経過が得られていた（**16-6・7**）．

　しかし，5年7カ月経過後，残存歯の動揺を訴え，1|1 は動揺度3，|2 に
は破折を認め，抜歯を余儀なくされた．抜歯後に増歯および口蓋部のレジンプ
レートの追加修理を行った（**16-8**）．義歯床をアクリルレジンにて製作して
いたため，比較的容易に義歯修理を行うことができた．その後，抜歯窩の治癒
にともない歯槽堤が変化したため，義歯は不安定となったが，患者は現在の義

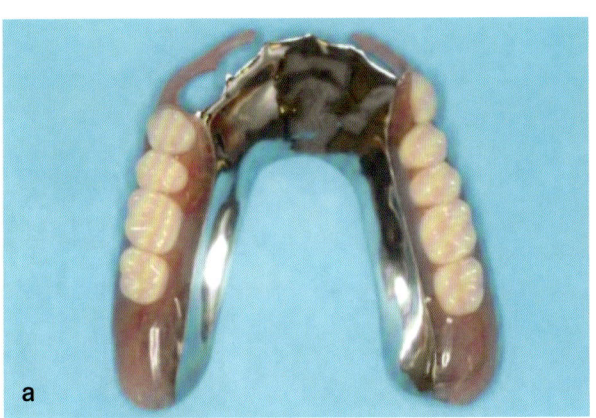

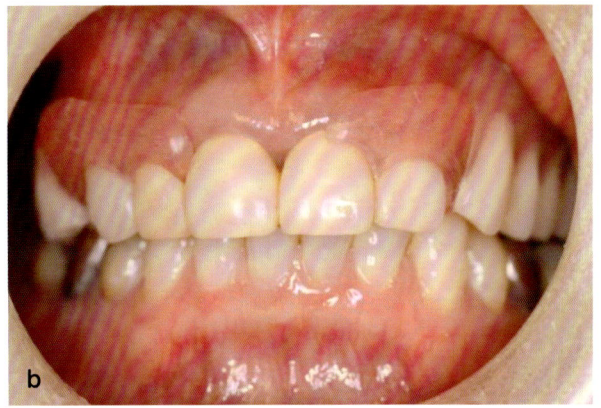

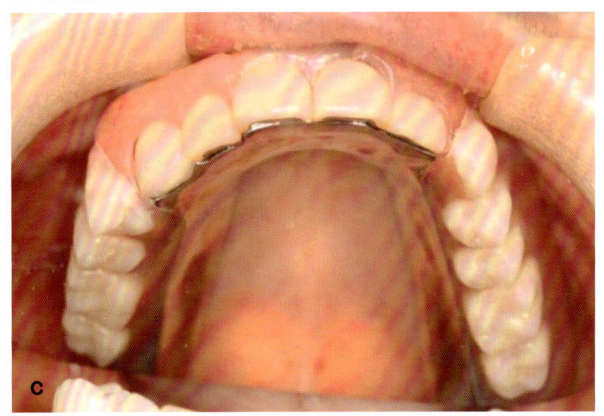

16-5 完成した新義歯と口腔内装着時. 良好な審美性により患者の満足が得られた.

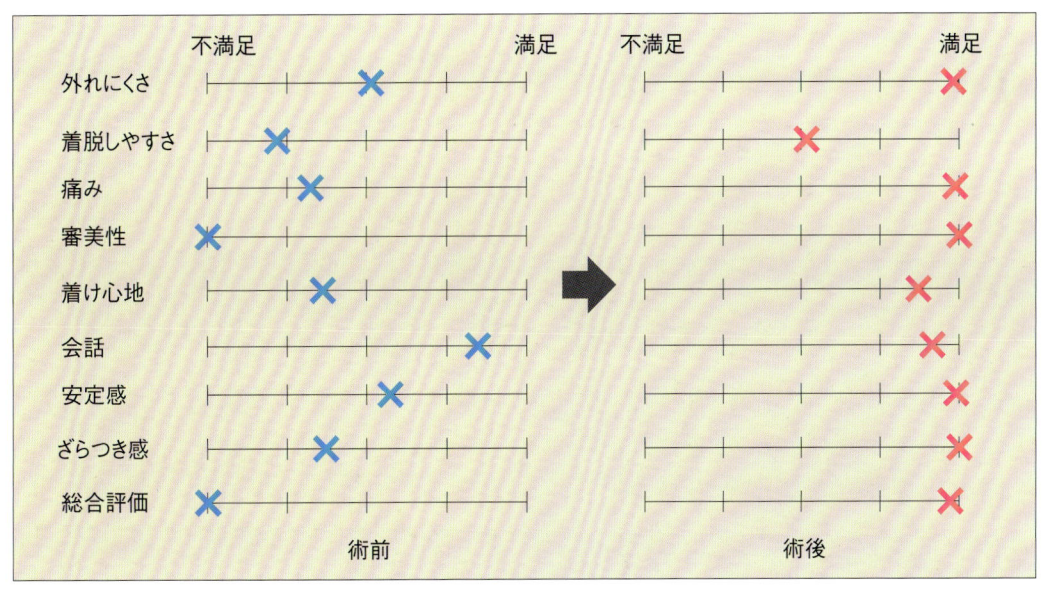

16-6 VASによる評価.

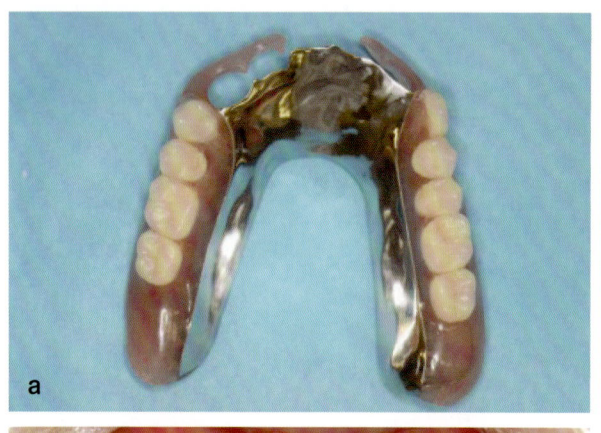

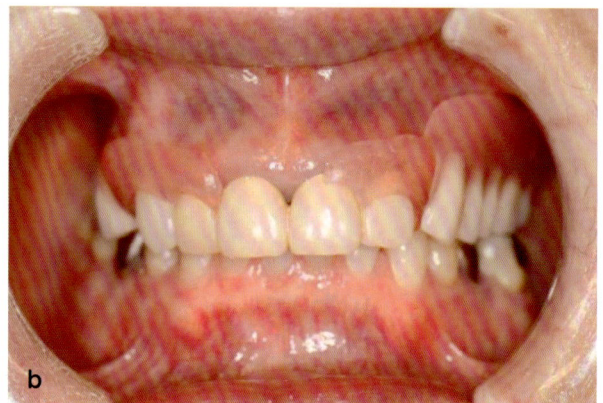

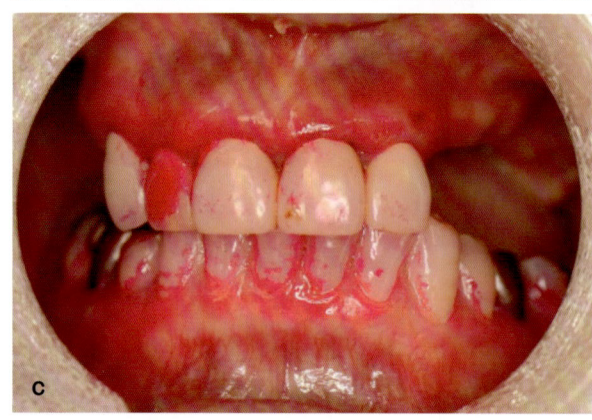

16-7 2年3カ月経過後の義歯と口腔内. 義歯の機能や適合性に問題は認められなかったが，口腔清掃状態は不良であった.

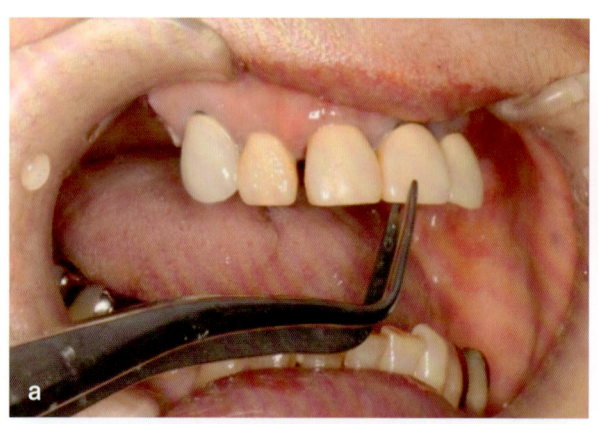

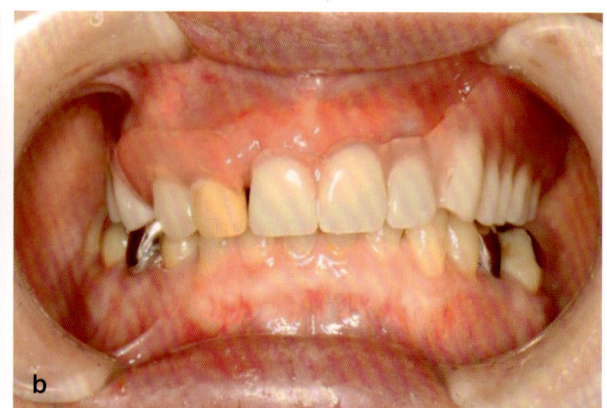

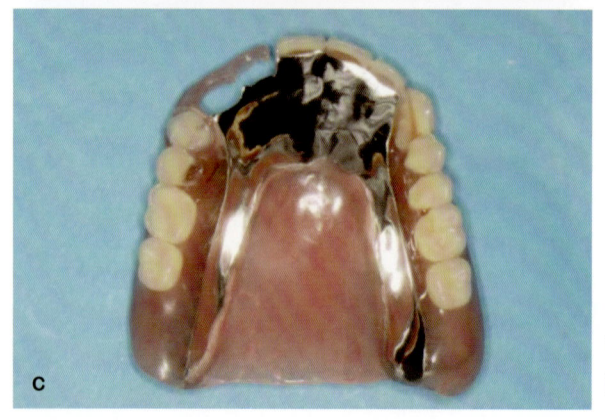

16-8 5年7カ月経過後の義歯と口腔内. 1|12 増歯と口蓋部にレジンプレートの追加修理を行った.

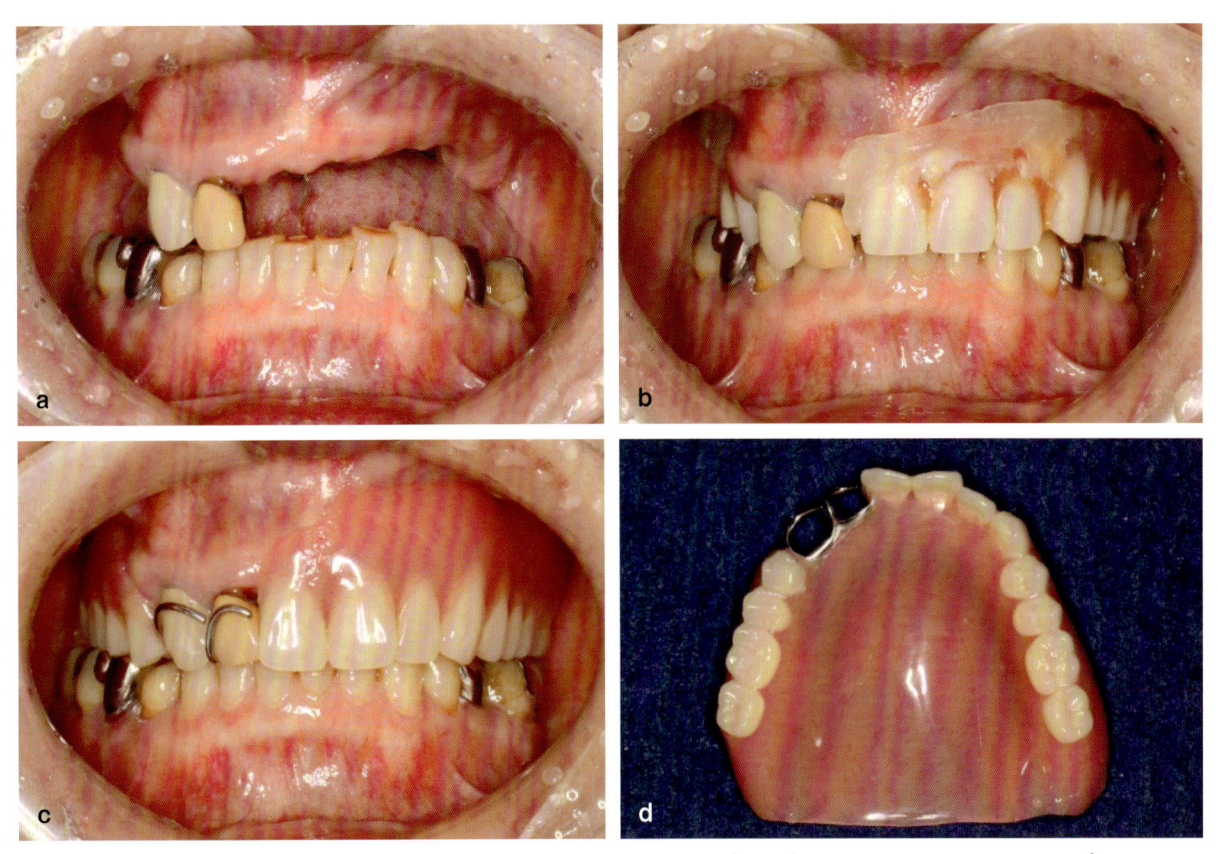

16-9 7年2カ月経過後の義歯と口腔内. 軟質裏装材等で修理を繰り返した後, レジンクラスプの脱離により維持できなくなったため, メタルクラスプデンチャーを新製した.

歯の継続使用を希望していたため, 軟質裏装材を用いた調整を繰り返していた. 7年2カ月後にレジンクラスプが義歯床より脱離したことから, 義歯の使用が困難となり, メタルクラスプデンチャーを新製した (**16-9**).

患者の強い希望であったものの, 臼歯部の咬合支持がないことから, 粘膜支持の不足により支台歯に過大な側方力が生じたと考えられる.

レジンクラスプの把持力不足により，長期に使用できなかった症例

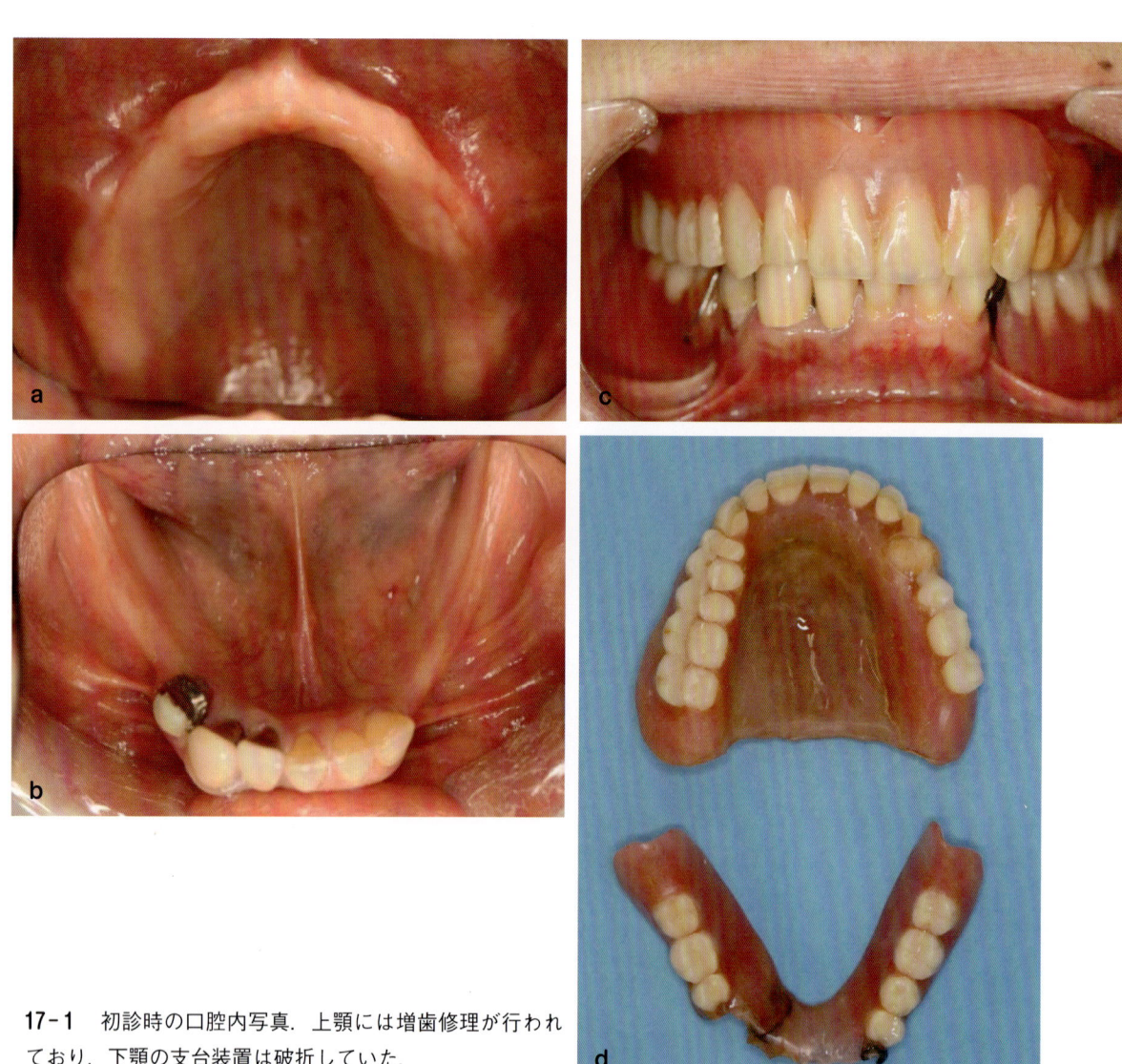

17-1 初診時の口腔内写真．上顎には増歯修理が行われており，下顎の支台装置は破折していた．

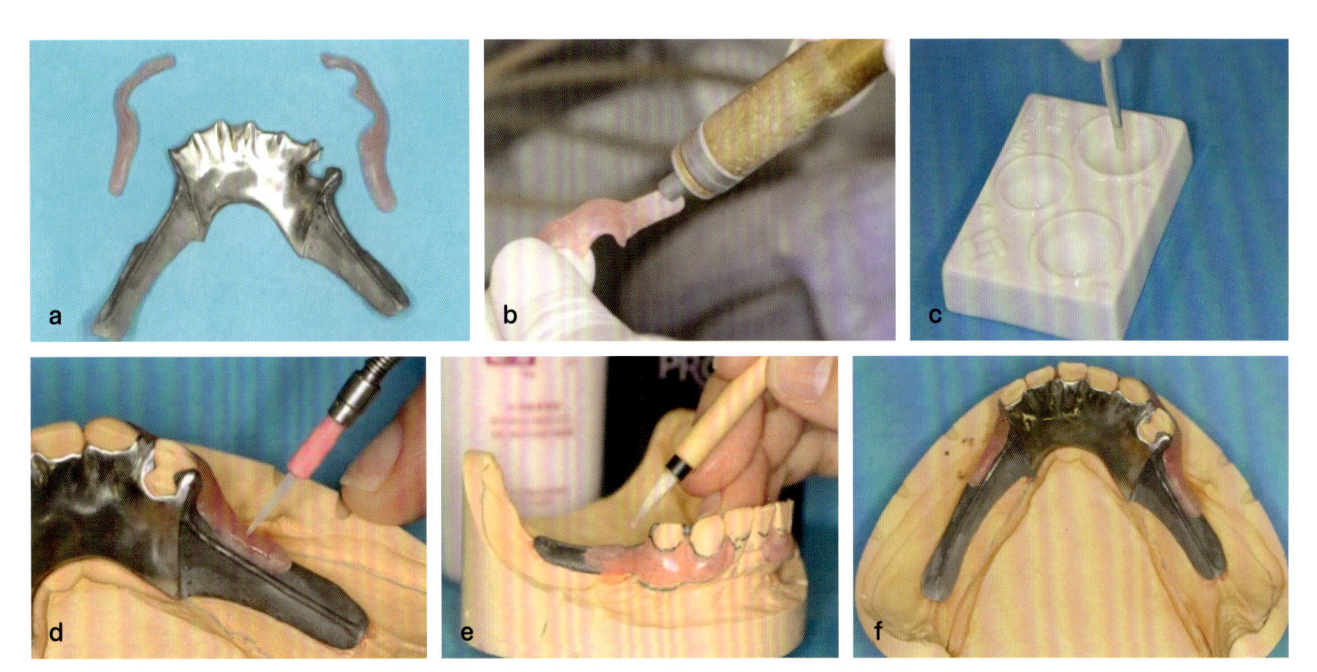

17-2 4META/MMA-TBB レジンを用いたレジンクラスプとフレームワークの接着.
a：レジンクラスプとフレームワークをそれぞれ完成する.
b：レジンクラスプの脚部をサンドブラスト処理する.
c・d：4META/MMA-TBB レジンを塗布する（モノマー：キャタリスト（4：1）＋0.5g ポリマー（1/2カップ））.
e・f：常温重合レジンにて一体化する.

患者：72歳，女性.

主訴：咀嚼困難.

現病歴・現症：約5年前に保険診療にてメタルクラスプデンチャーを製作した
　が，残存歯の抜歯等により，義歯修理を繰り返していた．以前よりメタルク
　ラスプによる審美不良が気になっていたため，壊れにくく，見た目もよい義
　歯を製作してほしい，とのことであった（**17-1**）.

設計・治療の要点：上顎無歯顎に対しては通法に従った金属床義歯を製作し，
　下顎にはレジンクラスプを支台装置とした金属床義歯を製作することとし
　た．なお，本症例にはレジンクラスプ（バイオ・プラスト）とアクリルレジン
　の接着材として4META/MMA-TBB レジンを使用した（**Q15**参照）.

　　フレームワークとレジンクラスプをそれぞれ製作し（**17-2 a**），レジン
　クラスプ脚部にサンドブラスト処理を行った（**17-2 b**）．作業用模型上で
　スラリー状の4META/MMA-TBB レジン（スーパーボンド）を塗布した後
　（**17-2 c・d**），フレームワークとレジンクラスプを常温重合レジンにて一
　体化した（**17-2 e・f**）．最後に，流し込みレジンを用いて義歯を完成した

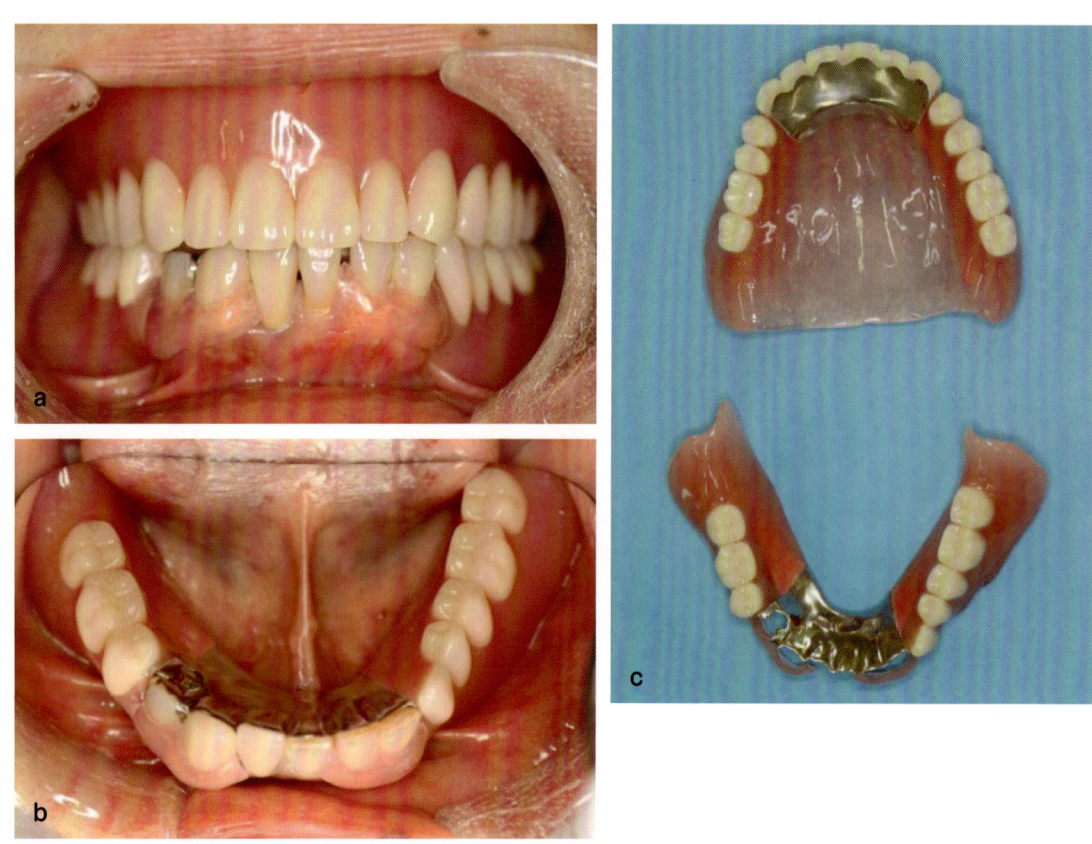

17-3 完成した新義歯と口腔内装着時. 上顎はバッキング以外のフレームワークを義歯床に内包した金属構造義歯とし, 下顎はリンガルプレートを設計した.

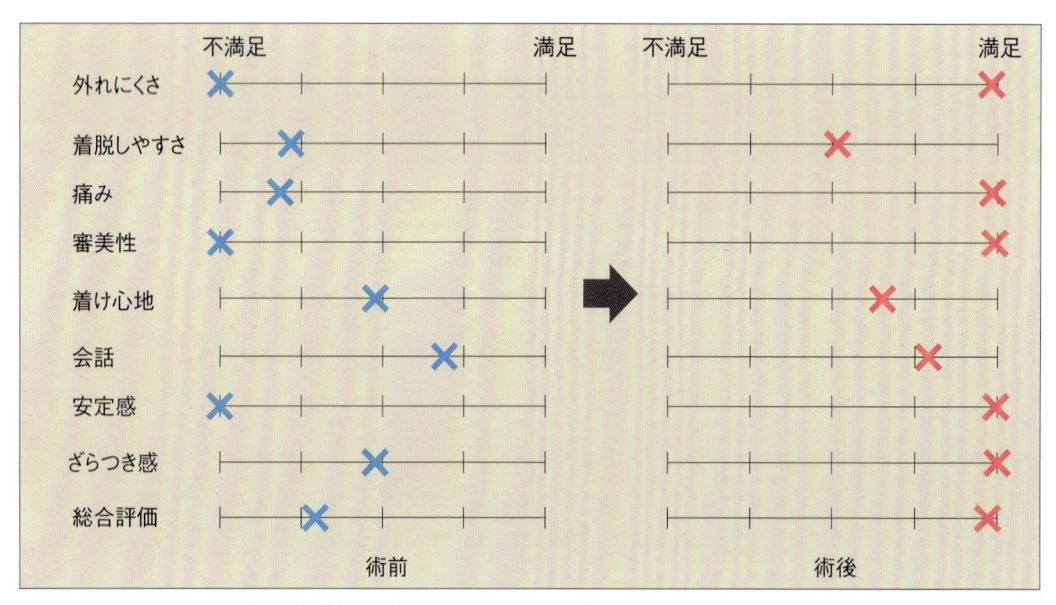

17-4 VAS による評価. 審美性と機能性が大きく改善されたことから, 患者の高い満足が得られた.

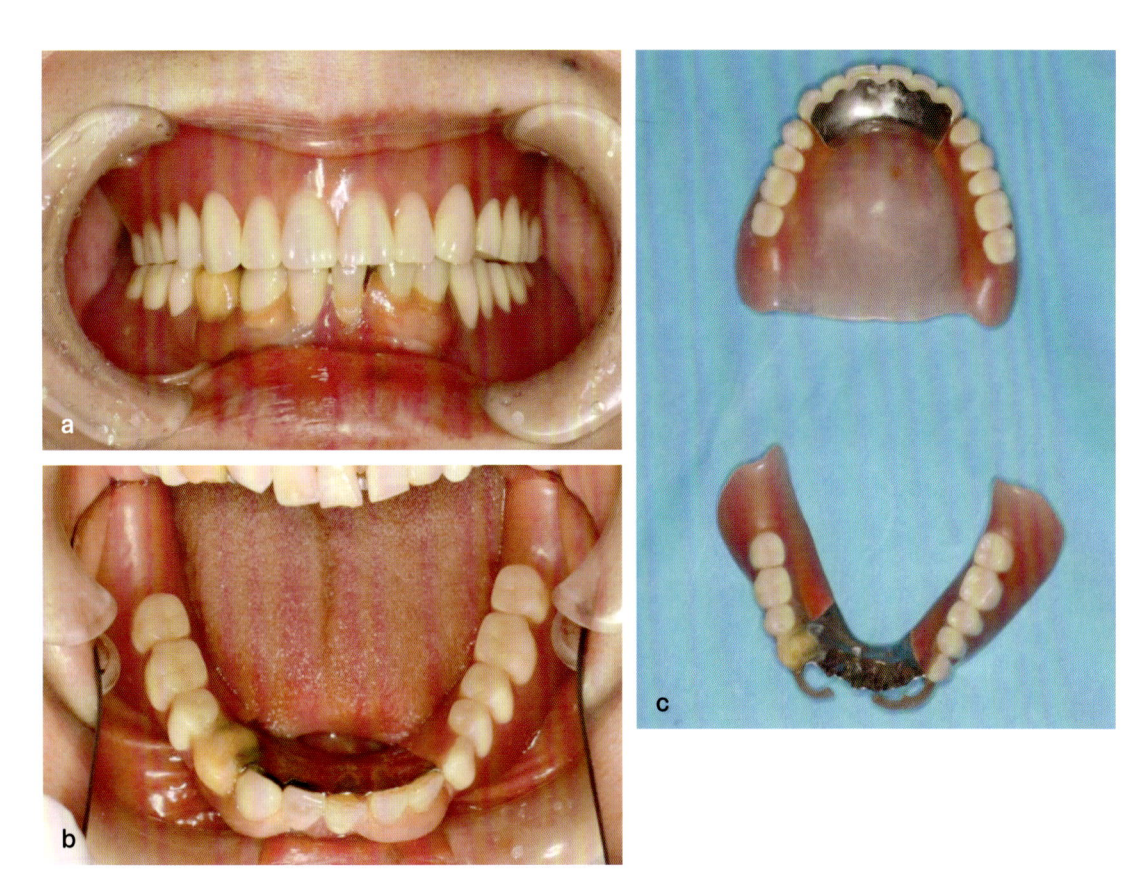

17-5 4年4カ月経過時. 4⏌ の動揺と疼痛を認めたことから，抜歯および増歯修理を行った．

（**17-3**）．VAS による評価では審美性と機能性が飛躍的に向上し，着脱の
しやすさ以外の項目では患者の高い満足が得られた（**17-4**）．

　4年10カ月後に 4⏌ に動揺および疼痛を認め（**17-5**），さらに2年後，
321⏌ の抜歯を余儀なくされ，増歯修理を行った（**17-6**）．7年3カ月後
にはすべての残存歯が抜歯となり，上下顎全部床義歯となった（**17-7**）．

　遊離端欠損症例では，義歯の遠心方向への回転・沈下やフィッシュテール
ムーブメント（**Q 8-8 b** 参照）に対して，残存歯に強固な支持や把持を求
める必要がある．本症例ではメタルレストやリンガルプレートによって支
持・把持を付与したが，着脱時の拮抗作用にも乏しく，支台歯への為害作用
が大きいのではないかと考えられた．**Q 5** でも記述したように，咬合支持域
のない多数歯欠損症例は比較的短期間で使用中止となることが裏付けられ
た．

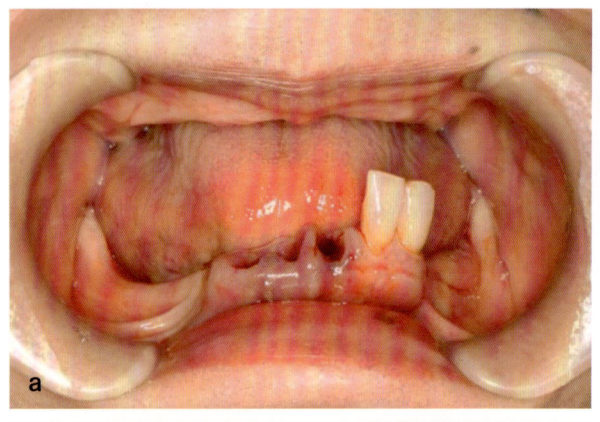
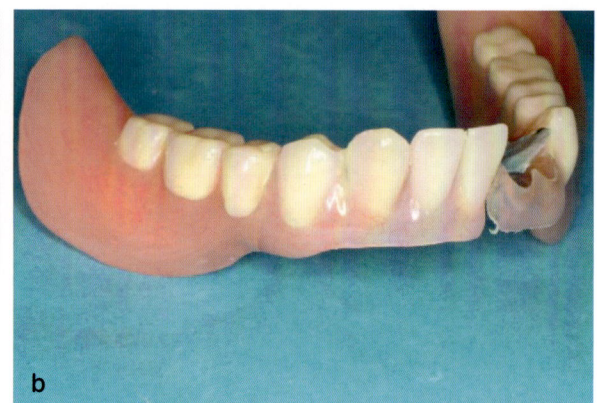
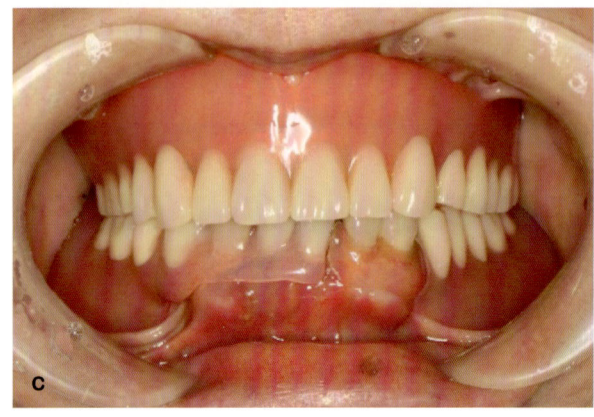

17-6 6年7カ月経過時．⎡321⎤が抜歯となり，間接法にて増歯修理を行った．

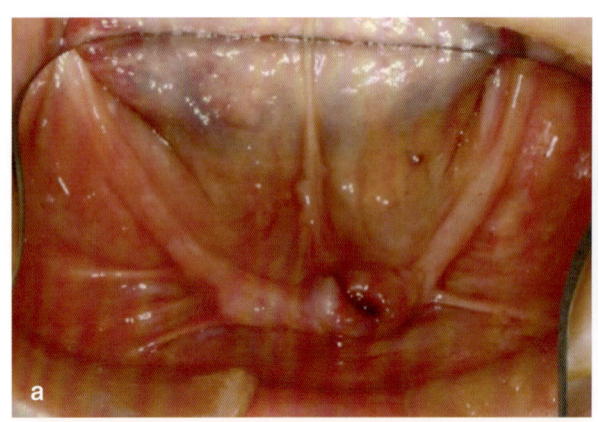
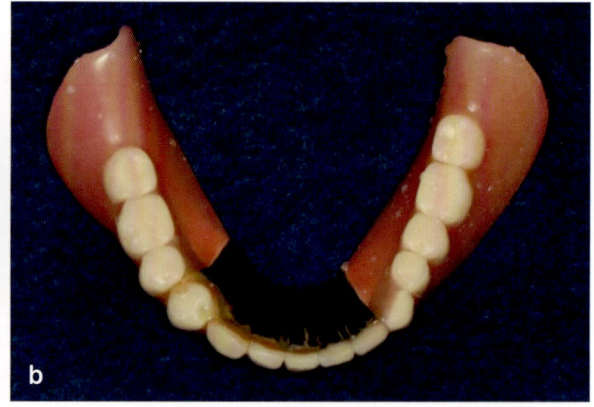
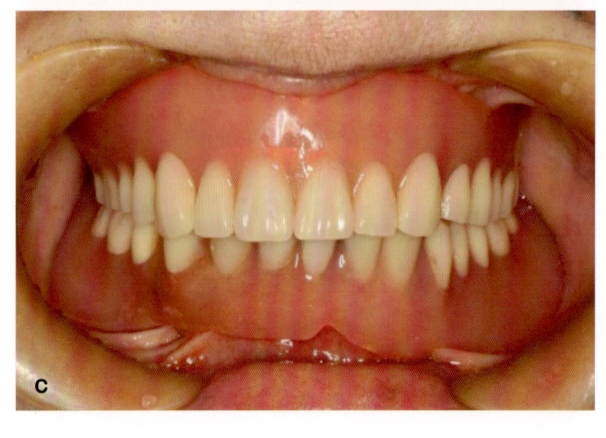

17-7 7年3カ月経過時．残存歯のすべてが抜歯となり，間接法にて増歯および床の追加修理を行い，全部床義歯となった．

> **POINT**
>
> 咬合支持域数が少ない多数歯欠損はノンメタルクラスプデンチャーのリスク要因のひとつである．やむなく装着する場合には，①義歯の動揺を可能な限り抑制する把持機構の付与，②支台歯の一次もしくは二次固定，③支台歯に為害作用を及ぼさない拮抗作用の付与，などに留意する．

継続使用してもらうために

　ノンメタルクラスプデンチャーの構成要素であるレジンクラスプを支台装置に使用し，剛性の高いフレームワークを併用することにより，適応症は拡大し，修理等にも対応しやすくなる．しかし，レジンクラスプの維持力の発現機構は複雑で，結果的にメタルクラスプと比較して外しにくくなり，**CASE14〜CASE17**いずれの症例も着脱のしやすさに関しては満足が得られていない．審美領域にのみレジンクラスプを応用する場合も，患者の年齢や生活環境を考慮したパーシャルデンチャーの設計を行うことが重要である．さらに，咬合支持域数が少ない多数歯欠損はノンメタルクラスプデンチャーのリスク要因のひとつである．やむなく装着する場合には，①義歯の動揺を可能な限り抑制する把持機構の付与，②支台歯の一次もしくは二次固定，③支台歯に為害作用を及ぼさない拮抗作用の付与，などに留意する必要があると考えられる．

第Ⅱ部の参考文献

1）笛木賢治，稲用友佳：ノンメタルクラスプデンチャーの臨床エビデンスに関するシステマチックレビュー．日補綴歯会誌，9：297-302，2017.
2）Hamanaka I, Shimizu H, Takahashi Y：Bond strength of a chairside autopolymerizingreline resin to injection-molded thermoplastic denture base resins. J Prosthodont Res, 61：67-72, 2017.

ノンメタルクラスプデンチャーを
このように活用してほしい！

大久保力廣

　欠損を有する高齢患者においても審美性の要求は当然のことであり，歯肉色の
レジンクラスプの適用が有効な選択肢のひとつであることは間違いない．ただし
繰り返しになるが，レジンクラスプが辺縁歯肉を大きく被覆するリスクや，設
計によっては"義歯の着脱時に，支台歯にねじりモーメントを負荷しやすい危
険性がある"ことを，どうか忘れないでいただきたい．長期にわたる症例報告や
エビデンスレベルの高い臨床研究がほとんどない現状では，ぜひとも慎重な適用
が望まれる．

　まとめとして，「**Q ノンメタルクラスプデンチャーをどのように活用すればよ
いか？**」と問われれば，
A.
①メタルレス（剛性のない義歯）の場合はプロビジョナルとしてのみ使用する
②暫間使用以外は通常のパーシャルデンチャーの設計原則を遵守する
③支台歯間線と義歯の動揺を考慮してメタルレストを設置する
④義歯の着脱方向を規制し，把持効果を高めるためガイドプレーンを付与する
⑤審美領域以外はメタルクラスプを使用する
⑥連結子には熱可塑性の弾性樹脂を使用しない
⑦メタルフレームワークを活用し，残存周囲組織を開放する
⑧リコール間隔を短くし，支台歯周囲粘膜の変化と義歯の変位をよく観察する
が回答となるであろう．

　上記回答を具現化した臨床例を最後に供覧する（**図**）．上顎の 4|5 欠損に対し
て，新義歯では 3| 唇側のみにレジンクラスプを設置し，それ以外は通常のメタ

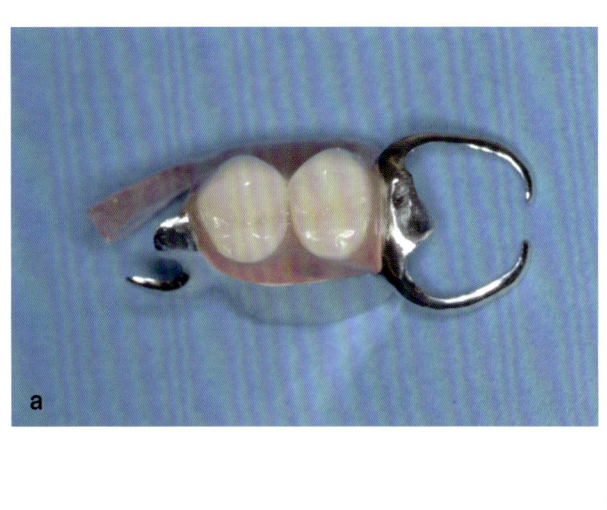
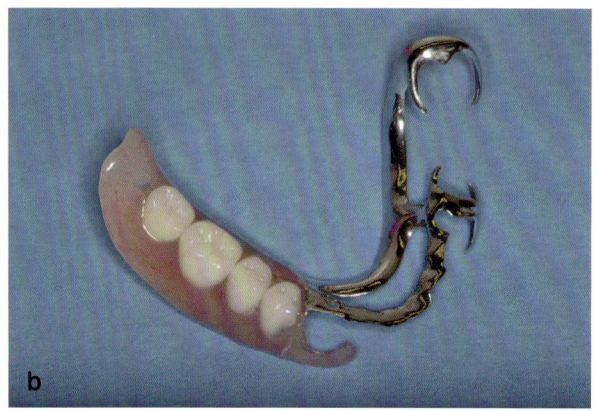
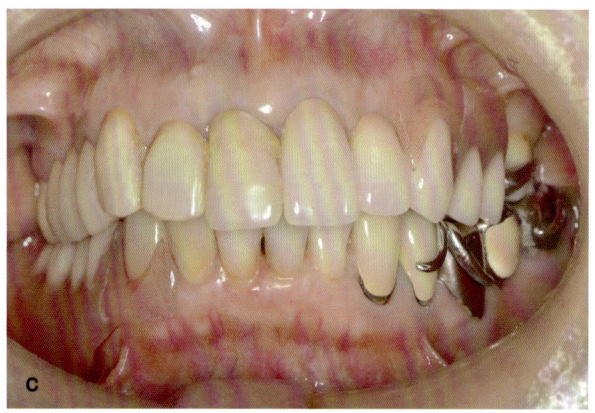

図 ノンメタルクラスプデンチャーの代表的活用例.

ルクラスプとした．また下顎 $\boxed{7654}$ 遊離端欠損に対しては，両側性の金属床義歯を設計した．$\boxed{3}$ には歯肉色のレジンクラスプを，間接支台装置として左側にはメタルクラスプを設計し，ケネディーバーとリンガルバーを併用することで義歯の維持・安定を向上させ，残存周囲組織を開放することで自浄性の向上を図った．上下顎とも $\boxed{3}$，$\boxed{3}$ のレジンクラスプを除けば，義歯の設計原則を厳密に踏襲していることになる．

　一方，**CASE16・17**のように適応を誤れば，どれほど審美性に優れた義歯であっても，支台歯の早期脱落を誘発してしまうことも事実である．読者の先生方が同じ過ちを繰り返さぬよう，あえて失敗症例として掲載させていただいた．

　パーシャルデンチャーは，患者自身により取り外しできることが大きな特長である．だからこそ，患者が嫌なら装着さえしてもらえない．患者満足度を高め，長期にわたり残存諸組織を保護しながら良好に経過させるためにも，審美領域に対する歯肉色のレジンクラスプを上手に適用したいものである．

索 引

執筆者一覧

編・著　大久保力廣 （おおくぼ　ちかひろ）

鶴見大学歯学部有床義歯補綴学講座　教授
〒230-8501　神奈川県横浜市鶴見区鶴見 2 - 1 - 3

1991 〜 2004年　鶴見大学歯学部 助手
1996 〜 1997年　ベイラー歯科大学 客員研究員
2004 〜 2004年　ウルグアイ大学歯学部 客員研究員
2005 〜 2008年　鶴見大学歯学部 講師
2009年〜　　　　鶴見大学歯学部 教授

著　髙山慈子 （たかやま　やすこ）

鶴見大学歯学部有床義歯補綴学講座 臨床教授

鈴木恭典 （すずき　やすのり）

鶴見大学歯学部有床義歯補綴学講座 講師

新保秀仁 （しんぽ　ひでまさ）

鶴見大学歯学部有床義歯補綴学講座 助教

栗原大介 （くりはら　だいすけ）

鶴見大学歯学部有床義歯補綴学講座 助教

櫻井敏継 （さくらい　としつぐ）

鶴見大学歯学部有床義歯補綴学講座 助教

仲田豊生 （なかた　とよき）

鶴見大学歯学部有床義歯補綴学講座 助教

鈴木銀河 （すずき　ぎんが）

鶴見大学大学院歯学研究科

髙橋和也 （たかはし　かずや）

鶴見大学大学院歯学研究科

佐藤　薪 （さとう　まき）

鶴見大学歯学部有床義歯補綴学講座 非常勤講師

徳江　藍 （とくえ　あい）

鶴見大学歯学部有床義歯補綴学講座 非常勤講師

原田直彦 （はらだ　なおひこ）

鶴見大学歯学部歯科技工研修科 助手

Q&Aでわかるノンメタルクラスプデンチャー
——できること，できないこと

2019年4月10日　第1版第1刷発行　　　　　　　＜検印省略＞

編著者　大久保力廣

発行者　髙津征男

発行所　株式会社ヒョーロン・パブリッシャーズ

〒101-0048　東京都千代田区神田司町2-8-3　第25中央ビル
TEL 03-3252-9261〜4　振替 00140-9-194974
URL：http://www.hyoron.co.jp　E-mail：edit@hyoron.co.jp

印刷・製本：錦明印刷